Seard

3108

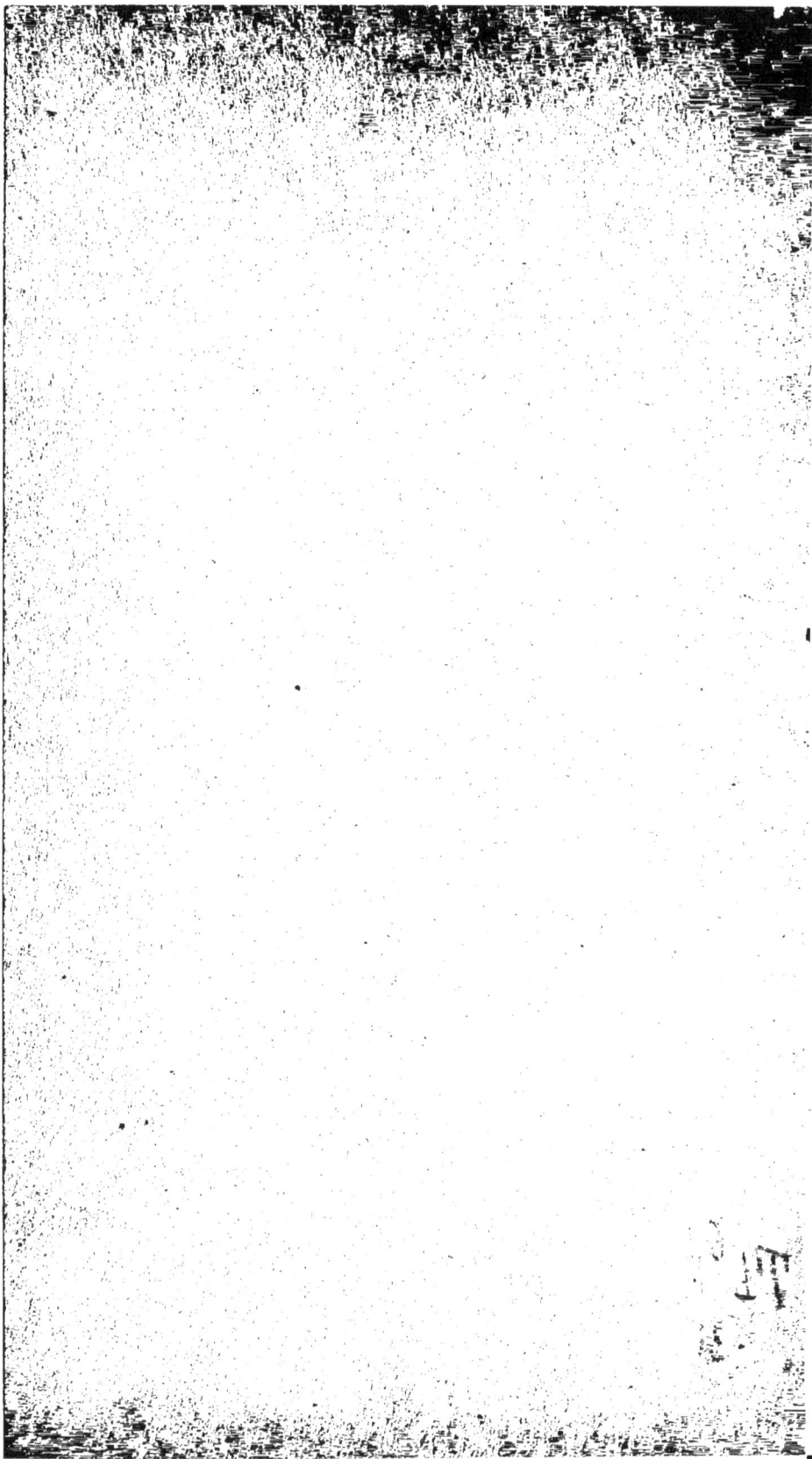

LA FEMME

PENDANT LA PÉRIODE MENSTRUELLE

LA FEMME

PENDANT

LA PÉRIODE MENSTRUELLE

ÉTUDE DE PSYCHOLOGIE MORBIDE ET DE MÉDECINE LÉGALE

PAR

LE Dʳ S. ICARD

Médailles d'or, d'argent et de bronze des épidémies.

Μαινεται και παλιν σωφρονεει
HIPPOCRATE. t. VIII, p. 504.

PARIS

ANCIENNE LIBRAIRIE GERMER BAILLIÈRE ET Cⁱᵉ

FÉLIX ALCAN, ÉDITEUR

108, BOULEVARD SAINT-GERMAIN, 108

1890

Tous droits réservés.

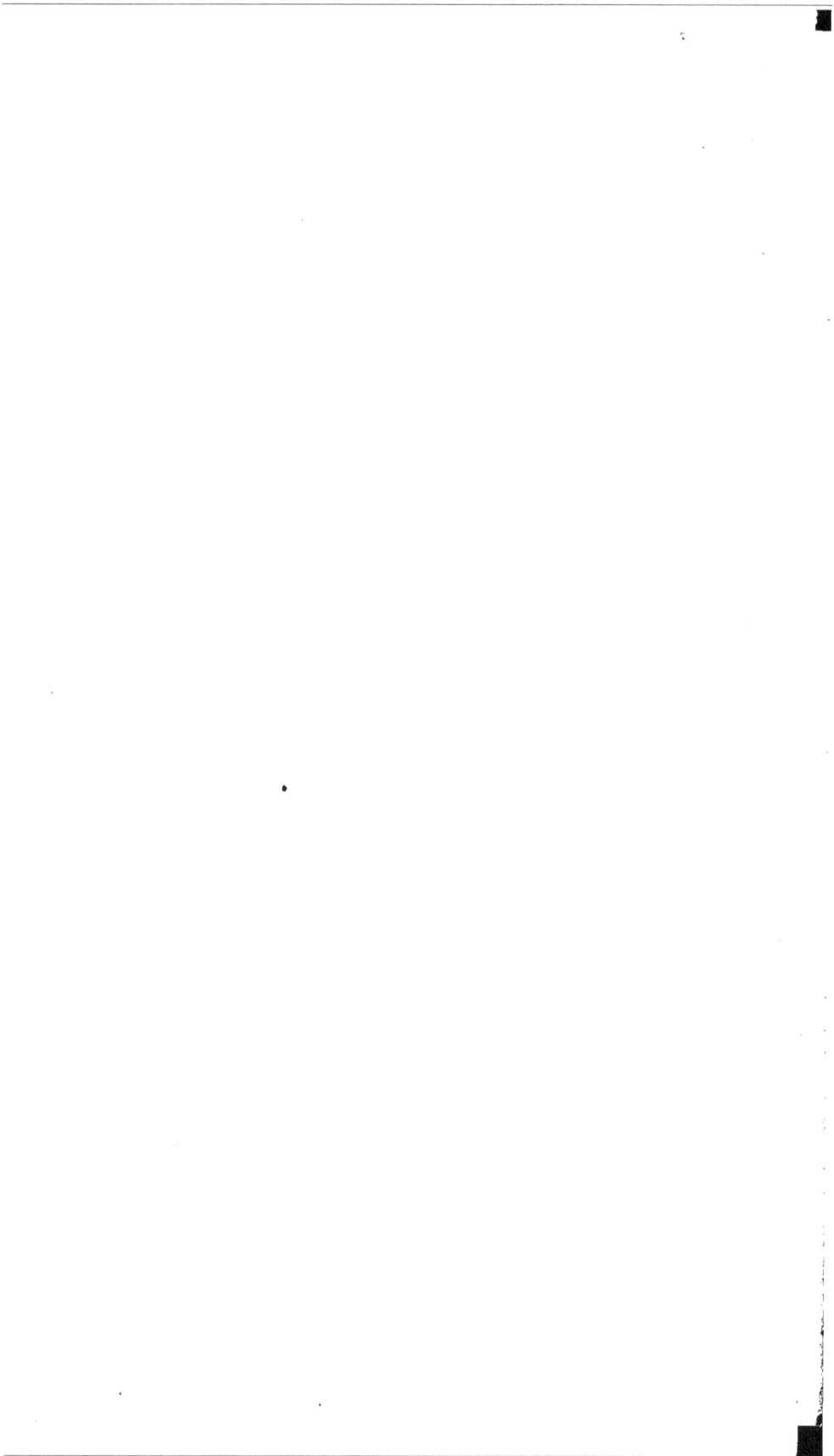

A MON TRÈS SAVANT MAITRE

MONSIEUR BENJAMIN BALL,

Professeur de clinique de Pathologie Mentale et des Maladies de
l'Encéphale à la Faculté de Médecine de Paris,
Membre de l'Académie de médecine,
Médecin des hôpitaux,
Chevalier de la Légion d'honneur, etc.

TÉMOIGNAGE DE PROFONDE GRATITUDE

Paris, 5 décembre 1889.

INTRODUCTION

« Il n'y a pas de gens plus malheureux que les criminels. » Cette pensée de Montesquieu, sous une forme un peu paradoxale, exprime une terrible vérité et nous donne un grand enseignement. La société et la religion d'autrefois semblent l'avoir compris. Aussi, de tout temps et partout, chez les peuples les plus civilisés comme chez les barbares, existait-il des lieux sacrés, des asiles inviolables où le criminel pouvait venir chercher un dernier refuge.

Aujourd'hui ces asiles n'existent plus, le seul qui reste à l'accusé que poursuit la justice, c'est la science ; et ce sera une des grandes gloires de notre siècle d'avoir ouvert ce nouvel asile en mettant les lumières de l'intelligence au service des misères humaines. Grâce aux progrès ou plutôt à la création de la médecine mentale et de la médecine légale, qui, si souvent, ont fermé les portes de la prison pour ouvrir celles de l'hôpital ou arrêté le couperet de la guillotine prêt à tomber sur la tête d'un fou, grâce à ces deux grandes bienfaitrices de la morale et de l'humanité, nous essayons de guérir ou tout au moins de soulager ceux que nos pères condamnaient ou abandonnaient à leur triste sort.

Si nous en croyons Voltaire, il n'est pas un tribunal qui, pendant les siècles qui nous ont précédés, ne se soit souillé par des assassinats légaux. Il porte à plus de cent mille le nombre des victimes de cette jurisprudence qu'il appelle idiote et barbare : car elle s'adressait le plus souvent à des femmes et à des filles enceintes. L'appréciation de cet auteur, non toujours impartiale, est malheureusement trop juste, et, si l'on voulait se donner la peine de feuilleter les dossiers concernant la sorcellerie, la magie ou autre crime semblable plus ou moins fantastique, on serait épouvanté de la facilité avec laquelle on brûlait ces pauvres infortunés dont la seule faute était d'avoir un système nerveux mal équilibré et de vivre à une époque de ridicules préjugés.

Dans le Languedoc, en 1527, le sénat de Toulouse condamna 400 démonolâtres à être brûlés vifs.

En 1616, de Lancie, président du parlement de Bordeaux, envoya au bûcher un grand nombre de malheureuses femmes, donnant pour raison que « c'est une chose monstrueuse de voir à l'église plus de 40 femmes, qui, à la fois, aboient comme chien, faisant de la maison de Dieu un concert et une musique si déplaisante qu'on ne peut rester en prière ».

Il suffit de recommander au juge la prudence et la modération, dit Gorres, pour être soupçonné de favoriser les sorciers.

Grey, dans son édition d'*Hudibras*, raconte avoir eu en sa possession une liste de 3,000 personnes accusées du crime de sorcellerie et qui périrent toutes sur le bûcher pendant le Long Parlement.

En 1610, le duc de Wurtemberg ordonna aux magistrats de dresser un bûcher le mardi de chaque semaine et d'y brûler chaque fois de 20 à 25 sorcières, mais jamais moins de 15.

Sous le règne de Jean VI, électeur de Trèves, la fureur du peuple et des juges fut si extrême que, dans deux villages, il ne resta que deux femmes [1].

En voilà assez, n'est-ce pas, de cette triste nécrologie, et, pleins d'horreur pour ces temps de deuil où les hommes étaient moissonnés par la guerre alors que les femmes étaient dévorées par la flamme des bûchers, nous les condamnons sans appel. Ceux que nos pères pendirent ou brûlèrent, nous, nous les exaltons et nous allons même jusqu'à élever des statues aux plus nobles victimes de leur superstition. Est-ce à dire pour cela que notre justice soit parfaite ? Le jugement que nous portons avec tant de rigueur sur nos devanciers, ne sera-t-il pas un

---

[1] Tous ces chiffres ont été empruntés aux ouvrages suivants : *De la folie considérée sous le point de vue pathologique, philosophique, historique et judiciaire*, etc., par Calmeil. Paris, 1845. *La mystique divine, naturelle et diabolique*, par Gorres, traduit de l'allemand, par Sainte-Foix. Paris, 1854.

our retourné contre nous ? Nos arrière-neveux, à leur tour, ne s'indigneront-ils pas de notre justice et n'auront-ils pas pour elle le mépris que nous avons pour celle de nos pères ? Combien d'actes qualifiés de crimes et condamnés par nous comme tels, qu'ils appelleront maladies, qu'ils soigneront et guériront peut-être !

La statistique nous montre que la gradation et la fréquence du crime suivent exactement celles de la folie : le mois où il y a le plus de criminels, est aussi celui où l'on compte le plus grand nombre de cas d'aliénation mentale. La coïncidence de ces deux faits semblerait prouver que la folie n'est pas étrangère au crime et qu'elle en est très probablement un facteur des plus importants. Cette croyance n'est pas encore assez acceptée par les tribunaux, et, trop souvent, en face d'un crime, les juges négligent de rechercher la participation de la folie ou refusent de la reconnaître alors même qu'elle leur est signalée par le médecin expert. On va en juger par les chiffres suivants empruntés à l'excellent ouvrage de M. Cullerre [1].

En 1866, un surveillant en chef déclarait qu'il y avait dans la prison à laquelle il était attaché, au moins 12 détenus, chez lesquels la folie était présumable. Gutsch, médecin des prisons de Bade, établit qu'il a constaté chez plusieurs détenus un trouble évident des facultés

---

[1] Cullerre. *Les frontières de la folie*. Paris, 1888.

devant faire admettre qu'au moment de leurs crimes, ils étaient déjà atteints d'aliénation.

Dans l'enquête de la commission anglaise instituée en 1865 par le Parlement pour étudier la question de la peine de mort, lord Sidney Godolphin, examinateur de l'asile de Denham, reconnut que la peine de mort avait été appliquée à des aliénés.

Le jurisconsulte Fitzroy Kelly déclara, en 1864, que pendant les soixante-quatre dernières années on avait commis 60 meurtres légaux en exécutant autant d'aliénés.

Une brochure du Dr Madden nous apprend qu'en quelques années 11 aliénés furent condamnés à mort : 8 furent exécutés, les 3 autres graciés furent renfermés.

Vingtrinier rapporte 82 condamnations d'aliénés, prononcées sans qu'aucun médecin n'ait été consulté ou même contre opinion de celui-ci nettement exprimée.

De l'aveu de Krafft-Ebing, savant aliéniste allemand dont les travaux font autorité en médecine légale, le bagne est rempli de fous moraux, victimes d'erreurs judiciaires, et Verga prétend que si la folie morale est si commune dans les asiles de riches et si rare dans les asiles de pauvres, c'est que les premiers doivent à des magistrats plus éclairés et à des avocats plus habiles l'avantage d'être soustraits à des condamnations auxquelles ne peuvent échapper les autres. Il ne saurait pourtant y avoir deux justices, celle du riche et celle du pauvre : la vraie justice est une comme Celui de qui elle émane, tous les hommes sont égaux devant elle, et tous, sans aucune distinction de rang et de fortune, y ont également droit.

Pourquoi la magistrature, trop jalouse de ses prérogatives ou trop confiante en elle-même, a-t-elle une tendance à considérer comme un empiétement toute intervention de la science? Pourquoi refuse-t-elle encore d'admettre que tous les criminels ne sont pas justiciables du code et des tribunaux? Le président Troplong, ne pouvant pardonner aux aliénistes et aux médecins légistes de vouloir éclairer la justice, a essayé de tourner en ridicule leurs nobles et laborieux efforts; et, pour cela, il n'a rien trouvé de mieux que de les comparer aux prétentieux et grotesques médecins des scènes de Molière: puis, avec toute la gravité qui convient à un magistrat, il conclut: « Je pense que la médecine légale n'a ajouté aucun progrès sérieux aux doctrines reçues dans la jurisprudence et *qu'elle ne doit en rien les modifier.* » Et que penser de ce criminaliste, pourtant célèbre, qui, en plein dix-neuvième siècle et dans le sanctuaire même de la justice, n'a pas craint de s'écrier: « Si la monomanie homicide existe, il faut la guérir en place de Grève », nous transportant ainsi à cette époque reculée où les juges condamnaient impitoyablement au bûcher et croyaient excuser leur cruauté en disant: « Si la magie est un talent, il faut la soumettre à l'épreuve du feu » ? Est-ce bien de nos jours qu'un jurisconsulte a osé dire: « Si on ne peut condamner le monomane comme criminel,

du moins, doit-on le tuer comme une bête fauve » ?
Comment qualifier encore cet autre qui a écrit : « Ces
fous sont très embarrassants, il faut en délivrer la société » ? Et que répondre à la logique de celui-ci : « Il y a
peu d'inconvénient à condamner un aliéné ; la violation
d'équité qui a lieu à son égard, ne lui est pas fort préjudi-
ciable, puisque l'effet moral exercé sur son esprit est nul
ou faible » ? N'ai-je pas entendu, au dernier Congrès international d'anthropologie criminelle [1], un orateur légiste,
confondant la responsabilité sociale avec la responsabilité
légale, donner comme critérium et mesure de celle-ci le
seul degré de nocuité de l'acte, déclarer que nous devrions tous être également responsables devant la loi et
réclamer l'abolition de l'article 64 du Code pénal ? Et ce
sont des magistrats qui parlent de la sorte, c'est-à-dire
des hommes qui, de par Dieu et la société, ont été créés
prêtres de la justice, qui seuls en sont les distributeurs
et doivent en garder le dépôt sacré ! Pareil langage dans
leur bouche retentit à mes oreilles comme un affreux
blasphème et soulèvera d'indignation quiconque a encore
quelque souci du droit et de l'équité.

La loi cependant, hâtons-nous de le dire pour l'honneur de la morale, en dépit de ces monstrueuses doctrines, ne s'attaque pas aux irresponsables.

Or, comment juger qu'un homme est fou ou raisonnable ? Est-ce que pour cela le simple bon sens suffit comme

[1] Tenu à Paris, du 10 août au 17 avril 1889 ; séance du 16 août.

le pensent Élias Regnault et autres jurisconsultes? Non,
certes! La folie revêt quelquefois toutes les apparences
de la saine raison, et ne saurait être découverte sans les
lumières d'un homme compétent. Au moyen âge, alors
que l'on jugeait par les textes sacrés, le juge avait toujours avec lui le clerc théologien chargé de l'éclairer sur
les points douteux. Les codes ont changé, mais la justice
est toujours la même, et on doit féliciter ces rares magistrats qui, dans leur prudente sagesse, avant de se prononcer sur le sort de certains accusés, appellent à leur
aide les lumières de la médecine mentale et de la médecine légale[1]. Et nous, médecins, nous ne saurions trop
faire de notre côté pour cultiver et répandre ces deux
branches d'une même science qui est celle de la justice
entendue non suivant les lois conventionnelles des
hommes, mais suivant les lois éternelles et immuables de
la conscience, de la morale et de la raison, science par
excellence, car elle est celle qui nous rapproche le plus
de la Divinité. C'est pour y contribuer suivant mes faibles
moyens que j'ai écrit ces quelques pages de psycho-phy-
siologie appliquée à l'étude de la responsabilité morale
et de la médecine légale.

Mes intentions sont bonnes et pures ; je tiens à l'affir-

[1] Le Congrès international d'anthropologie criminelle qui s'est tenu
à Rome en novembre 1885, a exprimé le vœu qu'une *clinique criminelle* fût créée dans les prisons comme complément de l'École de
Droit, à l'usage des jeunes gens qui se destinent à la justice pénale.
(Voir la *Revue scientifique* du 9 janvier 1886, et *la Criminalité compa-
rée* de Tarde, p. 21.)

mer dès le début de ce travail, et à dire avec l'illustre Esquirol : « A Dieu ne plaise que, fauteur du matérialisme ou du fatalisme, je veuille créer ou défendre des théories subversives de la morale, de la société et de la religion. » Je crois cette œuvre très moralisatrice et digne de tenter le travail d'un honnête homme ; voilà pourquoi je l'entreprends. Quel que soit du reste le jugement que l'on portera sur elle, je l'accepterai sans me plaindre, trouvant dans le témoignage de ma conscience la seule récompense que j'ambitionne et qui me dédommagera suffisamment de toutes les peines et de tout le labeur que je me suis imposés.

L'étude de l'homme physique, d'après Cabanis, est également intéressante pour le médecin et pour le moraliste ; elle est presque également nécessaire à tous les deux. Cette vérité ressort surtout par l'étude de la partie faible du genre humain, par l'étude de la femme qui, suivant l'expression d'Hippocrate, est un foyer d'infirmités et de douleurs. Ce n'est qu'à travers mille tourments d'esprit et de corps qu'une jeune fille parvient à la puberté ; mariée ensuite, à peine entrevoit-elle la douce espérance de devenir mère, que ce plaisir est troublé par les incommodités de la grossesse et remplacé bientôt par les douleurs de l'enfantement, les suites de couches et les fatigues de l'allaitement. Et lorsqu'elle perdra le signe de sa fécondité, que de nouvelles inquiétudes, que de tourments ne l'attendent-ils pas ?

La femme est une malade, mais elle l'est surtout à certaines époques, qui, douze ou treize fois par an, lui rappellent douloureusement son sexe et le rôle qu'elle a à remplir.

On a étudié l'influence de la grossesse, de l'accouchement et de l'allaitement sur le moral de la femme, et c'est un fait acquis aujourd'hui et admis par la science que ces différents états physiologiques peuvent soustraire momentanément la femme à l'empire de sa volonté.

Existe-t-il aussi une relation entre la fonction menstruelle et les fonctions psychiques? De nombreux auteurs ont écrit sur ce sujet; mais tous les adversaires ne se sont pas rendus, et il s'en trouve encore quelques-uns qui s'élèvent contre la doctrine dont je me fais l'apôtre et en faveur de laquelle je viens apporter cette contribution.

La fonction menstruelle peut, par sympathie, surtout chez les prédisposées, créer un état mental variant depuis la simple psychalgie, c'est-à-dire le simple malaise moral, la simple inquiétude de l'âme jusqu'à l'aliénation, à la perte complète de la raison, et modifiant la moralité des actes depuis la simple atténuation jusqu'à l'irresponsabilité absolue. Telle est la proposition que je formule et que je vais essayer de démontrer.

J'ai longuement et consciencieusement étudié mon sujet. Ce travail est le fruit de plusieurs années d'étude. Je citerai à l'appui de ma thèse l'opinion des auteurs les plus célèbres. Je ferai parler quelquefois les anciens ; car point n'est nécessaire ici de formules chimiques ou de microscope, et, si nos pères n'avaient pas la science que nous possédons aujourd'hui, ils avaient du moins une puissance d'observation et d'intuition supérieure à la nôtre : nous le reconnaissons tous les jours en découvrant dans leurs ouvrages les germes des plus beaux fleurons scientifiques de notre siècle. Après avoir entendu les maîtres, nous laisserons la parole aux faits ; leur éloquence ne sera pas moins convaincante. A dessein j'apporte peu d'observations personnelles ; ce n'est pas, en effet, dans un hôpital où les malades ne font que passer que l'on peut faire une pareille étude. C'est dans le monde, dans l'intérieur domestique et jusqu'au sein du foyer conjugal et de la famille qu'il m'aurait fallu pénétrer. J'y suis allé quelquefois et bien que j'aie observé de nombreux faits et obtenu des confidences soit de la part d'un mari, soit de la part d'une épouse ou d'une mère, je ne crois pas qu'il soit dans l'intérêt de mon travail de publier ces faits dont j'ai été le seul témoin et dont je ne puis établir aux yeux de mes juges l'authenticité ni la véracité. J'ai pensé que la preuve de ma thèse serait plus rigoureusement établie par des faits pris un peu partout, empruntés aux meilleurs auteurs et les plus dignes de foi ; ils n'en auront que plus de valeur et ne seront que l'expression plus générale et plus nette de la vérité que je défends.

J'ai consulté avec soin des aliénistes distingués, des

prêtres confesseurs et directeurs de couvents de femmes, des directrices de pensionnats et de refuges, des accoucheuses, des femmes du monde, en un mot, tous ceux qui, de près ou de loin, auraient pu me donner quelque renseignement intéressant mon sujet.

Je ne me suis pas contenté d'étudier l'ovulation chez la femme ; j'ai poussé mes investigations jusque chez les animaux, et, de l'étude comparative des phénomènes du rut et de la menstruation, je compte tirer de très sérieux arguments en faveur de mon travail.

Il y a un siècle à peine que le docte Cabanis, un Français de la Révolution, brisait avec la vieille Ecole, et, par ses immortels travaux sur *l'influence réciproque du Physique et du Moral*, jetait les véritables bases de l'anthropologie criminelle ; et, déjà, cette science s'est répandue par tout le monde, trouvant des défenseurs parmi les plus illustres jurisconsultes et médecins philosophes. Toutes les nations cependant ne se sont pas mises avec le même zèle au service de cette idée éminemment philanthropique ; c'est parmi les races latines, généralement plus sensibles, plus enthousiastes et plus passionnées pour le bien, en France et en Italie surtout, qu'elle a rencontré ses plus chauds partisans.

Influence réciproque du physique et du moral, idée toute neuve, inconnue aux siècles passés qui ne voyaient partout que Dieu et diable, appelée, je crois, à opérer toute une révolution dans le monde moral, et qui, sans détruire le libre arbitre, transformera la pénalité future et pèsera, dans bien des circonstances, sur la décision des juges à venir.

Loin de moi, je le répète, toute idée de matérialisme. Je ne conclus pas au rôle prépondérant de la matière au point de ne voir dans les phénomènes moraux qu'un ébranlement ou une excitation de celle-ci. Je conclus simplement à l'union intime du monde moral et du monde physique, de l'âme et du corps, et à l'action réciproque de l'un sur l'autre. Je ne fais que redire en mauvaise prose ce qu'Alfred de Musset a dit si bien en vers :

> L'âme et le corps, hélas! ils iront deux à deux,
> Tant que le monde ira, pas à pas, côte à côte,
> Comme s'en vont les vers classiques et les bœufs,
> L'un disant : « Tu fais mal! » et l'autre : « C'est ta faute. »

Comment agit la matière sur l'esprit, quel est le lien mystérieux qui unit ces deux éléments si disparates, comment passe-t-on insensiblement de l'un à l'autre? Je l'ignore; mais leur solidarité n'en existe pas moins, grâce à la force brutale des faits, je compte le prouver surabondamment.

Je remercie mes maîtres et tous ceux qui m'ont aidé dans cette tâche. Je garde à M. le professeur Ball ma plus grande reconnaissance : c'est grâce à l'enseignement de Sainte-Anne et aux travaux de l'illustre maître, qui sont, en la matière, un des plus beaux monuments scientifiques de l'époque, que j'ai dû d'être initié aux mystères de la pathologie mentale et d'aimer avec passion une science, trop souvent, hélas ! négligée et à laquelle pourtant se rattachent les plus grands problèmes de morale et de haute philosophie.

Je veux aussi en terminant, saluer avec la plus profonde admiration, les noms de ces grands hommes qui m'ont éclairé de leurs lumières, Pinel, Esquirol, Foville, Parchappe, Marc, Morel, Voisin et Falret pères, Lasègy , et tant d'autres célèbres par leur science, mais plus encore par les grands services qu'ils ont rendus à l'humanité souffrante. Ils ne sont plus aujourd'hui, mais ils vivront éternellement par leurs œuvres !

PREMIÈRE PARTIE

DES PSYCHOSES MENSTRUELLES EN GÉNÉRAL

Voici la marche que je vais suivre dans cette première partie. Je démontrerai dans un premier chapitre qu'il existe une sympathie génitale, c'est-à-dire des rapports très intimes entre les centres psychiques et les organes de la reproduction. Cette sympathie est beaucoup plus prononcée chez la femme que chez l'homme. Pourquoi n'existerait-il pas une sympathie menstruelle, c'est-à-dire des rapports entre la fonction menstruelle et les fonctions psychiques? Dans un second chapitre, je démontrerai que l'existence d'une sympathie menstruelle est possible et probable, et, dans un troisième chapitre, qu'elle est certaine. Pour corroborer ma preuve, dans un quatrième et cinquième chapitre, j'exposerai, d'une part, l'état précaire de la menstruation chez les aliénées et les névrosées ; d'autre part, l'exacerbation des troubles psychiques chez les aliénées et les névrosées pendant la période menstruelle. Enfin, un sixième chapitre sera consacré à l'étude de l'étiologie et de la pathogénie des pychoses menstruelles.

CHAPITRE I

De la sympathie génitale ou des rapports qui existent entre les centres psychiques et les organes de la reproduction chez la femme.

Rien n'est au hasard dans la nature ; partout nous constatons l'ordre et l'harmonie ; à tout président le nombre, le poids et la mesure. Les êtres et les mondes s'enchaînent, les mouvements se succèdent et s'engendrent réciproquement, les lois qui les régissent sont si solidaires que le moindre trouble apporté à l'une empêche le fonctionnement normal de l'autre : l'étude de l'astronomie qui n'est en réalité qu'une mécanique parfaite, nous en donne une preuve sans réplique.

Cet accord qui existe entre les différentes parties de l'univers, nous le trouvons aussi entre les différentes parties d'un tout naturel. C'est vrai pour tout ce qui a un but déterminé, et plus ce but est noble et grand, plus l'accord entre les parties est intime et parfait. C'est pourquoi nous ne cesserons jamais d'admirer les lois et la structure de l'organisme humain. Tout y est disposé pour l'union, pour le concours et pour l'aide réciproque. Des fonctions tout à fait disparates et qui semblent avoir leur autonomie propre, se prêtent souvent un mutuel appui, et c'est un fait réel plus qu'une conception mythique, une vérité physiologique autant qu'une vérité morale qu'exprimait La Fontaine lorsqu'il écrivait sa fameuse fable sur les membres et l'estomac.

Si l'union est plus marquée entre deux organes, s'il existe *communauté de souffrance entre deux parties dont l'une aurait été affectée primitivement* (Gallien), on dit qu'il y a sympathie. Celle-ci est comme un mouvement spontané de compassion, de pitié, et on pourrait la définir : « Un cri de douleur poussé par un organe autre que celui qui souffre. » D'après Magendie[1], la sympathie d'un organe est d'autant plus marquée que cet organe a une influence plus grande sur le système entier : ses relations se trouvent subordonnées à son rôle. C'est ainsi que le cerveau qui est l'organe central de la vie et qui commande à tout l'organisme, est le point principal où viennent se répercuter toutes les souffrances de l'économie.

Georget et Voisin veulent que, dans toute affectation mentale, le cerveau soit primitivement malade. L'autopsie, il est vrai, semble leur donner raison : car il est rare de rencontrer sur la table d'amphithéâtre, un cerveau d'aliéné qui ne présente pas quelque altération ; mais pourquoi, dans certains cas, le trouble organique ne serait-il pas secondaire et la conséquence du trouble fonctionnel ? « Il n'y a pas d'acte morbide, écrit Fonsagrives[2], qui puisse laisser intact après lui l'organe ou le tissu dont il perturbe les fonctions. » Tous les auteurs du reste ne pensent pas comme Georget ou Voisin, et un grand nombre, parmi lesquels de très illustres, acceptent de préférence, en la modifiant toutefois, l'opinion, évidemment exagérée d'Esquirol. Celui-ci, en effet, enseignait que le délire dans les 19/20 des cas est indépendant de toute affection idiopathique de l'encéphale.

La pratique de la médecine, d'après Cabanis[3], nous prouve par des exemples journaliers que les affections des différentes parties influent de la manière la plus directe sur le goût, sur les idées, sur les passions. Ils sont rares, en effet, les troubles organiques qui n'ont pas un retentissement du côté du

[1] Magendie. *Eléments de physiologie*, t. II, p. 165.
[2] Fonsagrives. *Principes de thérapeutique générale*. Paris, 1875.
[3] Cabanis. *Rapports du physique et du moral de l'homme*. Paris, 1824, t. IV, p. 308.

cerveau. Ne voyons-nous pas souvent, dans les affections de poitrine, les malades devenir langoureux et ouvrir facilement leur cœur aux sentiments doux et tendres, alors qu'ils sont tristes et mélancoliques dans les affections des organes de la digestion et plus particulièrement dans celles du foie et de la rate ?

De tout temps, on a remarqué la relation intime qui existe entre deux fonctions qu'un langage par trop pudibond voudrait séparer en appelant l'une, celle du cerveau : *la fonction noble;* l'autre, celle de la reproduction : *la fonction basse.* Dans les pays froids où l'activité de l'innervation est moins puissante, le caractère est plus tranquille, plus apte à réfléchir, il y a peu d'imagination, la sensibilité est obtuse ; mais aussi il y a moins d'activité génitale, moins d'excitation, les femmes y sont réglées beaucoup plus tard.

M. le professeur Ball[1] enseigne que, de tous les instincts réguliers et normaux dont la nature nous a pourvus, il n'en est certainement aucun qui exerce une influence aussi marquée sur nos sentiments et notre caractère que l'instinct génital. « Nulle part, dit l'illustre aliéniste[2], on ne voit se manifester plus fortement l'action de la sympathie ; nulle part, on n'observe des corrélations aussi palpables et des résultats aussi concluants. Il n'existe nulle part dans l'économie, une sympathie plus intime que celle qui relie aux centres nerveux les organes de la reproduction, *et tel est leur empire sur les manifestations de la vie intellectuelle qu'on pourrait sous ce rapport partager l'existence humaine en trois grandes périodes : avant, pendant, après la période des fonctions génitales.* » Que de faux jugements, suivant Bordeu[3], combien de fausses sensations, quels grands

---

[1] Ball. *Encéphale,* 1883, p. 129.

[2] Ball. *Leçons sur les maladies mentales : folies génitales.* Paris, 1883, p. 571.

[3] Bordeu. *OEuvres complètes.* Paris, 1818, t. II p. 959.

désordres ne procure pas la passion de se reproduire qu'il appelle *la fièvre chaude!* S'il faut en croire Civiale, peu de malades atteints de spermatorrhée, d'engorgement de la prostate, de fongosité ou de névralgie vésicale, d'anomalie des organes génitaux, sont exempts de disposition à la tristesse, à la mélancolie, au désespoir. La simple blennorrhée peut devenir une cause de mélancolie : d'après Ricord, la chose serait très commune. Les malheureux qui subissent la double castration, finissent presque tous par le suicide ; d'où le précepte chirurgical de toujours laisser un testicule, *le testicule moral* du professeur Verneuil[1].

La sympathie dépend non seulement de l'organe, mais encore du tempérament et du sexe de la personne. Quoi qu'en aient dit certains aliénistes, nous ne sommes point tous égaux devant la folie. Formée toute de nerfs, la femme réagit plus vivement que l'homme et paie aux affections mentales un plus large tribut. Ne voyons-nous pas, chez elle, la plupart des maladies d'espèce et de nature différentes se compliquer le plus facilement d'accidents nerveux, soit du mouvement, soit de la sensibilité, soit même de l'intelligence ?

C'est par son tempérament, il est vrai, mais aussi par les fonctions propres qui lui ont été dévolues, que la femme présente aux troubles sympathiques une plus grande prédisposition. Les accidents nerveux se manifestent plus souvent chez la femme, non seulement parce qu'elle est femme, mais aussi parce qu'elle est ou peut devenir mère. Dès le commencement de la médecine, on a regardé les différentes affections de l'utérus comme l'unique cause des malaises que l'on appelait alors *vaporeux ;* c'est pourquoi on les englobait tous sous la dénomination générale de troubles *hystériques* (de υστερα, utérus). « Là, dit Hippocrate en parlant de l'utérus, se trouve le point de départ de mille maux. » Platon et

[1] Voir Raffegeau : *Du rôle des anomalies congénitales dans le développement de la folie chez l'homme.* Paris, 1884

Arétée nous représentent l'utérus comme un animal vivant (*uterus animal in animali*), doué de sentiment et de mouvement, capable de s'élancer avec fureur dans toutes les directions pour y apporter les plus graves désordres. Van Helmont en fait le centre vital, le siège de son Archée. La folie pour cet auteur provient des émanations de l'utérus : c'est lui qui fait la femme tout entière, il l'entraîne comme la lune entraîne les eaux de la mer, il est comme un étranger dans l'économie dont il ne dépend que par la nutrition ; néanmoins il la maîtrise et l'oblige d'obéir à sa triste domination[1]. Suivant Diderot, la femme porte au dedans d'elle un organe susceptible de spasmes terribles, *disposant d'elle* et suscitant dans son imagination des fantômes de toute espèce. « C'est là, dit Dubois dans son *Traité sur l'hypocondrie et l'hystérie*, ce qui constitue la femme pendant la période moyenne de sa vie ; là est son plus grand, pour ne pas dire son unique foyer de sensibilité. Les émotions brusques et vives viennent toutes se concentrer et retentir dans le foyer inférieur c'est-à-dire dans le système utérin ; et lorsque trop de sensibilité est excitée dans ce foyer, elle déborde pour ainsi dire, elle est renvoyée aux centres nerveux de la vie animale. » L'enseignement de Trousseau est aussi explicite.

De tous les délires post-opératoires, aucun n'est plus fréquent que celui qui succède chez la femme aux opérations pratiquées sur l'appareil génital. Depuis 1885, c'est-à-dire dans l'espace de moins de quatre ans, il a été publié, dans différents journaux de médecine et de chirurgie[2], plus de 18 nouveaux cas de folie consécutive soit à des hystéro-

---

[1] « Propter solum uterum, mulier id est quod est. Perigrini hospitis instar, a corpore non nisi alimenter dependens, *mero regiminis imperio totam regit mulierem*. » In *Ortus medic. ect.* Amstelodami, apud Elzevirium, 1648.

[2] Pour les indications bibliographiques voir le *Bulletin médical :* 28 août et 1ᵉʳ septembre 1889.

tomies, soit à des ovariatomies ou à des castrations. Loiseau[1], Azam[2], le professeur Mairet[3] de Montpellier, dans de remarquables travaux, ont démontré, de la manière la plus nette, la relation qui existe entre les lésions de l'apareil génital et le développement de la folie chez la femme. Tous ces auteurs citent de nombreux exemples, où la marche des troubles mentaux, exactement calquée sur celle des troubles utérins ou ovariens, ne laissait aucun doute sur le rôle pathogénique de l'influence génitale : l'utérus devient malade, la femme délire ; l'utérus guérit, la femme est rendue à la raison.

Guislain rapporte[4] qu'il a donné des soins à une fille atteinte de descente de matrice, laquelle se trouvait prise d'une profonde tristesse avec propension au suicide, chaque fois que le col de l'utérus venait se présenter à l'entrée du vagin.

Lisfranc a établi qu'un grand nombre d'affections diverses, regardées comme idiopathiques, sont souvent symptomatiques et dépendent d'une lésion de l'utérus. « La matrice, dit cet auteur, est le foyer du mal, d'où s'irradient des souffrances qui souvent ne s'y font pas sentir et qui sévissent avec force plus ou moins loin d'elle. » D'après M. Ball (loc. cit., p. 580 et 581), il est universellement admis que, dans certains cas, les affections utérines peuvent déterminer la rupture de l'équilibre intellectuel. « On a vu, dit-il, la guérison de l'affection locale faire disparaître les aberrations intellectuelles », et il conclut en proclamant qu'on ne saurait aujourd'hui contester l'influence de cette cause.

La pathologie mentale, dans certains cas, marche donc de

---

[1] Loyseau. *Mémoire sur la folie sympathique.* Paris, 1857.

[2] Azam. *De la folie sympathique provoquée ou entretenue par les lésions organiques de l'utérus et de ses annexes,* Bordeaux 1858.

[3] Mairet. *Rapports entre les besoins de la sphère génitale et l'aliénation mentale. Montpellier médical,* 1880, 1881, 1882.

[4] Guislain. *Traité sur les phrénopathies.* Bruxelles, 1835, p. 305.

pair avec la pathologie utérine ; mais, chose bien plus curieuse encore ! l'influence génitale sur le cerveau peut se faire sentir alors même que l'utérus semble ne pas agir en dehors du cadre normal et rester dans les limites mêmes que lui a tracées la physiologie. Il est tout un groupe de troubles mentaux, compris sous le nom générique de folies puerpérales, qui se trouvent étroitement liés au fonctionnement normal des organes reproducteurs chez la femme. Après les savantes recherches de Marcé [1] et celles de tant d'autres aliénistes distingués, il n'existe plus aucun doute sur les psychopathies diverses qui peuvent accompagner toutes les phases physiologiques ou pathologiques de la maternité (grossesse, avortement, accouchement, allaitement).

Baudelocque avait coutume, dans ses cours, de raconter l'histoire d'une femme enceinte qui mangeait du foin dérobé à une voiture, et celle d'une autre qui mangeait avec plaisir des poissons crus qu'elle avait volés.

Marc [2] cite l'observation d'une femme de magistrat, dans une situation aisée, qui, se trouvant enceinte, n'avait pu résister au désir de prendre une volaille à l'étalage d'un rôtisseur, et celle d'une autre qui, dans sa première couche, tenta de se couper le cou, voulut s'étrangler dans la seconde et réussit à se noyer dans la troisième.

Marcet rapporte (*loc. cit.*, p. 36) l'observation d'une Espagnole qui, sept fois enceinte, sept fois fut atteinte de mélancolie, et celle d'une autre qui, dix fois enceinte, dix fois aussi fut atteinte de la même maladie jusqu'à la démence complète.

Cazeaux [3] parle d'une jeune dame primipare qu'il eut à

[1] Marcé. *Traité de la folie des femmes enceintes, des nouvelles accouchées et des nourrices*. Paris, 1858. Voir aussi Behier. *Aliénation mentale chez les nourrices*, in *Gazette des hôpit.*, 1875, p. 354, 377.

[2] Marc. In *Ann. d'hyg. et de méd. légale*, 1842, t. XXV, p. 181.

[3] Cazeaux. *Traité d'accouchement*. Paris, 1874, p. 515.

examiner, et, chez laquelle, l'amour qu'elle avait auparavant pour son mari, avait fait place à une antipathie qu'elle avait beaucoup de peine à surmonter.

Gustave Lebon cite [1] une femme de la Haute-Marne, mère de neuf enfants, qui, à chaque grossesse, avait un désir irrésistible de tuer son mari bien qu'elle l'aimât beaucoup.

Gall rapporte [2] qu'une jeune dame enceinte, assaillie d'un penchant irrésistible à tuer son mari, l'assassina, sala son cadavre et en mangea pendant plusieurs mois. Goulard assure qu'un fait semblable s'est passé dans le village d'Audernac, sur le bord du Rhin.

M. le professeur Brouardel constate [3] que souvent, pendant la grossesse, on observe des impulsions incendiaires ou homicides et une perte absolue des sentiments. Il raconte à l'appui le fait suivant : Une femme enceinte avait cinq enfants. Elle envoie du poison à celui qui était en pension, et, pendant qu'on avait été chercher de sa part celui qui était en nourrice, elle se jette avec les trois autres dans un puits.

Chez une femme en parturition, chaque contraction utérine s'accompagnait d'une divagation qui s'évanouissait avec le relâchement de la matrice [4].

Suivant le professeur Ball, l'aversion profonde n'existe pas seulement pour le mari ou l'amant ; la femme récemment accouchée montre quelquefois pour son enfant une indifférence absolue, indifférence qui peut se changer en haine et aboutir à l'infanticide.

Les mêmes troubles peuvent s'observer pendant l'allaitement, et je pourrais citer de nombreux exemples de nour-

---

[1] Gustave Le Bon, cit. par Witkowski : *La génération humaine*, 6ᵉ édition, p. 321.

[2] Gall. *Organologie*. Paris, 1825, t. IV, p. 105.

[3] Brouardel. *État mental des femmes enceintes* (cours de la Faculté), in *Gaz. Médic. hôpitaux*, 29 mars 1888.

[4] *Société médico-psychologique*, séance du 28 octobre 1856.

rices criminelles dont la responsabilité, fort douteuse et très difficile à apprécier, les mettait au même rang que les femmes enceintes ou récemment accouchées.

Ainsi, la femme, en état de puerpéralité, est capable de tout : il en est qui, excellentes mères, égorgent froidement leurs enfants qu'elles aiment pourtant passionnément, et qui, bientôt rendues à elles-mêmes, se tueront de désespoir ; d'autres qui, toujours bonnes et bienveillantes, se posent alors en victimes, et, avec les accents les plus pathétiques de la sincérité, portent contre leurs amis les accusations les plus infamantes et dénuées de toute vérité ; d'autres encore qui, chastes et pures en toute autre circonstance, se livrent alors à une obscénité de langage et d'action dont le seul souvenir plus tard les fera rougir de honte.

Pareils désordres peuvent-ils se manifester sous l'influence de la menstruation ? Je réponds : Oui ! et pour quatre raisons principales que je vais essayer de développer. Je les résume dans les propositions suivantes :

1º Il existe des rapports très intimes entre la menstruation et les différents états physiologiques et pathologiques des organes de la reproduction engendrant des troubles psychiques.

2º La menstruation fait partie de l'état puerpéral et peut intervenir dans l'étiologie des folies puerpérales au même titre que la grossesse, l'accouchement et l'allaitement.

3º La menstruation se rapproche plutôt de l'état pathologique que de l'état physiologique ; elle n'est pas une fonction, mais la simple manifestation d'une fonction très importante : l'ovulation, fonction presque toujours difficile et douloureuse.

4º L'influence du cerveau sur la menstruation est évidente ; pourquoi la réciproque ne serait-elle pas vraie, et n'existerait-il pas, de retour, une influence de la menstruation sur le cerveau ?

CHAPITRE II

De la sympathie menstruelle ou des rapports qui existent entre la fonction menstruelle et les fonctions psychiques. Son existence est possible et probable.

§ 1. — RAPPORTS DE LA MENSTRUATION AVEC LES DIFFÉRENTS ÉTATS PATHOLOGIQUES ET PHYSIOLOGIQUES DE L'UTÉRUS ENGENDRANT DES TROUBLES PSYCHIQUES.

Des troubles psychiques, la folie même, nous venons de le voir, peuvent accompagner les affections utérines : or celles-ci se trouvent étroitement unies à la menstruation. C'est par des troubles de cette fonction que commencent presque toujours les maladies de l'utérus, et, dans certains cas même, ces troubles résument à eux seuls toute la maladie.

La métrite aiguë s'observe chez la jeune fille au moment où s'établit la première menstruation ; l'absence ou la diminution des règles sont un symptôme de métrite chronique, et la plupart de ces mêmes affections, quelle que soit d'ailleurs leur nature, augmentent alors d'intensité au point d'obliger la malade à garder le lit et à se condamner à un repos absolu.

Rossignol, dans sa remarquable étude sur les détenues et les prostituées de Saint-Lazare (Th. de Paris, 1856), rapporte que sur 1236 femmes, desquelles il faut encore retrancher un certain nombre d'enfants, il a compté 980 affections utérines. Or, il nous dit que quelque fréquents que fussent les troubles de la menstruation, ils n'accompaguaient pas nécessairement tout état morbide de l'utérus, mais tout état morbide de l'utérus s'accompagnait d'une recrudescence à chaque nouvelle époque menstruelle.

Il résulte également des observations empruntées à Loiseau, à Azam et à Mairet, que c'est souvent au moment de la menstruation ou au moment où elle devrait avoir lieu, que se manifestent les troubles cérébraux engendrés par l'état de souffrance des organes reproducteurs. Je ne citerai que l'observation suivante :

OBSERVATION I. — Une femme de quarante ans voit se développer dans la région hypogastrique droite une tumeur sensible à la pression, mais qui devenait surtout très douloureuse à l'époque des règles. Dès ce moment, elle devint triste et sombre; elle fit plusieurs tentatives de suicide, et, convaincue que le démon était d'accord avec son mari pour la faire mourir, elle choisit le moment où celui-ci dormait pour lui plonger un coutelas dans la poitrine : la mort fut instantanée. (Azam, *loc. cit.*, Obs. X, p. 24.)

Certains auteurs, et Lautum en particulier, ont pensé que les cas de folie consécutifs aux ovariotomies et autres opérations sur les parties sexuelles, étaient dus aux troubles menstruels causés par la mutilation des organes.

La fonction menstruelle ne doit pas être séparée des fonctions de la reproduction. Ses rapports avec la grossesse et les différents états physiologiques et pathologiques auxquels cette dernière donne naissance, sont des plus évidents.

La grossesse et la menstruation ont le même siège; la menstruation, en tant que confondue avec l'ovulation, est la condition *sine quâ non* de la grossesse, et ce n'est que très exceptionnellement que l'apparition de celle-ci n'entraine pas la disparition de celle-là. M. le professeur Tarnier a constaté que l'époque menstruelle qui précédait la conception, était souvent plus abondante que les autres. L'absence momentanée des règles peut être prise pour un commencement de grossesse, mais bientôt l'erreur se dissipe avec l'écoulement sanguin ; elle persiste au contraire quand il s'agit d'une rétention prolongée. Dans l'un et l'autre cas, on peut observer tous les désordres cérébraux qui accompagnent l'état réel de grossesse ; ces désordres, néanmoins, n'ont rien de commun avec la grossesse et reconnaissent une origine menstruelle.

Des troubles psychiques qui ont commencé pendant une grossesse, prennent ultérieurement la forme périodique et se manifestent à nouveau aux époques menstruelles. Il a été également constaté depuis longtemps (Monro) que les incommodités des femmes grosses reviennent vers le temps où devraient couler leurs menstrues ; et, pour n'en donner qu'un seul exemple, je citerai l'hydrorrhée, qui prend quelquefois le type cataménial[1]. Suivant Emet, les femmes qui, physiologiquement ou pathologiquement, ont été longtemps sans rien voir, sentent à l'époque où leurs mois devraient avoir lieu, des douleurs qui se dissipent quand la période est passée bien qu'il n'y ait pas eu la moindre évacuation. « Durant la grossesse, écrit Cabanis (*loc. cit.*, t. III, p. 344), une sorte d'instinct animal régit la femme, et pour peu qu'on sache entendre le langage de la nature, on ne saurait méconnaitre, pendant tout ce temps, les signes d'une sensibilité qui s'exercent par *redoublement périodique d'énergie* et qui peut se laisser entrainer facilement à tous les écarts. » Or, ces redoublements périodiques de la sensibilité, si l'on veut bien se donner la peine de suivre pas à pas la marche des accidents nerveux d'une grossesse, coïncident presque toujours avec le moment de la menstruation.

Bien que la femme, en effet, ne soit plus réglée, elle éprouve, tous les mois, une tendance, un effort vers la menstruation. C'est ce que Steinzel appelle le *nisus périodique*, et il trouve dans ce phénomène mensuel la véritable cause de l'accouchement. Cette hypothèse d'après Depaul mériterait quelque attention. Tyler Smith, reprenant sous une autre

[1] Charpentier. *Traité des accouchements*, t. I, p. 388.

forme la théorie de Steinzel, admet que les contractions
utérines apparaissent pendant la dixième époque menstruelle : il se ferait à cette époque une congestion qui deviendrait la cause déterminante de l'accouchement.

Les avortements spontanés ou fausses couches, accidents
capables d'occasionner des troubles psychiques, coïncident
souvent avec la congestion utérine mensuelle. Le fait est
beaucoup plus fréquent qu'on ne le croit : le plus ordinairement il passe inaperçu, et l'on prend pour un simple retour
des règles un peu plus abondantes ce qui est un véritable
avortement; les symptômes sont à peu près les mêmes, et
l'œuf, gros comme un grain de groseille, glisse sans éveiller
l'attention ou reste caché au milieu d'un caillot sanguin.
Certaines femmes sont si sujettes à ces sortes d'avortements
qu'elles sont obligées, aux jours présumés de leurs époques,
de garder le repos le plus complet pour conjurer tout danger
et permettre à leur grossesse d'arriver à bonne fin.

L'avortement s'observe surtout chez les femmes qui sont
puissamment réglées; celles qui se marient tard, en raison
de l'habitude menstruelle, y sont également plus exposées
que les autres. Nos pères avaient coutume de saigner les
femmes enceintes tous les mois; aujourd'hui encore, la saignée mensuelle est indiquée chez une femme fortement
pléthorique, menacée d'avortement.

Baillarger a signalé depuis longtemps l'influence de la
première menstruation après l'accouchement sur la production de la folie : il l'attribue au rétablissement d'une fonction
supprimée depuis près d'une année chez des femmes pour la
plupart anémiques ou qui ont été en proie à de vives émotions. C'est généralement vers la sixième semaine après l'ac-
chement que la folie apparaît : elle peut coïncider avec le
début des époques ou éclater dans le cours de celles-ci; dans
d'autres cas, elle précède de quelques jours l'écoulement
menstruel.

Marcé [1] classe également le retour des couches comme la cause occasionnelle la plus fréquente de la folie puerpérale. « Le retour de la menstruation, dit-il, nous paraît être l'une des causes les plus sérieuses et en même temps l'une des plus naturelles. » Sur 44 aliénées, il en compte 11, qui, n'ayant pas allaité, furent prises de folie à l'époque même où elles revirent l'écoulement sanguin ; et, sur un total de 60 malades, douze fois il constata le développement de la folie se faire vers la cinquième ou sixième semaine, c'est-à-dire au moment même du retour des règles. Voici d'ailleurs quelle a été, dans certains cas, l'ordre d'apparition et l'influence réciproque de ces deux phénomènes : trois fois, il y eut quelques traces d'un délire, encore peu caractérisé, lorsque l'arrivée des règles donna une nouvelle impulsion à la maladie et nécessita l'entrée de la malade à l'hôpital ; deux fois, le délire éclata au moment même où devaient apparaître les règles qui subirent un retard de huit à quinze jours ; enfin, dans 2 cas, les règles apparurent à l'époque normale et leur apparition devint le point de départ du délire. A cette dernière catégorie se rattache l'observation suivante :

OBSERVATION II. — Une dame de grande intelligence était accouchée depuis six semaines et entièrement rétablie, lorsqu'un jour pendant qu'elle travaillait dans sa chambre, elle sent tout à coup un trouble inexprimable : sa tête s'égare, ses idées s'obscurcissent elle cherche à se rendre compte de ce qui l'entoure sans pouvoir y arriver. Ce trouble mental passager ne dure que quelques instants, quand elle revient à elle, elle s'aperçoit que ses règles ont coulé pour la première fois depuis son accouchement.

Marcé ajoute : « Voilà dans son plus faible degré ce trouble mental qui accompagne l'apparition de la première époque menstruelle, mais il ne se borne pas toujours à des phénomènes aussi passagers. » Ainsi, pour cet auteur, l'influence de

---

[1] Marcé. *Etude sur les causes de la folie puerpérale*, in *An. méd. psych.*, 1857, t. III, p. 577.

la première menstruation ne fait pas l'ombre d'un doute. La conclusion pratique qui découle de ses nombreuses observations, est que la sixième semaine est une époque dangereuse : elle exige de grandes précautions pour être traversée sans incidents fâcheux.

Le Dr Garcio-Rijo est du même avis que Marcé; il termine son excellente étude sur les causes de la folie puerpérale (Th. Paris, 1879) en recommandant de surveiller attentivement le retour des couches : la chose lui paraît très importante au point de vue psychique et médico-légal. Entre autres observations, il cite celle-ci :

OBSERVATION III. — Une femme, trois mois après son accouchement devint subitement folle au moment même du retour des règles. C'était la quatrième fois qu'elle accouchait et, aux trois précédentes couches, elle avait présenté les mêmes troubles psychiques. Le délire disparut au bout de quelques jours pour éclater de nouveau à l'occasion de la seconde époque menstruelle.

Quelles sont d'ailleurs les femmes qui sont le plus exposées à la folie puerpérale ? Ce sont celles qui, précédemment et plus spécialement à l'époque de la puberté, ont présenté des troubles psychiques en rapport avec la menstruation. C'est l'opinion de Falret, du professeur Brouardel (loc. cit., p. 2) et celle du professeur Ball. « Bon nombre de jeunes filles, dit l'éminent auteur (loc. cit., p. 589) ont été aliénées avant leur mariage à l'époque de la puberté : celles-là sont éminemment exposées à tomber dans la folie puerpérale. » Il est vrai qu'il n'est pas toujours facile d'être renseigné sur ces troubles psychiques d'origine puerpérale et menstruelle, car les parents ont grand soin de les cacher pour ne pas nuire au futur établissement de leurs filles. Quoi qu'il en soit, il semble que, sous l'influence du long repos accordé aux ovaires par la grossesse, ces femmes prédisposées aient en quelque sorte oublié la fonction menstruelle, et lorsque celle-ci reparaîtrait, elle s'annoncerait comme l'aurore d'une nouvelle puberté et s'accompagnerait de troubles psychiques rappelant l'éclosion de la première menstruation.

Des liens mystérieux unissent la mamelle à l'ovaire. C'est au moment de la puberté, alors que les ovaires commencent à fonctionner, que les seins prennent du développement, qu'ils s'épanouissent et deviennent le plus bel ornement du sexe. A chaque époque menstruelle, ils se gonflent, se tendent, deviennent plus durs, plus sensibles, quelquefois même présentent de véritables élancements douloureux. Ils se flétrissent et disparaissent presque complètement chez les femmes que l'on prive de la fonction ovarique et chez celles qui sont arrivées à la ménopause. Guislain a vu la suppression cataméniale s'accompagner d'une abondante sécrétion de colostrum. Chez les animaux la sécrétion lactée peut s'établir en dehors de la gestation, et on a marqué que les mamelles des chiennes se gorgent de lait au moment du rut. La menstruation cesse généralement pendant la lactation, et lorsqu'elle se rétablit ou qu'il survient une grossesse, le lait perd ses qualités; il devient plus aqueux et reprend peu à peu les caractères du colostrum [1].

Ces deux fonctions sont si intimement liées l'une à l'autre, leurs rapports sont si sensibles que l'on ne doit pas être

---

[1] Lorsque, après l'accouchement, la mère, pour la première fois, met l'enfant au sein, elle éprouve généralement quelques coliques utérines. Chez certaines femmes, ces coliques sont si fortes qu'elles sont obliger de renoncer à l'allaitement. Cette sympathie entre l'utérus et la mamelle peut être mise à profit pour provoquer les contractions utérines : les Anglais recommandent la succion, la titillation du mamelon ou tout autre manœuvre semblable pour hâter le travail de la parturition ou arrêter une hémorrhagie. Chez quelques femmes, des attouchements répétés du sein suffisent pour provoquer l'orgasme vénérien : j'ai lu l'observation d'une femme qui avait recherché une grossesse à la seule fin d'éprouver la jouissance que lui promettait l'allaitement de son futur nourrisson. Nous savons d'autre part, que tout excitation les organes génitaux s'accompagne de sensations voluptueuses dans les seins et d'une érection plus ou moins prononcé du mamelon suivant que le plaisir est plus ou moins violent, plus ou moins ressenti.

étonné de voir la menstruation jouer un rôle dans la genèse des troubles psychiques observés chez les nourrices. Et de fait, c'est au moment du retour des couches que leur apparition a été le plus souvent constatée par les auteurs.

OBSERVATION IV. — Une femme âgée de vingt-six ans, réglée à douze ans, mariée à dix-huit ans, sans aucun accident nerveux antérieur, au moment d'un sevrage, après treize mois d'allaitement, fut prise d'un état mental très voisin de la folie avec tendance érotique. Les accès revenaient régulièrement à chaque époque menstruelle : d'abord ils précédèrent les règles et étaient d'une intensité extrême; survinrent ensuite en même temps qu'elles; puis n'apparurent que lorsqu'elles avaient totalement cessé. Entre deux accès, calme parfait. (*Gazette des hôpitaux*, 11 nov. 1856, p. 526.)

L'explication que Marcé et Baillarger donnent de cette coïncidence est des plus simples. Les nourrices sont souvent des femmes épuisées par une lactation prolongée, supérieure à leurs forces, travaillant beaucoup et se nourrissant d'une manière insuffisante; les règles apparaissent, voilà une nouvelle cause d'anémie dont les troubles nerveux sont la conséquence, que la femme continue à nourrir, ou qu'elle ait sevré son enfant depuis peu de temps.

§ 2. — LA MENSTRUATION DOIT ÊTRE COMPRISE DANS L'ÉTAT PUERPÉRAL

Chomel limitait l'état puerpéral à l'accouchement et au retour des règles. Marcé, Pouchet, et d'autres auteurs y firent entrer la grossesse et la lactation. Monneret faisait remarquer dans sa *Pathologie générale* (t. II, p. 131), que la parturition n'est qu'une phase de l'état physiologique qui commence au moment de l'imprégnation, continue pendant la grossesse, aboutit à la parturition, et a pour terme le moment où la femme cesse d'allaiter et redevient apte à concevoir par le retour des règles. Enfin, aujourd'hui, de l'aveu des gynécologistes les plus autorisés, l'état puerpéral doit aussi comprendre le retour périodique de l'écoulement menstruel.

Et pourquoi la menstruation ne ferait pas partie de l'état puerpéral? M. Tarnier, professe qu'on doit l'y faire entrer, et Delasiauve[1] pense que c'est à tort que Marcé, dans son traité sur la folie des femmes enceintes, des nouvelles accouchées et des nourrices, a omis les cas se rattachant à la fonction cataméniale.

Menstruation, grossesse, etc., etc... n'est-ce pas là une série de faits entièrement subordonnés dont l'un ne saurait exister sans l'autre et tendant tous au même but : la procréation de l'espèce ? La menstruation n'est-elle pas comme la première étape de la maternité ? Le pouvoir d'engendrer ne commence-t-il pas et ne cesse-t-il pas avec elle ? Il est des femmes qui peuvent concevoir, donner le jour à plusieurs enfants sans qu'on n'ait jamais noté chez elles la moindre apparition des règles; mais, si on observe avec soin, on s'aperçoit bientôt qu'il existe chez elles quelques-uns des caractères propres à la fonction, de sorte qu'il est permis d'affirmer que toutes les femmes, même celles qui n'en portent point la marque extérieure, sont soumises à la fonction cataméniale. Burdach et Brierre de Boismont[2] avaient donc raison de considérer la menstruation, le premier comme le prototype de la parturition, le second comme l'œuvre entière de la procréation chez la femme.

Bien plus, suivant l'heureuse expression du professeur Courty, la menstruation serait elle-même *un accouchement en miniature :* elle en résumerait toutes les phases. D'après Bernutz[3] les douleurs de la dysménorrhéique rappellent en tous points celles de la parturiente. Et, puisqu'à chaque période correspond la ponte d'un œuf, qui, lorsqu'il n'est

[1] Delasiauve. *Journal de médecine mentale,* juillet 1864, p. 241.

[2] Brierre de Boismont. *Loc cit.,* p. 191.

[3] Bernutz, Leçons faites à la Charité, in *Courrier médical,* 1871, p. 158.

pas fécondé, est entraîné avec le sang menstruel, ne peut-on pas dire aussi, avec quelque raison, que la menstruation est une espèce d'*avortement folliculaire ?*

Pajot non seulement classe la menstruation dans l'état puerpéral, mais il dit en propres termes que la menstruation à elle seule constitue un *état puerpéral en petit.* « Longtemps, dit l'illustre professeur, la menstruation resta un phénomène mystérieux, mais sa véritable nature nous est enfin connue. La menstruation est une ponte, c'est un avortement, c'est un embryon d'accouchement. Mais tous les phénomènes sont ici en miniature : c'est un état puerpéral en petit, et, en effet, voyez s'il y manque quelque chose : la menstruation s'accompagne de déchirures de vaisseaux, c'est là un fait que les recherches modernes ont mis hors de doute. Voilà donc une plaie comme dans l'état puerpéral ; chez beaucoup de femmes, la menstruation est caractérisée par des douleurs et des contractions utérines, faibles ébauches de celles qui surviennent après le part. »

Nous avons d'ailleurs pour nous :

1° L'*anatomie pathologique*. — Suivant John Williams [1], Léopold [2] et d'autres auteurs, les modifications de la muqueuse utérine au moment de la menstruation présenteraient une identité parfaite avec ce qui se passe pendant la grossesse et après la délivrance : dans l'un et l'autre cas, en effet, la muqueuse utérine subirait la dégénérescence graisseuse et s'exfolierait complètement cellule par cellule. Le museau de tanche se ramollit pendant les règles et ressemble à celui d'une femme enceinte vers la fin du premier mois [3].

---

[1] John Williams. *Obst. journ.*, 1874-75-76 et *Ann. de tocolog.*, 1874-75.
[2] Léopold. *Archiv. für Gyn.*, t. XI-XII.
[3] Il en est de même pour les seins qui, chez la femme menstruée, ressemblent quelquefois à s'y reprendre à ceux d'une femme enceinte dont la grossesse remonte à peu de temps. J'insiste sur cette analogie, car elle a son importance en médecine légale. Le médecin expert

2° La *physiologie*. — Elle nous montre, nous venons de le voir, dans la ponte et l'expulsion de l'œuf, dans la nature et l'intensité des douleurs menstruelles, dans les organes qui en sont le siège, que la menstruation est un vrai petit avortement, un accouchement en miniature, constituant à elle seule un état puerpéral en petit.

3° La *clinique*. — Le professeur Tarnier a démontré que des élèves sages-femmes avaient pu, à l'époque de leurs règles, contracter la fièvre puerpérale tout comme des femmes en couches [1]. On a vu des femmes qui, devenues folles à la suite d'une grossesse, une fois guéries, reprenaient leur vésanie à l'occasion d'une menstruation normale ou anormale. Tous les auteurs qui ont écrit sur la folie puerpérale, ont eu soin de nous faire remarquer que des troubles de même nature peuvent s'observer pendant la menstruation. Ces deux causes, alternant entre elles pour produire les mêmes désordres, semblent justifier assez l'analogie que j'ai essayé d'établir.

La menstruation fait donc partie de l'état puerpéral, et, par cette expression : *folie ou manie puerpérale*, nous sommes en droit d'entendre non seulement les troubles mentaux qui se manifestent pendant la grossesse, l'accouchement et l'allaitement, mais aussi tous ceux que l'on observe pendant la période cataméniale et sous l'influence de la menstruation.

---

chargé d'examiner le cadavre d'une femme, se basant, d'une part, sur le gonflement, le développement exagéré des seins et la présence de colostrum à la pression, d'autre part, sur l'état de congestion, souvent même d'irritation, dans lequel se trouvent les organes de la sphère génitale et en particulier l'utérus, pourrait conclure à un avortement, alors qu'il ne s'agirait d'aucune tentative criminelle, mais simplement d'une femme morte pendant la période menstruelle.

[1] Voir également sur les accidents puerpéraux pendant la période menstruelle ; *Académie de médecine*, séances du 24 février et du 2 mars 1886.

§ 3. — RÔLE IMPORTANT DE LA MENSTRUATION. SON ÉTAT PRÉ-
CAIRE CHEZ LA PLUPART DES FEMMES. ELLE SE RAPPROCHE
PLUTOT DE L'ÉTAT PATHOLOGIQUE QUE DE L'ÉTAT PHYSIO-
LOGIQUE.

Nous savons que, d'après la loi de Magendie, l'activité des
réactions sympathiques d'un organe ou d'une fonction est en
raison directe de l'importance du rôle physiologique de
ce même organe ou de cette même fonction. Il est donc
très intéressant pour notre sujet de répondre à cette question : « La menstruation est-elle une fonction importante ? »

Intimement liée à l'ovulation, la menstruation a toute
l'importance de celle-ci, c'est-à-dire qu'elle résume à elle seule
la plus belle et la plus longue période de la vie de la femme :
la période d'activité génitale pour laquelle seule, suivant
Van Helmont, la femme semble avoir été créée (*mulier
propter uterum nata*). La menstruation est la mesure de la
puissance génératrice de la femme et une des circonstances
de la vie que celle-ci oublie le moins. Brierre de Boismont
(*loc. cit.*, p. 116) rapporte avoir vu maintes fois des femmes
de soixante-douze à soixante-quinze ans lui faire l'historique
de leur fonction cataméniale dans le menu détail et avec la
plus grande lucidité. Témoin, cette femme dont parle
Béclard, dans son *Traité de physiologie*, qui relata pendant
toute sa vie, mois par mois, toutes les péripéties de ses époques menstruelles.

La menstruation est de toutes les fonctions celle qui
préoccupe le plus les femmes; elles en font entre amies
l'objet de leurs conversations intimes, et lorsqu'elles sont malades, elles savent toujours bon gré au médecin, qui, appelé
auprès d'elles, s'enquiert avec délicatesse de l'état de leurs
époques. Combien de fois, à l'hôpital, interrogeant une ma-

lade, lorsque j'en venais à l'examen des organes de la généra-tion, dès que je m'informais de l'état des menstrues, n'ai-je pas vu cette malade verser des larmes et comme me dire avec un accent plein de tristesse : « C'est là toute la cause de mon mal, vous avez mis le doigt dans la plaie ! » Le moindre trouble, en effet, constaté dans l'écoulement sanguin frappe l'esprit de la femme à ce point qu'elle lui impute toutes les maladies qui peuvent alors survenir. D'autre part, que de malades guéries de leurs affections ou qui les oublient pour le moment en voyant reparaître leurs règles dont l'absence était l'objet de toutes leurs préoccupations! Et de fait, la menstruation semble résumer toute l'histoire patholo-gique et physiologique de la femme.

D'après Moriceau [1], les femmes ne sont ordinairement en bonne santé que lorsqu'elles sont bien réglées, comme il faut et quand il faut, dans l'évacuation de leurs menstrues; il appelle la matrice l'*horloge de la santé de la femme*. Nonat, spécialiste distingué en ces matières, dit que l'utérus est le *régulateur de la santé de la femme*. C'est cette même pensée qu'exprimaient Sérapion, médecin arabe, lorsqu'il disait : « Retinentur menstrua quando corpus totum non est sanum », et Rabbi Iliga, quand il écrivait dans le Talmud : « Comme le levain est bon pour la pâte, ainsi les menstrues sont bonnes pour la femme. » Un médecin, appelé auprès d'une malade, doit toujours s'informer de l'état de ses époques avec la même exactitude que l'on met ordinairement à s'informer de l'état des garde-robes. Suivant Brierre de Boismont et Gui-bout, il ne devrait jamais aborder une cliente qu'en la saluant en ces termes : « Et vos règles, madame, comment vont-elles ? »

Sauvage, Tissot, Cabanis veulent comme Moriceau que le

[1] Moriceau. *Traité des maladies des femmes grosses et de celles qui sont accouchées.* Paris. 1694, p. 533, aphorisme, 26.

dérangement des fonctions de la matrice et des ovaires soit cause de la plus grande partie des maladies de la femme. Landouzy, Piorry pensent que la plupart des troubles nerveux chez la femme sont causés par un désordre de l'utérus ou de ses annexes « lesquels sous l'influence d'un état physiologique ou morbide réagissent sympathiquement sur le système nerveux ».

L'importance des glandes génitales et de leur rôle physiologique dans l'organisme, vient récemment encore d'être mise en évidence par les expériences de Brown-Sequart[1]. L'illustre professeur du Collège de France pense que le rôle de la glande génitale ne se borne pas à la sécrétion de produits destinés à être rejetés par excrétion : elle sécréterait en même temps des substances qui, ramenées dans la circulation générale, auraient une influence très marquée sur le système nerveux et en particulier sur les phénomènes d'ordre psychique. Il n'a expérimenté, et pour cause, que sur lui-même et qu'avec la glande testiculaire ; ses résultats sont très concluants : le vénérable académicien déclare se sentir rajeuni de quarante ans et avoir retrouvé toute la vigueur physique et intellectuelle de sa première jeunesse.

L'influence que le testicule exerce sur les phénomènet vitaux de l'homme, l'ovaire ne l'exerce-t-il pas sur ceux de la femme ? Telle est la question que se pose Brown-Sequart en terminant. Il y répond en disant que tout ce qu'on sait jusqu'ici des observations faites à la suite de la castration chez la femme, semble prouver que les actions vitales dues à l'existence des ovaires sont les mêmes que celles résultant de l'existence des testicules, au moins pendant la période active sexuelle.

Voici en effet ce que nous montre la physiologie expéri-

---

[1] Brown-Sequard. *Société de biologie*, séances du 1er juin et du 15 juin 1889.

mentale. Les sujets que l'on prive de leurs ovaires, tombent dans une déchéance si profonde, que l'importance de ces organes, aux yeux des bons observateurs, ne fait pas l'ombre d'un doute. On a coutume dans certains pays de chaponner les jeunes poulardes; cette opération qui les met hors d'état de faire des œufs et leur fait fuir les assauts amoureux du coq, métamorphose complètement ces victimes de la spéculation humaine. « Ces femelles mutilées, dit BORDEU, mènent une vie triste, solitaire et mélancolique. Elles fuient la société et passent leurs jours en recluses. » « Ces phénomènes. conclut le même auteur (*loc. cit.*, t. II, p. 940), devançant ainsi Brown-Sequart de tout un siècle, prouvent que les femelles sont sujettes ainsi que les mâles à recevoir des parties de la génération, un surcroît de vie qui les ranime et les échauffe. *Les femmes sont certainement dans le même cas* », Cabanis fait la même remarque (*loc. cit.*, t. III, p. 309). D'après lui le système glandulaire exerce une grande influence sur le système cérébral, et cela doit être vrai surtout pour les glandes qui, comme l'ovaire et le testicule, se distinguent par leur éminente sensibilité.

Le Dʳ G. Robert[1], chargé d'une mission scientifique dans l'Asie centrale, rapporte que dans certains pays on a coutume d'extirper les ovaires à des femmes pour se servir d'elles comme eunuques. Il en a rencontré un certain nombre aux environs de Bombay où elles sont désignées sous le nom de hedjeras. Ces infortunées perdent bientôt tous les attraits de leur sexe : leurs mamelles vont en s'atrophiant tous les jours et bientôt elles n'en portent plus que des vestiges; leurs hanches deviennent grêles comme chez l'homme; les fesses s'aplatissent et le pubis se dénude; le tissu cellulaire, qui rend les formes si agréables en les arrondissant, disparaît en peu de temps pour faire place aux saillies désagréables d'un squelette décharné : elles ne sont jamais réglées et présentent quelque

[1] G. Robert. *Journal de l'Expérience*, 9 février 1843.

chose de viril dans l'attitude et dans la voix. La même observation a été faite dans nos pays pour les femmes qui, dans un
but thérapeutique, ont été châtrées des deux ovaires; elles vieil-
lissent vite, arrivent prématurément à la ménopause et marchent à grands pas vers le type mâle. Cette déchéance du sexe
féminin sous l'influence des troubles ovariques et menstruels,
a été constatée de tous temps : elle est signalée dans les livres
hippocratiques [1].

Objection. — La menstruation joue donc un rôle important
dans la vie de la femme. On me le concède et on va jusqu'à
m'avouer que cette fonction, si elle vient à être troublée,
puisse dans certaines limites réveiller des sympathies du côté
des centres nerveux. « Mais ! se hâtent d'ajouter mes adversaires, lorsqu'elle s'accomplit normalement, régulièrement
tous les mois, sans douleurs, sans difficultés ni entraves, comment pourrait-elle occasionner ces grands troubles dont vous
voulez nous effrayer ? La nature aurait-elle attaché des phénomènes manifestement morbides à une fonction dont le
but final est la conservation et la perpétuation de l'espèce ?
Ce que revendique la physiologie ne saurait appartenir à la
pathologie. »

Et d'abord qu'il me soit permis de dire que la menstruation
n'est pas une fonction, mais la simple manifestation d'une
fonction : la véritable fonction, c'est l'ovulation. Les variétés
que présente la menstruation, au point de vue de sa régularité comme de la quantité et de la qualité du sang, prouvent que nous n'avons rien à faire ici avec les lois stables,
immuables qui président à une fonction. Normalement, en
effet, la menstruation peut varier depuis la simple congestion
des organes génitaux jusqu'à l'écoulement sanguin très abondant, et l'on peut dire qu'il existe presque autant de types de

[1] « Retentis menstruis, mulieres deformantur et hirsutæ fiunt et viri-
lem habitum contrahunt. »

menstruation que de femmes menstruées. Envisagée dans ce sens, la menstruation que je continuerai du reste à décorer du nom de fonction pour me conformer au langage reçu, doit être considérée sinon comme une affection, du moins comme un simple épiphénomène ou mieux comme un accident, accident qui cesse d'être pathologique pour devenir physiologique uniquement parce qu'il est le compagnon obligé de toute bonne ovulation. Si dans la pratique journalière de la médecine, loin de considérer la menstruation comme un état pathologique, nous l'observons au contraire avec tant d'attention, au point de faire soupçonner un état morbide, dès que nous en constatons un dérangement, c'est uniquement parce que nous confondons, ou plutôt parce que nous sommes obligés de confondre l'ovulation, avec la menstruation, celle-ci étant le seul moyen de contrôle qui soit en notre pouvoir pour constater l'état de celle-là.

Il en est de la menstruation comme de la grossesse. Cette dernière n'est-elle pas l'ordre naturelle des choses? Et cependant, sur « cette mer orageuse à travers laquelle la femme doit naviguer pendant 9 mois » (Moriceau), que de tourmentes, que de tempêtes avant d'arriver au port! Ces accidents néanmoins, tant qu'ils ne dépassent pas certaine mesure, sont considérés comme physiologiques, parce qu'ils se manifestent chez toutes les femmes enceintes et qu'il sont intimement liés à l'état de grossesse.

Et l'accouchement? Les anciens disaient volontiers qu'ils préféraient rester sous le poids des armes et soutenir pendant dix jours un combat acharné plutôt que d'endurer une seule fois les douleurs de l'enfantement. Ces douleurs redoutées de toutes les femmes, nous les considérons pourtant comme physiologiques, parce qu'elles ont existé de tout temps, qu'elles sont inévitables et communes à toutes les parturientes.

L'état menstruel frise l'état pathologique et lorsque Rousseau

et Michelet [1] écrivaient : « La femme est malade tous les mois »,
leur opinion pour avoir été émise dans des ouvrages, qui ne
sont rien moins que savants, n'en reste pas moins, dans la
grande majorité des cas, l'expression sincère de la vérité. Je
me base pour le prouver sur la compétence des auteurs et
l'observation clinique.

Bordeu [2] considère l'apparition des règles comme un vrai
mouvement fiévreux, une véritable fièvre hémorrhagique
marquée par le rythme du pouls, suivie et calmée par la crise,
qui est l'évacuation sanguine. « La grossesse, dit Marcé (loc.
cit., p. 21), est avec la menstruation un de ces états physiologiques, qui, tout en rentrant dans le but de la nature, avoi-
sine l'état morbide ou du moins y prédispose.

Moreau appelle la révolution menstruelle une sorte de maladie de l'utérus.

Azam, dans ses Cliniques sur les maladies de l'utérus (Paris
1858, p. 372), dit que la menstruation est un état physiologique
qui touche de très près à l'état morbide.

Trousseau est aussi affirmatif; l'illustre professeur a même
consacré toute une clinique à l'étude de la fièvre ménorrhagique, c'est-à-dire à l'ensemble des phénomènes morbides qui
accompagnent normalement les règles. « L'ovulation mensuelle, dit-il [3], est dans une certaine mesure un acte patholo-

---

[1] Michelet (je cite la chose à titre de curiosité) a voulu expliquer
l'origine de la famille et de la société par les nombreuses souffrances
dont est affligée la femme à l'époque menstruelle. Voir son livre :
L'Amour. Paris 1870, p. 54 et 55.

[2] Bordeu (loc. cit., t. II, p. 964); Wunderlich a constaté parfois pendant les règles une ascension considérable de la température qu'il
considère comme fébrile et comme un véritable phénomène (De la température dans la maladie. Trad. de Labadie, 1872, p. 105). D'après
Henning, la température axillaire monte et descend dans les quatre à
cinq jours qui précèdent la menstruation, puis s'élève de nouveau le
jour de l'apparition du sang, et redescend au moment de la cessation
pour retourner à son taux normal (De la température dans la menstruation.
Archiv. für gynæcologie. Band II, Heft II, 1873).

[3] Trousseau. Clinique médicale de l'Hôtel-Dieu. Paris, 1885, t. III,
p. 636.

gique, dans lequel la turgescence de l'ovaire et de l'utérus, la rupture de la vésicule de de Graaf constituent un espèce de travail morbide auquel certaines constitutions sont plus sensibles que d'autres; » et il ajoute : « Chez certaines femmes, vous le savez, il survient non seulement le malaise dont je parlais tout à l'heure, mais encore de véritables accidents fébriles. »

Stolz[1] pensait de même et enseignait à la Faculté de Strasbourg qu'au moment de la menstruation, la femme est dans un état voisin de la maladie. Certains auteurs ont même exagéré et sont tombés dans le paradoxe : c'est ainsi que, suivant Emet, Aubert, Roussel et d'autres, la menstruation aurait une origine pathologique et constituerait une véritable maladie.

L'observation clinique, d'autre part, nous offre ses puissants arguments. Le véritable état normal ou physiologique, en effet, est celui dans lequel toutes les fonctions de l'économie s'accomplissent avec un sentiment du bien-être ou sans que nous en ayons connaissance. Or, sans parler des troubles psychiques dont l'étude fait l'objet de ce travail, qui oserait nier que la menstruation ne s'accompagne de troubles somatiques très nombreux et quelquefois d'une intensité telle chez certaines femmes qu'elles sont obligées de garder le lit pendant tout le temps de leurs époques.

La céphalalgie est le premier symptôme morbide qui annonce la menstruation. Elle s'observe dans plus de la moitié des cas : sur 344 femmes, Brierre de Boismont l'a notée chez 192. Elle commence à se faire sentir quarante-huit ou vingt-quatre heures avant les règles ; elle disparaît avec les premières gouttes de sang ou se continue pendant tout le temps de l'écoulement ; elle est générale ou n'occupe qu'un seul côté de la tête (hémicrânie ; céphalalgie frontale, occipi-

[1] Stolz. In *Dictionnaire de Jaccoud*, t. XXII, art. *Menstruation* p. 25.

tale, pariétale, etc...). Quelquefois c'est un véritable étourdissement s'accompagnant de vertiges. La douleur peut être
assez intense pour arracher des cris, et il est des femmes qui,
ne pouvant trouver un instant de repos, cherchent dans le
suicide un terme à leurs tourments (Jolly).

L'état de souffrance, chez la plupart des femmes, se traduit
sur la physionomie : les traits s'altèrent, la figure s'étire, une
ligne bleuâtre se dessine sous l'orbite : elles présentent en
un mot, un facies particulier où dominent la langueur et la
tristesse, et que j'appellerai volontiers *facies menstruel*.

Bien rares sont celles qui n'éprouvent pas des élancements
dans les seins, dans la région lombaire, dans les aines et les
cuisses. Un grand nombre ressentent de violentes coliques,
dues aux contractions douloureuses de l'utérus, et qui durent
jusqu'à ce que, la résistance des orifices du col complètement
vaincue, le sang puisse couler sans obstacle. Ces coliques
menstruelles rappellent, par leur siège et l'intensité de la douleur, les coliques néphrétiques dont il est souvent difficile de
les distinguer (Potain). Les névralgies (costale, faciale, utéro-
ovarienne, etc.) sont également très fréquentes. L'hypéresthésie est quelquefois si prononcée que certaines femmes ne
peuvent supporter le moindre contact, pas même celui de
leurs vêtements. D'autres fois, au contraire, les sens s'émous-
sent et l'anesthésie est assez marquée pour qu'on ait pu noter
la paralysie de la vessie. Ces accidents sont encore plus prononcés aux deux époques extrêmes de la vie sexuelle, à la
puberté [1] lorsque la jeune fille commence à être réglée, et à
la ménopause si justement qualifiée *d'âge critique, d'enfer
des femmes*. Je passe sous silence toutes les maladies dont la
marche se laisse influencer par la menstruation : l'énumération en serait trop longue. Je me contente de signaler certains

---

[1] D'après Bordeu, la puberté s'accompagne d'épistaxis, conjectivite,
angine tonsillaire, vaginite, vulvite, etc. Boerrhaave a écrit : « Inter mille
fœminas, vix una reperitur quæ, ante primos menses, non febricitat. »

érysipèles à forme périodique, qui, chez quelques femmes reviennent périodiquement à chaque époque menstruelle.

La statistique des auteurs prouve que les femmes dont la menstruation est annoncée par des symptômes locaux et généraux, sont de beaucoup plus nombreuses que celles dont les règles ne se signalent que par le seul écoulement sanguin. Brierre de Boismont a étudié, avec un soin tout particulier, les symptômes qui précèdent, accompagnent et suivent la période menstruelle; il conclut de son travail que la menstruation s'annonce presque toujours par des phénomènes précurseurs dont la durée varie ordinairement de un à huit jours. Ces observations se rapportent à 654 femmes : sur ce nombre, 496, c'est-à-dire plus des trois quarts présentaient, à chaque époque, des symptômes locaux nettement déterminés, et chez 158 seulement la menstruation se faisait le plus souvent sans signe précurseur.

L'irrégularité menstruelle, sans être aussi commune, n'en est pas moins fréquente. Sur les 654 femmes de Brierre de Boismont, 242 avaient présenté des irrégularités, et, parmi celles-ci, 65 n'avaient jamais été menstruées régulièrement depuis leur puberté.

D'après Osterloh [1] dont l'examen a porté sur 3,212 femmes, 2,073 offraient le type régulier de la menstruation, les autres, c'est-à-dire 1,139, étaient toujours menstruées irrégulièrement.

Sur 800 femmes, interrogées par Rossignol à la prison de Saint-Lazare, il s'en est trouvé 65 p. 100 qui présentèrent des irrégularités, des suppressions, des ménorrhagies ou des accidents dysménorrhéiques.

Mais ce ne sont pas seulement les livres et les auteurs compétents qui me prêtent leur autorité; je puis encore pour défendre mon opinion m'appuyer sur d'autres preuves. Je

[1] Osterloh. *Comptes rendus annuels de la Société des sciences naturelles et médicales de Dresde.* 1877-78. Voir Hayem ; vol. XV, p. 578.

les tire des croyances religieuses, des légendes et des expressions populaires.

Quelques auteurs ecclésiastiques[1] enseignent, dans leurs commentaires sur l'Ecriture Sainte, que les ennuis et les douleurs de la menstruation ont été imposés à la femme à cause de son péché et qu'ils font partie du : *in dolore paries*.

On sait que la femme de Loth (*Gen.*, ch. XIX, v. 26), ayant enfreint l'ordre du Ciel qui lui interdisait de regarder derrière elle, fut subitement changée en statue de sel. La légende nous apprend que la vengeance divine s'appesantit encore sur ce corps de sel, et, que pour le punir, elle ne trouva pas de châtiment plus sévère que celui de l'assujettir, tous les mois, pendant plusieurs siècles, aux tourments d'une menstruation abondante[2].

Quant aux expressions populaires peignant l'état de souffrance de la femme pendant la période menstruelle, elles sont très nombreuses et très significatives. Je me contente de relever les suivantes. *Être fatiguée*, *être malade*, pour la plupart des femmes, veut dire avoir les règles. On disait au XVIIe siècle (*être mal sur soi*), et on dit encore aujourd'hui d'une femme qui a ses époques (*qu'elle est prise de sa migraine*, *qu'elle a ses vapeurs*). Dans certains pays, d'après BORDEU (*loc. cit.*, t. II, p. 961) les règles s'appellent *maladie*, *indisposition*.

Ainsi les troubles de la menstruation sont si fréquents, les femmes qui souffrent à cette époque sont si nombreuses que certains auteurs, nous l'avons vu, n'ont pas hésité à faire de la menstruation une véritable maladie. Je ne pense pas qu'il faille aller jusque-là ; cependant je me crois autorisé à conclure que, si la menstruation n'est pas encore la maladie,

---

[1] Cornelius a Lapide. *Commentaria in Genesim*, t. I, p. 107.

[2]   Dicitur et vivens alio jam corpore sexus,
Munificos solito dispungere sanguine menses.
                  (Tertulianus in *Sodomia*.)

elle n'est déjà plus l'état parfait de santé. Toutes les femmes, du reste, sont d'accord sur ce point. Elles subissent patiemment la menstruation, mais ne l'admettent pas. Elles sentent qu'il y a là quelque chose d'anormal et qui aurait pu être différemment. Instinctivement elles se révoltent contre cet ennui de tous les mois et se demandent bien souvent si la nature n'aurait pas mieux fait de les dispenser de cet impôt de douleur et de sang.

§ 4. — INFLUENCE DU CERVEAU SUR LA MENSTRUATION

Il n'est certainement aucun organe qui, sous l'action d'une influence morale, réagisse plus vivement que ceux de la reproduction. Nous en avons une preuve évidente dans l'acte même des plaisirs de l'amour où les plus beaux succès et les plus tristes déboires ne sont souvent que le résultat d'une imagination plus ou moins exaltée ou trompée tout à coup dans l'espérance de ce qu'elle avait rêvé.

Les noueurs d'aiguillettes, au moyen âge, n'agissaient que par le crédit qu'on accordait à leur pouvoir : quelqu'un se figurait avoir été l'objet de leurs maléfices, et voilà que, devant cette conviction erronée, disparaissaient subitement toutes ses forces viriles. Ne nous suffit-il pas d'un rêve lascif où nous voyons la personne aimée pour goûter non un simulacre de plaisir, mais le plaisir complet et assouvi[1] ?

Une simple influence morale n'est-elle pas capable à elle seule de provoquer un avortement, de ralentir ou de hâter le travail de la parturition[2] ?

---

[1] Il suffit de se figurer cum fœminiâ aliquâ concumbere, et semen vere exercinitur, non tamen concubitus ille realis est.

[2] Voici un fait que l'on observe journellement à la clinique. Une femme est en travail ; tout va bien. Surviennent quelques élèves, l'émotion ressentie est suffisants pour arrêter instantanément la marche de l'accouchement. Que ceux-ci se retirent, et aussitôt, reparaissent les constructions utérines. Même remarque a été faite dans la clientèle privée : l'arrivée du médecin arrête tout d'abord le travail, et ce n'est que lorsque la femme est habituée à une présence que les *douleurs* recommencent.

Des nourrices, à la suite d'une vive émotion, n'ont-elles pas vu leur lait perdre ses propriétés ou se tarir, ce qu'on exprime dans le vulgaire en disant que le lait a *tourné* ou s'est *répandu* ?

Ainsi l'influence du cerveau sur les organes de la reproduction est des plus manifestes ; or, nous avons vu combien est puissante l'action que ces mêmes organes exercent à leur tour sur les centres cérébraux. Ici la sympathie est mutuelle ; il y a réciprocité entre les deux fonctions, et l'influence de l'une semble être en raison directe de l'influence de l'autre. Il en est de même de la menstruation, et ce sera un très bon argument que j'apporterai en faveur de ma thèse, si je parviens à établir qu'il existe une influence très marquée des fonctions psychiques sur la fonction menstruelle.

Des ouvrages entiers ont été écrits sur l'aménorrhée et autres troubles menstruels d'ordre psychique. Je ne citerai que pour mémoire ceux d'Albert Michel[1] et de Raciborski[2]. Ce dernier, célèbre par ses études sur l'ovulation et la menstruation, a écrit : « C'est un fait vraiment curieux, mais réel que cette immixtion des opérations de l'esprit et de l'âme dans l'exercice des actes de la vie organique et en particulier de ceux qui sont relatifs à la reproduction. » Il estime, avec preuves à l'appui, que la dysménorrhée peut s'établir de toute pièce sous l'influence d'une cause morale, telle que : vif chagrin, contrariété, jalousie ou toute autre forte passion. Il explique comment une impression profonde et vivement ressentie aux approches de la menstruation, peut réveiller, du côté des ovaires, une synergie capable de paralyser pour quelque temps les appareils érectiles qui se préparaient à entrer en mouvement pour le besoin de l'orgasme menstruel.

Voilà, par exemple, une femme qui, dans un moment de

[1] Albert Michaeli. *Casus menstrui fluxus anomali ex animi pathœmatibus perturbui...* Hallæ, 1741.

[2] Raciborski. *Archives gén. de méd.*, mai 1865.

faiblesse et d'égarement, a failli à son devoir. Effrayée des conséquences de sa faute, elle est sans cesse poursuivie par la peur d'une grossesse qui viendrait à la trahir ; tout entière à cette idée, elle compte, avec une impatience fiévreuse, les jours qui l'éloignent encore de la prochaine époque, et épie, avec une anxiété extrême, tous les symptômes qui précèdent chez elle l'apparition des règles ; mais c'est en vain, la seule crainte d'être enceinte a suffi pour supprimer la menstruation.

En voilà une autre qui, mariée depuis longtemps, est inconsolable d'être sans enfant ; elle désire être mère de toute l'ardeur de son âme et ne voit jamais son vœu se réaliser. A un moment, la violence de son désir est telle qu'elle croit le fait accompli ; elle se dit enceinte et les règles ne coulent plus : l'émotion les a supprimées.

Les observations de suppression de règles par influence morale sont très nombreuses : on en trouve dans tous les auteurs et tout médecin en a à son acquis. Les vingt-quatre que je rapporte dans le cours de cet ouvrage sont des plus probantes[1]. Je ne citerai ici que les trois suivantes.

OBSERVATION V. — Une fille vertueuse avait un amant : il se fit moine. Elle en eut un grand chagrin, ses secours cessèrent, elle tomba dans le délire, dans des spasmes et des mouvements convulsifs. Elle resta près d'un an dans ce désordre. Elle recouvra sa raison avec ses règles et oublia la cause de ses malheurs. (Raulin, *Traité des affections vaporeuses du sexe*, Paris, 1758, p. 198.)

OBSERVATION VI. — Une jeune femme de dix-neuf ans, ordinairement bien réglée, reçoit le jour même où elle attendait ses règles, la nouvelle de la mort d'une personne qu'elle aimait beaucoup. L'écoulement menstruel ne parait pas : symptômes de congestion cérébrale ; quelques jours après, mort de la femme. Autopsie fort curieuse et très probante (Witehead in *London medical Gazette*, n° d'avril.)

Revillod, dans la *Revue médicale de la Suisse romane*,

---

[1] Voir Obs. 19, 21, 42, 50, 55, 58, 74, 130, 159, 177, 180, 182, 201, 204, 214, 220, 224, 225, 238, 239, 255.

rapporte un cas très curieux de périodicité morbide qu[i] prouve jusqu'à la dernière évidence l'influence du moral sur la menstruation.

Une dame avait eu une suppression accidentelle des règles au mois de juin. Le seul souvenir de cet accident, en dehors de toute autre cause, fit que, pendant quatre ans, cette dame eut une aménorrhée complète au mois de juin, tandis qu'aux autres mois elle était parfaitement réglée.

D'autres fois, au contraire, sous l'influence d'une vive impression, le flux menstruel peut se rétablir comme il s'était supprimé.

OBSERVATION VII. — Une jeune fille apprit inopinément la fausse nouvelle de la mort d'un homme qui lui était cher. Elle avait alors ses règles qui se supprimèrent. Bientôt après, elle fut prise de convulsions. Des événements extraordinaires ramenèrent cet homme dans son pays, il alla visiter les parents de la malade. Elle le reconnut et les accidents se calmèrent à sa vue... Quelques heures après les règles avaient reparu. (Chambon, *Maladies des filles, des femmes et des enfants*, Paris, an VIII, t. II, p. 28.)

Le Dr Martin (de Lobus) rapporte l'histoire d'une aliénée aménorrhéique depuis cinq mois, dont les règles reparurent, et avec elles la raison, à la suite d'une vive intimidation ; on l'avait menacée de lui couper les cheveux.

Lorsqu'une jeune fille se marie, elle a bien soin de choisir son jour ; il est assez fréquent pourtant d'apprendre l'histoire de quelque malheureux mari, qui, le soir de ses noces, s'est vu séparé de sa femme par *une barrière de roses*. La cause de cet inopiné et malencontreux retour doit être recherché dans les fortes émotions du mariage.

On a pu obtenir par simple suggestion hypnotique le rétablissement et la régularisation de la menstruation [1].

[1] Liebeault et Voisin en rapportent plusieurs cas. Celui du professeur Bernheim de Nancy, est des plus curieux. (Voir *Association française pour l'avancement des sciences;* Congrès de Toulouse, p. 841.)

L'influence morale se fait encore sentir sur l'époque de la première apparition des règles, qui est retardée ou avancée suivant l'éducation que reçoit la jeune fille et le milieu dans lequel elle vit. Toute excitation génésique (roman, bal, théâtre, fréquentation mondaine) hâte le moment de la puberté pour la jeune fille, et, pour la femme déjà réglée, augmente la quantité de sang perdue à chaque époque. Tout le monde sait qu'à la campagne, la menstruation est plus tardive qu'à la ville. J.-J. Rousseau nous dit qu'il a rencontré dans le Valais et le Tyrol de grandes filles, d'ailleurs très formées, qui n'avaient aucun signe périodique de leur sexe. Il se rend compte de cette différence d'avec les jeunes filles des villes, par la simplicité de leurs mœurs et la tranquillité de leur imagination, qui, plus longtemps paisible et calme, « fait plus tard fermenter leur sang et rend leur tempérament moins précoce ».

Le cerveau a donc une grande influence sur la menstruation : la chose me paraît prouvée ; mais il serait temps, je crois, de clore ce chapitre et je me hâte d'arriver aux conclusions.

Partant de ce fait, que les affections des organes reproducteurs chez la femme et l'état puerpéral peuvent retentir du côté du cerveau, j'ai prouvé que la menstruation ne reste pas étrangère à ces différents états, qu'elle doit être comprise dans la puerpéralité et qu'en conséquence, elle peut réveiller les sympathies cérébrales au même titre que les affections utérines, la grossesse, l'accouchement et la lactation.

A ceux qui m'ont objecté que la menstruation, étant une fonction physiologique, ne pouvait normalement donner naissance à aucun trouble, j'ai répondu avec preuves à la main : « La menstruation n'est pas une fonction, mais la simple manifestation d'une fonction qui est l'ovulation. Elle est un état mixte, situé sur les limites de la pathologie et de la physiologie, un état vulnérable, un état de réceptivité

morbide, caractérisé par le facile développement et la fréquente apparition d'actes pathologiques les plus variés. »

En dernier lieu, j'ai démontré combien est puissante l'action du cerveau sur les fonctions de la génération et plus
spécialement sur celles de la menstruation. Or les organes
de la reproduction agissant à leur tour sur les centres cérébraux, la menstruation ne saurait faire exception et rester
étrangère à la sympathie génitale. Elle a sa part d'influence :
car, ce n'est pas d'un organe, mais de tous les organes de la
génération que partent des impressions, et celles de l'ovaire
comme les autres doivent atteindre le cerveau.

Tout ceci n'est qu'une hypothèse : je vais l'appuyer de
l'autorité d'auteurs éminents, j'y ajouterai l'autorité écra-
sante des faits, et cette hypothèse, qui n'est pas déjà sans fon-
dement, se changera en certitude, je l'espère, pour le lecteur
qui voudra bien me suivre jusqu'au bout.

CHAPITRE III

L'existence d'une sympathie menstruelle est certaine.

L'existence de troubles psychiques en rapport avec la menstruation a été observée et affirmée dès la plus haute antiquité; elle est sanctionnée de nos jours par l'autorité des aliénistes les plus compétents.

Les anciens, en soumettant la fonction menstruelle à l'action d'un astre qu'ils croyaient aussi agir très puissamment sur la raison et la destinée humaine, nous prouvent qu'ils connaissaient déjà toute l'influence morale de la menstruation. Ils traduisaient leur pensée en disant que la femme est alors *lunatique*, expression qui s'est conservée jusqu'à nous et qui peint très bien l'état d'instabilité nerveuse et pyschique dans lequel se trouve la femme à cette époque.

Le Zend-Avesta, livre sacré des Babyloniens et des Perses, nous apprend que, chez ces deux peuples, on considérait comme possédées du malin esprit, toutes les femmes dont le flux menstruel se prolongeait au delà de neuf jours, et qu'on les rouait de coups pour chasser le démon qui entretenait en elles cet état anormal.

Les mots *menstruatio*, *menses*, *menstruata*, etc., etc., reviennent à chaque instant dans le Pentateuque, et il n'est pas une question hygiénique qui ait plus préoccupé le législateur hébreu. Moïse croit non seulement à la souillure corporelle, mais encore à la souillure spirituelle de la femme par ses menstrues. Il ordonne à celles qui ont des pertes en dehors de leurs époques ou des règles très abondantes, de venir dans le Temple se purifier aux yeux du Seigneur. « Le prêtre priera pour elle, dit-il, et immolera une victime *pro peccato... et pro fluxu immunditiæ.* » (*Lévit.*, ch. xv, v. 30 [1].)

Le prophète Jérémie, reprochant à la ville de Jérusalem ses crimes et ses débauches, lui dit (chap. ii, v. 24) qu'elle ressemble à la chamelle du désert. « Habituée à vivre sans joug, la chamelle flaire de loin ce qu'elle aime, elle s'y précipite avec ardeur sans que rien ne puisse l'en détourner, *mais le jour où elle aura ses menstrues, ceux qui la chassent, l'atteindront facilement.* » Pourquoi cette comparaison ? Parce que Jérémie croyait à la plus grande vulnérabilité de

---

[1] Au *Lévit.*, ch. xx, v. 18, Moïse interdit tout rapport pendant la période menstruelle et punit de mort la violation de cette loi. Tout rapport à cette époque est considéré par Ézéchiel comme la consommation d'un adultère. De nos jours encore, certains théologiens enseignent que, si ce n'est pas un péché mortel de voir sa femme lorsqu'elle a ses règles, c'est au moins un péché véniel (Cornelius a Lapide, *Commentaria in leviat.*, t. II, p. 131). Un concile de Nicée défend aux femmes chrétiennes d'entrer dans les églises pendant tout le temps que dure l'écoulement périodique. Le Talmud prétend que tout enfant conçu durant l'impureté de la mère est forcément voué au vice et à la maladie ; il sera ivrogne ou fou ou épileptique ou assassin ; rien ne saurait en faire un honnête homme ou une femme vertueuse. Ce malheureux enfant s'appelle en hébreu Mamser Bénidah, c'est, paraît-il, la plus grande injure de la langue hébraïque. Le Coran déclare impure la femme, huit jours avant et huit jours après les règles, et défend tout rapport pendant ce temps. Moreau de la Sarthe (1803) nous apprend que les nègres, les naturels de l'Amérique, les insulaires de la mer du Sud reléguaient leurs femmes dans des cabanes particulières et les tenaient dans un isolement complet pendant toute la durée de la menstruation. Chez les Illinois, la femme qui n'avertissait pas de l'indisposition périodique, était punie de mort. La même sévérité régnait chez les Orénoques et chez les Acadiens. Au rapport de Gardane (1816), les Brésiliennes étaient soumises à de si grands ennuis pendant leurs règles, qu'elles se préservaient ordinairement du flux périodique en se faisant de larges scarifications aux jambes, ce qui a fait dire à certains voyageurs que les naturelles de ces pays n'étaient pas réglées. Tous ces usages humiliants et même cruels nous prouvent tout au moins que, de tout temps et partout, l'état de la femme pendant la période menstruelle. de quelque nature du reste qu'il parût à leurs yeux, a su fixer l'attention des savants et même du simple vulgaire.

la femme pendant la période menstruelle, et son langage figuré peut se traduire de la sorte : « Tant que tu t'es conservée pure et chaste, Jérusalem, tu étais invulnérable, mais aujourd'hui, à cause de tes souillures, tu es comme la femme qui, forte et vigoureuse en dehors de la souillure menstruelle, tombe facilement, cède sans résistance aux coups de ses ennemis, lorsqu'elle subit la corruption du sang. » Il considérait donc le flux menstruel comme une cause de faiblesse morale qui rend l'âme incapable de fuir l'ennemi, de résister à ses attaques. C'est l'opinion d'un grand nombre de commentateurs [1], parmi lesquels Vatable et saint Grégoire. Le texte de ce dernier est très catégorique. « C'est au moment des menstrues, dit-il (*Homel.* 29 *in Ezech.*), que les malins esprits portent leurs coups, alors que la souillure externe éveille en l'âme des pensées qui la portent au mal et l'exposent à succomber plus facilement. »

C'est probablement en se basant sur les textes de l'Ecriture Sainte qu'un concile [2], au moyen âge, agita la question de savoir jusqu'à quel point la femme, dans le temps des menstrues, est responsable de ses actes.

Hippocrate est très explicite sur ce point. Voici les principaux textes que j'emprunte à la traduction de Littré.

« Quand chez une jeune fille, la menstruation ne s'établit pas, elle souffre de la bile, a la fièvre, des douleurs, faim, soif, des vomissements, du *délire et puis des retours de raison* (t. VIII, p. 505.

Au tome V, page 703. il parle de femmes qui, « à la suite des règles, sont prises d'une certaine agitation ».

---

[1] Cornelius a Lapide in *Levit*, t. II, p 99 et in *Jérém.*, t. XII, p. 33.

[2] Ce concile est signalé par Berthier ; c'est en vain que j'ai consulté les actes des conciles et que j'ai eu recours à l'érudition d'ecclésiastiques très distingués ; je n'ai pu en retrouver l'époque précise. Peut-être l'auteur le confond-il avec le concile de Mâcon 585) dont les Pères employèrent plusieurs séances à discuter cette question : « La femme jouit-elle de la raison et doit-elle être qualifiée de créature humaine ? »

Au tome VIII, pages 275 et 277, il est question d'une affection hystérique dans laquelle Hippocrate renvoie la femme auprès de son mari et dont la solution est une grossesse. Or, dans cette affection, les règles arrivent plus tôt ou plus tard que d'habitude ou ne paraissent pas du tout.

« Les délires dus aux menstrues sont férins, dit-il au tome V, page 553, cela arrive souvent ; » et il rappelle à ce sujet l'observation de la fille d'un cordonnier dont le délire commença en pleine période menstruelle.

Au tome VIII, page 467 et suivantes, il décrit très longuement les troubles psychomorbides qui accompagnent la première éruption des règles : ils sont surtout l'apanage des jeunes filles qui ne se marient pas lorsque vient l'époque du mariage. La femme a le transport, l'envie de tuer ; elle a des craintes et des frayeurs, elle désire s'étrangler ; son sentiment est dans l'angoisse, se trouble et se pervertit ; elle dit des choses terribles ; les visions lui ordonnent de sauter, de se jeter dans les puits, de se tuer comme étant meilleur et ayant toute sorte d'utilité. « Les femmes sont délivrées de cette maladie, dit-il, quand rien n'empêche l'éruption du sang. »

Arrêtée parle de la mélancolie engendrée par la rétention menstruelle et nous en donne le traitement : « Si a coercitis mulierum mensibus morbus creatus est, irritandi sunt loci [1]. »

Cœlius Aurelianus range parmi les causes de la manie l'absence de l'écoulement menstruel (abstinentia in fœminis solitæ purgationis) [2].

Les auteurs qui suivirent furent aussi affirmatifs, et, parmi ceux plus rapprochés de notre époque qui attribuèrent une

---

[1] Arrêtée. *De causis et signis acut. et diut. morborum.* Lugd. Batav., 1731 in *Liber Melancholiæ.*

[2] Cœlius Aurelianus. *De morbis acutis et chronicis.* Amstelœdami, 1709, lib. 1.

grande importance au rôle de la menstruation dans la genèse des troubles nerveux et psychopatiques, je citerai Félix Flatner [1], Willis [2], Wardemburg [3], Freind [4], Le Camus [5], Lorry [6], Van Swieten [7], etc.

Les auteurs contemporains nous offrent l'embarras du choix ; je dois me contenter de citer l'opinion de quelques-uns pris au hasard parmi les principaux.

Cabanis accordait un grand crédit à l'influence menstruelle : il en parle longuement et y revient à plusieurs reprises dans ses savants et nombreux travaux sur les rapports du physique et du moral [8].

Au dire de Philippe Pinel [9], c'est surtout avant et pendant l'époque menstruelle que les émotions de toute espèce sont dangereuses ; c'est ce concours qui rend l'aliénation beaucoup plus fréquente parmi les femmes que parmi les hommes.

Esquirol y attachait également une grande importance ; il en est question à chaque instant dans ses ouvrages et plus spécialement dans ces articles : causes et crises de la folie, manie, lypémanie, suicide [10], etc., etc. La menstruation qui

---

[1] Félix Platner, médecin à Bâle, 1587 à 1641. *Observationum libri quatuor*. Basiliæ, 1604.

[2] Willis. *Pathologiæ cerebri et nevrosi generi specimen*. Amstelœdami, 1668.

[3] Wardemburg. *De morbis animi ex anomaliis hemorrhagicis*. Hallæ, 1719.

[4] Friend. *De emmenologia in quâ fluxus mulieribus menstrui phenomena eriguntur*. Parisiis, 1727.

[5] Le Camus. *Médecine de l'esprit*, 1753, t. I, p. 365.

[6] Lorry. *De melancholia et morbis melancholicis*. Lutetiæ Parisiorum, 1765.

[7] Van Swieten. *Commentoria in Herm. Boerrhaavæ aphorismos*. Parisiis, 1765, t. IV. *Morbi virginum*, p. 377.

[8] Cabanis. *Loc. cit.*, t. III, p. 344, 350, 351.

[9] Philippe Pinel. *Traité médico-philosophique sur l'aliénation mentale*. Paris, 1809.

[10] Esquirol. *Traité des maladies mentales*, t. I, p. 36, et art. *Folie du Dict.* en 60 vol. *des Sciences médicales*.

joue un si grand rôle dans la santé de la femme, ne saurait être, selon lui, étrangère à la production des troubles nerveux ; il nous assure avoir constaté qu'elle est, après les progrès de l'âge, une des causes les plus fréquentes de la folie ; il lui attribue le sixième des cas qu'il a observés.

Fodéré, qui n'admet pas la folie sympathique, se sent obligé de reconnaître la folie menstruelle [1].

Guislain [2] considère la suppression des règles comme une cause directe de l'aliénation mentale [3]. « Je connais plusieurs jeunes filles, dit-il, qui à l'époque des règles ou avant l'apparition du flux menstruel, offrent une espèce d'hyperphrénie qui devient, chez quelques-unes, d'un caractère aigu violent. »

« Combien de fois, s'écrie Marc [4], la disparition brusque des menstrues n'a-t-elle pas été suivie soit de manie, soit de mélancolie ou encore d'un véritable accès de démence. »

D'après Moreau, de Tours, les réactions de l'appareil génital sur le cerveau sont surtout manifestes au moment de la puberté, dans chacune des révolutions menstruelles et à la ménopause. « Aux différentes époques de l'apparition des règles, de leur écoulement mensuel, de leur cessation, le système nerveux, personne ne l'ignore, est dans un état de surexcitation qui, chez beaucoup de femmes, se traduit au dehors par les phénomènes les plus divers, par des anomalies de la sensibilité générale, des fonctions nerveuses au point de vue physique et moral. »

Voici quelle est la conclusion des remarquables travaux [5]

[1] Fodéré. *Traité du délire et essai médico-légal sur diverses espèces de folie*, p. 204.

[2] Guislain. *Loc. cit.*, p. 165.

[3] Voir aussi Suger. *De insania ex menstruis suppressis orta.* Kiliæ, 1855.

[4] Marc. *De la folie considérée dans ses rapports avec les questions médico-judiciaires.* Paris, 1840, t. I, p. 317.

[5] Brierre de Boismont. *De la menstruation considérée dans ses rap-*

de Brierre de Boismont. « Il y a une fonction chez les femmes qui, *même dans l'état physiologique,* ébranle souvent leur moral et a fait dire de celles qui ont été célèbres par leur esprit viril, qu'elles cessaient alors d'être femmes. La menstruation est, en effet, leur grand régulateur, et, quand elle s'exécute mal, surtout chez celles qui ont un germe héréditaire ou sont prédisposées d'une autre manière, elle est une cause puissante d'aliénation. Sur 19 femmes auxquelles nous avons donné nos soins, douze fois la menstruation, soit lors de son début, soit au temps critique, devenue cause de récidive, a exercé une action marquée sur le développement de la folie ou des accidents nerveux, hystériques qui l'ont précédée. »

Tardieu, après avoir constaté qu'aux époques où apparait et où cesse le flux menstruel, il existe une exaltation singulière de la sensibilité, ajoute [1] : « Il est certain que l'époque menstruelle, soit qu'il y ait rétention des règles, soit que leur écoulement ait été modéré, soit même que cette époque n'offre rien d'extraordinaire, joue un grand rôle dans la production des névroses et de la folie. »

Azam, dans son travail sur la folie sympathique en rapport avec les lésions organiques de l'utérus, rapporte quarante observations de troubles mentaux caractérisés par de la lypémanie avec tendance au suicide et à l'homicide. « Or, dit-il [2], le même état mental ne se rencontre pas seulement chez les malades atteintes de lésions organiques de l'utérus, il peut accompagner les désordres purement fonctionnels de cet organe, l'état puerpéral et la lactation. » « La douce mélancolie, continue-t-il, qui apparait chez la jeune fille dont l'utérus fonctionne pour la première fois, est le premier

---

ports physiologiques et pathologiques. Paris, 1842, et *Ann. méd. psych.,* 1858, t. X, p. 381.

[1] Tardieu. *Manuel de path. et de clinique médicale.*

[2] Azam. *Loc. cit.,* p. 49 et 50, XIII° conclusion.

anneau d'une longue chaîne dont le dernier peut être la démence consécutive à la lypémanie homicide. »

Une des conclusions de l'excellent ouvrage de Berthier [1], est qu'il existe des névroses et des troubles psychiques évidemment liés, soit aux troubles de la menstruation uniquement et directement, soit à ces troubles causés ou entretenus par un ou plusieurs états pathologiques variables, soit à un état de la menstruation en apparence convenable.

Krafft-Ebing, dans un mémoire sur le même sujet [2], cite 19 observations personnelles de psychoses revenant périodiquement à chaque époque menstruelle.

Schule [3] dit très nettement, que les anomalies des fonctions sexuelles chez la femme et les maladies mentales sont intimement liées, et, que des unes aux autres s'exerce un action réciproque.

Le professeur Courty [4] de Montpellier, ainsi que son collègue Mairet (*loc. cit.*), enseignent que, sous l'influence de la menstruation, le délire peut survenir, et alors les actes de la femme échappent à la volonté, tournent à la folie, et il peut même se déclarer de la propension au suicide.

Le Dr Paris [5], médecin à l'asile de Châlons-sur-Marne, a rapporté cinq observations de femmes aliénées, chez lesquelles les troubles mentaux étaient de toute évidence liés à des troubles menstruels.

La *Gazette médicale de Paris* a donné une statistique des causes de la folie chez les femmes dans le Schleswig : sur 235 cas observés, 40 sont dus aux suites de couches, 27 à la menstruation. Dans la statistique de Hood, dressée à l'asile de

---

[1] Berthier. *Des névroses menstruelles.* Paris, 1874,

[2] Krafft-Ebing. *Archiv. für Psychiatrie*, 1878, t. VIII, Heft I, p. 65 à 107.

[3] Schule. *Geister-Krankheinsten. Ziemsens Handbuch*, 1878, p. 306.

[4] Courty. *Maladies de l'utérus.* Paris, 1880, 3e édit., p. 131.

[5] Paris. *Encéphale*, 1886, p. 551.

de Bedlam, sur 697 malades, figurent 49 femmes devenues
folles par suite de troubles menstruels. Pour le plus grand
nombre d'auteurs, d'après Petit [1], la suppression complète
des règles, détermine le développement de la paralysie générale, que cette suppression survienne au moment de ménopause ou qu'elle soit prématurée.

Guibout, médecin à l'hôpital Saint-Louis et très versé dans
l'étude des maladies de la femme, a écrit [2] de fort belles pages
sur le nervosisme menstruel. D'après lui, c'est l'innervation
tout entière qui est atteinte et surexcitée au moment où
s'opère la fonction menstruelle qu'il appelle la *grande et
perturbatrice fonction*. « C'est alors surtout, dit-il, que l'on
voit des femmes qui ne sont plus maîtresses d'elles-mêmes,
chez lesquelles les choses les plus indifférentes produisent les
impressions les plus vives et les plus désordonnées ; c'est alors
qu'on assiste à des scènes de violence et d'emportement non
motivées et que l'imagination s'égare dans les conceptions les
moins raisonnables et les plus exagérées. C'est alors que l'on
constate une altération dans le caractère, une irritabilité
excessive, des impatiences qui ne tardent pas à être regrettées
et désavouées, mais qui n'en ont pas moins eu lieu. Une
sage pondération entre les impressions et les actes a cessé
d'exister : la femme n'est plus équilibrée. »

M. le professeur Ball insiste sur l'étiologie menstruelle de
certaines psychoses ; je lui emprunte la citation suivante [3] :
« Les troubles de la menstruation peuvent engendrer la folie,
soit au début, soit à la fin, soit pendant le cours de cette grande
fonction physiologique. » Il signale le retour des règles comme
pouvant amener la guérison de la folie, lorsque celle-ci

[1] Petit. *Des rapports de la paralysie générale avec certains troubles
de la menstruation*. Th. de Paris, 1887.

[2] Guibout. *Traité des maladies des femmes*. Paris, 1886, p. 379 et
380.

[3] Ball. *Maladies mentales : folies sympathiques*. Paris, 1880-83, p. 578.

est due à une suppression. Parlant ensuite des troubles moraux que l'on peut observer chez les femmes normalement réglées, il dit : « J'arrive à un fait plus curieux encore. Il existe chez certaines femmes, une folie périodique qui se reproduit à chaque époque menstruelle... Certaines femmes deviennent absolument aliénées à l'époque des règles pour reprendre leur raison immédiatement après [1]. »

Ce que j'ai dit jusqu'ici s'applique d'une manière générale à toute la période de la vie sexuelle de la femme, et plus spécialement à la période active; je dois voir, pour être complet, s'il existe un état psychique plus particulier à la puberté et à la ménopause, et dire quelle est l'opinion des auteurs à ce sujet.

1° Puberté. — L'époque de la puberté est celle d'un changement général dans l'être physique comme dans l'être moral. Raciborski la considère comme une espèce de cour d'appel où tous les sujets dont la santé a été compromise dans l'enfance, passent définitivement condamnation ou sortent victorieux. Chez les dégénérés, l'évolution pubérale est lente et difficile, et c'est souvent à ce moment que se décide leur avenir.

De nouveaux organes de développement, de nouveaux besoins se font sentir. La différence entre les deux sexes, jusqu'alors peu marquée, s'accentue d'une manière très nette; les amusements cessent d'être communs et sont plus en rapport avec les nouvelles idées qui s'élaborent silencieusement et vont bientôt se faire jour. Tandis que le garçon, perdant la gentillesse et l'aménité de sa compagne, prend un aspect plus grave et plus viril, la jeune fille, quittant la brusquerie et la pétulance de son compagnon, revêt une forme plus gracieuse et voit se développer avec rapidité tous les attributs de son sexe. Les saillies disparaissent, les contours s'arrondissent, les han-

---

[1] Cet éminent maître qui a si puissamment contribué à la création des folies sympathiques, nous a montré dans son cours d'ouverture de 1889-1890 un cas type de folie menstruelle.

ches se dessinent; le bassin que Burdach appelle le laboratoire de la génération, augmente ses diamètres; des poils follets apparaissent sur le pubis; les grandes lèvres, comparées par Linné aux pétales d'une fleur, s'épanouissent, les seins prennent de l'ampleur, en un mot, suivant une expression heureuse, la jeune fille *se forme* et se prépare à sa grande mission d'épouse et de mère.

A cette transformation physique que les peintres aiment à représenter, correspond une transformation morale chantée par les poètes[1]. Des désirs vagues et inconnus s'emparent de l'âme de la jeune fille ; toute une révolution se fait dans ses idées et ses sentiments; elle ne sent plus, elle ne pense plus comme autrefois. Les amies qu'elle recherchait, elle les fuit maintenant; elle aime à être seule, demandant à la solitude l'explication de la tourmente qui passe en elle. Elle devient triste et mélancolique, elle s'abandonne à de douces rêveries, et, sans en connaître la cause, elle verse des larmes involontaires qui calment momentanément le trouble de son cœur. Ce trouble, bien que caché, se trahit à chaque instant par un regard, un geste, une parole, un soupir; il se reflète sur son visage, se répand dans toute sa personne, la remplissant de poésie et éveillant chez l'homme des idées dont l'interprétation facile lui apprend qu'il n'est plus en face d'une enfant.

Les jeunes filles qui ont l'habitude de confier au papier leurs impressions de chaque jour, écrivent alors des pages fort curieuses et très intéressantes pour le psychologue : il y

---

[1] . . . . Dis, quelle est ta folie ?
Quel est le vin nouveau qui trouble ta raison ?
        Qu'est-il donc arrivé ?
Regardez : ce n'est pas un songe, une chimère.
Sur le petit rosier que lui donna sa mère,
Le plus joli bouton a fleuri ce matin.   (L. RATISBONNE.)

Ton seizième printemps et ton cœur vient d'éclore,
L'inconstante Phébé te marquant ses retours, etc.
        (Élégie de LEBRUN. *Mes premières amours.*)

règne la plus noire mélancolie, quelquefois l'exaltation la
plus enthousiaste, le tout exprimé en style fort bizarre, de
très mauvais goût, plein de recherche et d'affectation.
Lorsque la crise pubérale est passée et que la jeune fille, plus
âgée, continue de faire son journal, il ne faut pas être très
exercé, j en parle par expérience, pour distinguer les pages
qui ont coïncidé avec une période menstruelle. On y lit
presque aussi clair que si la jeune fille avait écrit : « Aujour-
d'hui, j'ai mes règles. »

Cet état n'a rien de pathologique, car il est commun à
presque toutes les jeunes filles ; mais quelquefois l'orage est
plus violent, les troubles sont plus graves et la jeune fille,
franchissant les frontières de la raison, verse complètement
dans la folie. La statistique prouve que le plus grand nombre
des maladies mentales se produit de 16 à 22 ans et qu'elles
prédominent surtout parmi les jeunes filles [1]. Cet état
mental lié à l'évolution pubérale a été décrit sous le nom
d'*hébéphrénie*. Etudié d'abord par Hecker et Kahlbau n, il a
été de nos jours l'objet de savantes leçons de la part du professeur Ball [2]. De nombreuses et intéressantes pages y ont
été consacrées par d'autres aliénistes ; je nommerai Wigan [3],
Wend [4], Sepelli [5], Mairet [6], Rousseau [7], Paul Moreau (de
Tours) [8]. Il résulte des observations de tous ces auteurs « qu'il
existe une folie de nature pubérale revêtant une physionomie
propre ». Elle se traduit tantôt par un arrêt de développement

---

[1] Voir : la folie à Saint-Pétersbourg in *Bulletin médical*, 1889, p. 813.

[2] Ball. *De la folie à la puberté ou hébéphrénie. Encéphale*, 1884, p. 1.

[3] Wigam. *Journal of psychological medecine*, 1849, vol. II, p. 499.

[4] Wend. *Perturbation mentale au moment de l'évolution de la puberté*.

[5] Sepelli. *Les psychoses de la puberté*, in *Revista speriment. di fre-
niatr.*, t. XII, n° 3, p. 231.

[6] Mairet. *Folie à la puberté*, in *Ann. méd. psych.*, novembre 1888.

[7] Rousseau. *De la folie à la puberté*. Thèse de Paris, 1857.

[8] Paul Moreau de Tours. *La folie chez les enfants*. Paris, 1888.

intellectuel avec ou sans troubles délirants concomittants, tantôt par une perversion de l'intelligence (*folie pubérale simple*) se manifestant par du délire maniaque ou de la stupeur lypémaniaque. Elle est contagieuse par imitation ; on l'a vue quelquefois éclater, sous forme de véritable épidémie, dans un pensionnat, dans un orphelinat, en un mot dans toute agglomération de jeunes filles. Elle paraît si bien liée à l'évolution des fonctions sexuelles que, suivant M. Ball (*loc. cit.*, p. 12), elle cesse quand la menstruation s'établit d'une manière définitive.

Observation VIII. — Une jeune fille, non encore menstruée, est atteinte d'un délire maniaque qui dure dix jours et se dissipe avec la première apparition des règles (Morel ; empruntée à Jacobi).

Observation IX. — Dévideuse, âgée de douze ans. Manifestations hystériques, délire, hallucinations de la vue et de l'odorat : guérison après l'apparition des règles. (Girard, *Considér. phys. et path. sur les affections nerveuses*, etc., Paris, 1841, Obs. II.)

Observations X et XI. — Deux jeunes filles, l'une de douze et l'autre de treize ans, s'imaginent avoir été ensorcelées par des pommes de terre qu'une vieille femme à qui elles avaient refusé la charité, leur avait données. Elles sont prises de vomissements, de convulsions, de fureur ; perdent la parole et se livrent à mille extravagances. Après un fort purgatif administré vraisemblablement dans l'intention de débarrasser l'intestin des substances crues vénéneuses, le délire redouble. Les règles paraissent et aussitôt le calme renaît avec la lucidité. (Buisson, thèse de Montpellier, 1810, cité par P. Moreau, de Tours : *L t folie chez les enfants*, Paris, 1888, p. 86.)

2° Ménopause. — La cessation physiologique des règles crée une époque dangereuse à traverser ; la fréquence des troubles psychiques et nerveux, le grand nombre des maladies qui l'accompagnent expliquent les épithètes d'âge critique, d'époque infernale qui lui ont été données par le bon sens du vulgaire et que certains auteurs s'obstinent à lui refuser. A ire vrai, ces derniers sont peu nombreux, et la plupart de ceux qui se sont occupés sérieusement de cette étude, reconnaissent l'influence ménopausique sur le développement de certains troubles psychiques.

D'après Cabanis [1], un changement si important que celui apporté à l'organisme par la ménopause, ne peut se faire sans qu'il en survienne en même temps beaucoup d'autres dans les dispositions générales et dans les affections intérieures de la femme.

Moreau (de Tours) admet l'influence morbifique de la ménopause ; il l'attribue à « l'excès de force et de vitalité qui se développe alors de la part de l'utérus ». Celui-ci renoncerait difficilement à ses habitudes d'excitation, et, dans un dernier effort pour conserver sa puissance et sa prédominance d'action, bouleverserait tout le système vivant et occasionnerait surtout des affections nerveuses.

« L'approche de l'âge de retour, écrit Brierre de Boismont, la période de temps qu'il embrasse, la cessation complète du flux menstruel sont souvent le point de départ de la folie. »

Sur 179 malades observées à Charenton par Barbier [2], 37, c'est-à-dire environ le cinquième, étaient devenues aliénées à l'époque de la ménopause, soit que celle-ci eût agi comme cause occasionnelle, soit qu'elle fût la cause unique et essentielle. Chez 9, la folie ne put être attribuée qu'à l'influence seule de la ménopause sur l'économie.

Tilt, médecin anglais [3], a eu occasion d'observer 500 femmes parvenues à l'âge critique : sur ce nombre 122 furent atteintes d'affections mentales et 337 présentèrent différents troubles nerveux caractérisés par de la tristesse, de l'irritabilité, de la tendance à la mélancolie ; 41 seulement furent exemptes de toute indisposition.

---

[1] Cabanis. *Loc. cit.*, t. III, p. 350.
[2] Barbier. Thèse de Paris, 1849.
[3] Tilt. *The change of life in health and desease.* London, 1867.

L'enseignement de M. le professeur Ball à ce sujet ne laisse aucun doute. « La ménopause, dit le maitre, est une des causes les plus importantes de la folie chez les femmes. »

Les modifications qui s'opèrent dans l'être moral de la femme travaillée par la ménopause, sont du reste si évidentes, qu'elles n'ont même pas échappé à l'attention des gens du monde. Bon nombre de romans et de pièces de théâtre sont brodés sur ce thème. Je signalerai entre autres la *Crise* d'Octave Feuillet et la *Femme de cinquante ans* d'Edmond Lepelletier.

La mauvaise réputation dont jouissent les belles-mères n'a pas d'autre origine. C'est l'opinion de M. Ball, et il la justifie pleinement en faisant remarquer que, de quarante-cinq à cinquante ans, beaucoup de femmes, sans être positivement aliénées, ont un caractère insupportable. C'est ce qui explique encore pourquoi les prêtres trouvent leurs gouvernantes si difficiles. « Vraiment, me disait un jour un abbé, si toutes les femmes leur ressemblent, je comprends le célibat. » D'après le droit canon, en effet, une femme ne peut entrer en service chez un prêtre qu'à l'époque où elle commence à abdiquer son sexe, c'est-à-dire vers la quarantaine.

La mélancolie, la monomanie du suicide, la nymphomanie, telles sont les principales formes qu'affectent les psychoses ménopausiques. Je reviendrai d'ailleurs sur cette question lorsque j'étudierai les psychoses menstruelles en particulier. On a également signalé la paralysie générale comme très fréquente à l'époque de la ménopause[1].

---

[1] Sur 68 femmes atteintes de paralysie générale, Sander en a trouvé 51 chez qui la maladie avait apparu à la ménopause (*Berlin Klein. Wochenschrift*, n° 7). D'après Krafft-Ebing sur 80 femmes, 22, soit 27,5 pour 100, deviennent paralytiques générales au moment de la ménopause. Buccola affirme que, dans certains cas, la cessation des règles est la seule cause de la maladie, et il cite 12 observations dans lesquelles on ne peut attribuer son développement à une cause étrangère. Les opinions des principaux aliénistes sur les psychoses ménopausiques. se trouvent résumées dans les ouvrages suivants : *Rapports de la*

Je n'en finirais plus si je voulais citer tous les auteurs qui ont enseigné et vaillamment défendu la doctrine de la sympathie menstruelle contre les attaques de quelques incrédules ; mais, j'estime que bon nombre de mes adversaires se sont retirés devant les noms illustres que je leur ai opposés, et que, s'il en est encore quelques-uns, ils ne résisteront certainement pas à la preuve que je leur ai réservée dans la seconde partie de ce chapitre.

§ 2. — PREUVE CLINIQUE

A défaut d'autres arguments, l'autorité des maîtres dont je viens d'invoquer l'appui, devrait nous suffire, mais à leur témoignage je veux ajouter la preuve irrésistible des faits. Et certes, ceux que je raporterai seront si nombreux et empruntés à des auteurs si connus et si dignes de foi, que je me fais fort, avec eux, de porter la conviction pleine et entière dans l'esprit de ceux qui doutent encore de l'existence de la sympathie menstruelle.

D'aucuns plus récalcitrants me diront peut-être : « Ces troubles menstruels que vous nous donnez comme engendrant des troubles psychiques, ne pouvons-nous pas les considérer comme une pure coïncidence ou plutôt comme postérieurs aux troubles psychiques et engendrés par eux. » Des écrivains distingués ont répondu et Mayer [1] est même allé trop loin lorsqu'il a dit : « Le cerveau et l'ovaire sont inégalement

ménopause et de l'aliénation mentale, Pagès, thèse de Nancy, 1876 ; *Etude sur la ménopause*, Barié, thèse de Paris, 1877. *Avis aux femmes qui entrent dans l'âge critique*, Paris, 1816, et *Traité de la ménopause*, Paris, 1821, de Gardane ; *Essai sur la physiologie et la pathologie de la ménopause*, Paris, 1858, Rocque ; *Conseils aux femmes sur l'âge de retour*, Paris, 1875, Mayer,

[1] Mayer. *Die Beziehungen der Krankhaften Zustande in den Sexualorganem des Weibes zur Geistesstorungen*. Berlin, 1870.

l'un avec l'autre en rapport réciproque. Si l'un ou l'autre de ces organes ou si tous les deux en même temps présentent des troubles, on ne peut admettre qu'une seule influence : celle de l'ovaire sur le cerveau. » Mais pas n'est besoin de preuves d'autorité, car l'objection ne saurait tenir debout devant la discussion et l'analyse de certains faits.

1. — Si les troubles de la menstruation étaient sous l'influence des troubles cérébraux, comment expliquer ces cas où l'apparition et le redoublement des psychoses coïncident avec une menstruation absolument normale en quantité et en qualité, s'effectuant régulièrement tous les mois sans la moindre douleur ?

OBSERVATION XII. — Cuisinière de vingt-six à vingt-huit ans, tempérament sanguin. La menstruation était régulière, non seulement sous le rapport de la périodicité, mais encore sous celui de la quantité et de la qualité de l'excrétion. Cependant, à chaque époque, cette fille éprouvait une sorte d'exaltation qui ne troublait pas sensiblement les opérations de son jugement, mais la rendait très dangereuse, puisque, sans provocation, elle menaçait de son couteau, et qu'un jour, entre autres, elle faillit réaliser ses menaces. On fut obligé de l'envoyer à l'hôpital des aliénés. (Marc, *De la folie considérée*, etc., Paris, 1840, t. II, p. 112.)

Sur les 19 malades de Krafft Ebing, 8 avaient une menstruation parfaitement normale [1].

2. — Si troubles psychiques et troubles menstruels n'étaient que pure coïncidence, comment comprendre ces cas nombreux où les troubles psychiques surviennent en même temps que les troubles menstruels et chez des malades ne présen-

[1] Si l'on s'en rapportait exclusivement à ce que semble dire le tableau synoptique que j'ai mis à la fin de mon travail, on croirait peut-être que les cas de menstruation normale avec troubles psychiques sont peu fréquents, et que leur existence doit avoir pour condition essentielle celle des troubles menstruels. Telle n'est pas cependant la conclusion qui doit ressortir des nombreuses observations que j'ai publiées : si dans la plupart, en effet, les auteurs ont omis de dire quel était l'état de la menstruation, c'est que suivant toute apparence elle devait être normale.

tant pour expliquer leur folie aucune autre cause héréditaire ou acquise, morale ou physique ?

Barbier rapporte dix observations longuement et sciemment discutées à l'aide desquelles il établit de la manière la plus péremptoire que des troubles de la menstruation survenus sans cause appréciable peuvent être la seule cause de folie à invoquer chez certaines malades. Pareilles observations abondent et le lecteur en trouvera un très grand nombre dans la seconde partie de ce travail.

OBSERVATION XIII. — Une femme, sans chagrin, sans affection morale aucune, éprouve un dérangement intellectuel régulièrement tous les mois, au moment de la période menstruelle. Bien loin de se laisser influencer par des causes morales, la malade se fortifie d'avance l'imagination, elle cherche à la prémunir. Tout concour à nous faire rejeter ici une cause métaphysique. Cela est si vrai que, pendant deux mois, la réaction, au lieu de se faire sur l'organe de l'intelligence. s'étant opérée sur les membres inférieurs, il y eut les douleurs les plus vives, mais l'imagination resta calme. (Berthier, *loc. cit.*, p. 138 [1].)

3. — Si les troubles psychiques n'étaient pas sous l'influence de la menstruation, comment expliquer ces cas où les troubles psychiques paraissent régulièrement tous les mois, durent pendant toute l'époque, disparaissent avec elle, cessent pendant tout le temps intercataménial pour se reproduire invariablement à la prochaine menstruation.

OBSERVATION XIV. — Une dentelière fut réglée pour la première fois à quinze ans, une deuxième fois le mois suivant ; puis resta onze mois sans voir et sans souffrir. Au bout de ce temps la menstruation reparut et revint régulièrement. Tous les mois, pendant huit jours, elle s'annonce par des coliques, des picotements aux seins, et surtout par des maux de tête. Dans ce laps de temps, cette jeune fille dont la physionomie annonce la douceur, devient

[1] Voir également les Obs. 21, 58, 93, 105, 170, 177, 182, 224, 225, 232, 233, 245, 257, 258. Dans toutes ces observations, les auteurs ont constaté l'absence complète d'antécédents nerveux héréditaires ou personnels.

méchante, irascible, furieuse à la moindre objection; si elle est alors à la campagne, seule avec son troupeau, elle décharge sa colère sur ces animaux, les injurie, les frappe, et n'est satisfaite que lorsqu'elle les voit fuir ou qu'ils font entendre des gémissements. L'époque terminée, tout rentre dans l'ordre. (Brierre de Boismont, *De la menstruation*, p. 98[1].)

OBSERVATION XV. — Autre jeune fille qui n'avait jamais manifesté aucun désordre de la pensée, et qui, tous les mois, aux approches de ses règles, était prise d'une espèce d'aliénation mentale; les idées se troublaient, elle ne savait plus ce qu'elle disait ni ce qu'elle faisait. Cet égarement cessait avec l'apparition des menstrues, dès que celles-ci coulaient abondamment, tout était fini; aucun symptôme n'avait lieu pendant le cours du mois; sa conduite était très raisonnable, et on n'aurait jamais soupçonné le délire que déterminait chaque retour des menstrues. (Brierre de Boismont, *De la menstruation*, Paris, 1842, p. 100.)

OBSERVATION XVI. — Dame du monde devenant maniaque périodiquement aux approches des règles; aussitôt que l'évacuation mensuelle s'arrêtait, tous les désordres des facultés intellectuelles cessaient complètement, (Leuret, cité par Raciborski, *Traité de la menstruation*, Paris, 1868, p. 467.) [2]

4. — Si les troubles psychiques n'étaient pas sous l'influence des troubles menstruels, pourquoi la marche des premiers serait-elle entièrement subordonnée à la marche des seconds ? Pourquoi l'apparition, l'amélioration, la disparition de ceux-ci entraîneraient-elles l'apparition, l'amélioration, la disparition de ceux-là.

OBSERVATION XVII. — Une jeune fille, qui ne fut réglée que vers sa vingtième année, cessa de l'être après la seconde menstruation et fut affectée de lypémanie : elle était dans un état d'agitation et

---

[1] Petit, dans sa thèse inaugurale (Paris, 1872 p. 98) rapporte l'observation d'une jeune fille qui, à chaque époque menstruelle, châtrait le premier animal qui lui tombait sous la main, sans offrir dans l'intervalle aucune trace de délire. Cette observationn, je pense, n'est pas autre que celle que j'emprunte à Brierre de Boismont.

[2] Voir aussi les Obs. 17, 25, 29, 47, 56, 61, 87, 88, 89, 96, 108, 129, 131, 154, 205, 210, 217, 225, 249, 250, 251, 254.

d'inquiétude extraordinaire, et avait l'idée fixe qu'elle était entourée de persécuteurs, qui voulaient la tuer elle et son père. La réapparition des règles fit cesser la maladie. Cinq ans après, elle eut une nouvelle suspension de flux menstruel, et sa mélancolie reparut avec le même caractère. (Edme Courot, Thèse de Paris.)

OBSERVATION XVIII. — Une jeune fille, devenue aliénée par la suppression des règles, un matin, en se levant, alla se jeter au cou de sa mère, en criant : « Maman, je suis guérie ! » Les menstrues avaient coulé abondamment et sa raison s'était rétablie aussitôt. (Esquirol, cité par Loiseau, Thèse de Paris, 1856, p. 53.)

OBSERVATION XIX. — Jeune fille de dix-huit ans, frayeur, aménorrhée pendant douze ans : hallucinations de la vue. Retour des règles, guérison. Calme pendant deux ans. Nouvelle aménorrhée, nouvelles hallucinations accompagnées de mélancolie avec stupeur. Traitement, règles abondantes, guérison. (Duckworth, *Journal of mental science*, octobre 1864.)

OBSERVATION XX. Une dame de vingt-neuf ans, prédisposée héréditairement, éprouva de violents accès de jalousie après son mariage : ses règles se suspendirent, et elle devint aliénée. Un jour, c'était un lundi, les règles paraissent; elles coulent abondamment le mardi. Dès lors toutes les idées sont justes, les préventions se dissipent, les hallucinations se taisent, les excrétions se rétablissent. (Esquirol, *Des maladies mentales*, 1838, t. I-er, p. 364.)

OBSERVATION XXI. — Marie, trente et un ans, pas de prédispositions héréditaires ou de maladies antérieures graves. Six mois avant son entrée à Maréville, elle tomba amoureuse d'un jeune homme au-dessus de sa position et se berça d'illusions qu'elle vit tout à coup s'envoler; elle avait ses règles quand elle reçut la nouvelle qui détruisait ses espérances. Le sang cessa de couler, et aussitôt éclata un accès de folie à tendance érotique. Il ne dura que quinze jours, mais après une période égale de rémission et de raison apparente, il revint avec la réapparition de l'écoulement sanguin. Les crises se reproduisirent ainsi régulièrement tous les mois, jusqu'à ce qu'enfin, les règles faisant entièrement défaut, l'excitation resta continue. La menstruation, suspendue pendant dix-huit mois, reparut enfin, en même temps l'état mental de Marie devint satisfaisant et elle sortit bientôt après complètement guérie. (Dauby, Thèse de Paris, 1866, p. 52.)

OBSERVATION XXII. — Poncelet, trente huit ans, est atteinte de

lypémanie. Pendant trois mois, elle garde une immobilité et un
silence obstinés, ne pouvant même pas aller chercher sa nourriture. Tout à coup elle se trouve mieux. Elle sent son cerveau et
rend compte de sa situation. Depuis une heure, les règles avaient
paru. Elles coulèrent durant trois jours, et la guérison fut peu à
peu consolidée. (Bouchet, *Annales médicales psych.*, 1844, t.   ,
p. 341[1]).

5. — Si les troubles psychiques n'étaient pas d'origine
menstruelle, pourquoi leur disparition suivrait-elle la disparition physiologique de la menstruation, soit par la ménopause, soit par la grossesse ?

« La folie, dit Haslam[2], accompagne quelquefois les règles
et cesse à la ménopause. » « Malgré sa gravité incontestable,
dit le professeur Ball (*loc. cit.*, p. 580) en parlant de la
psychopathie menstruelle, cette folie périodique peut guérir.
La grossesse, à cet égard, exerce une grosse influence. Enfin
on voit quelquefois les accès périodiques disparaître à l'âge
critique. »

Esquirol dit avoir vu plusieurs malades qui recouvrèrent
complètement la raison en cessant d'être menstruées. Il rapporte l'observation suivante qui est des plus caractéristiques.

Observation XXIII. — Il y avait à la Salpêtrière, quand j'étais
médecin de cet hospice, une femme qui, lors de la première menstruation, était devenue folle et qui guérit à quarante-deux ans,
lors de la disparition des menstrues. (In art. « *Folie* » *du Dict.* en
60 vol. *des Sciences médicales.*)

Observation XXIV. — Une femme dont les troubles psychiques
avaient commencé vers la puberté, sous l'influence de son état
mental, commet un crime qui la fait condamner aux travaux
forcés à perpétuité. La folie étant devenue patente, elle est enfermée dans l'asile. Elle y séjourna pendant vingt ans, et, arrivée

---

[1] Voir aussi les Obs. 5, 9, 10, 11, 31, 34, 37, 42, 72, 75, 79, 81, 87, 89,
92, 93, 96, 101, 105, 107, 212, 125, 126, 127, 130, 140, 148, 150, 154, 158,
175, 176, 178, 179, 180, 181, 182, 185, 190, 201, 207, 208, 209, 212, 213,
214, 215, 219, 220, 221, 223, 224, 239.

[2] Haslam. *Madnes and melancholia*. Paris, 1809, p. 248.

à la ménopause, guérit subitement. C'est à la suppression seule des règles par la ménopause que les médecins de l'asile attribuent la guérison. (Boyer, Thèse de Montpellier, 1880, p. 41.)

OBSERVATION XXV. — Mme X..., réglée à douze ans. Menstruation irrégulière et douloureuse s'accompagnant de mélancolie et d'envies de se donner la mort. Vingt tentatives de suicide. La malade s'en montrait désolée et chaque fois pendant le temps intercalaire entre deux menstruations, elle promettait, mais en vain, de ne pas recommencer. Elle ne fut guérie qu'à quarante-deux ans, lorsque le flux menstruel cessa complètement. (Négrier, in loc. cit.)

L'apparition et la recrudescence des troubles psychiques sous l'influence de la menstruation ont paru si évidentes à certains aliénistes qu'ils n'ont pas hésité à conseiller la grossesse comme moyen thérapeutique. Ils espéraient que le long repos de neuf mois accordé à l'ovaire ferait perdre à l'organisme de la femme l'habitude pathologique de l'éréthisme menstruel. Les Anglais ont même été plus loin : ils ont conseillé la grossesse pour toutes les femmes des asiles, quelles que fussent, du reste, la nature et l'origine de leur folie ; non seulement ils permirent les visites conjugales, mais ils voulurent même les rendre obligatoires par un règlement administratif. Le temps de la grossesse et de l'allaitement ne serait donc qu'une longue période intermenstruelle, et agirait, non en supprimant les douleurs de la menstruation, comme le pensent certains auteurs (il existe, en effet, des psychoses menstruelles sans disménorrhée), mais simplement en supprimant l'orgasme mensuel ovarien.

« Des femmes énergiquement douées sous le rapport sexuel, dit Négrier (loc. cit., p. 172), affectées pendant leur jeunesse et aux époques menstruelles de différents troubles nerveux ont été délivrées pour toujours de ces pénibles accidents aussitôt après une première grossesse[1]. »

---

[1] Hippocrate a dit, en parlant des jeunes filles dont la menstruation s'accompagne de troubles psychiques : « Je leur recommande de se

OBSERVATION XXVI. — Mme A... a des antécédents héréditaires. A l'âge de quinze ans, elle éprouvait tous les mois, vers l'époque des règles, des accidents nerveux très caractérisés : défiante, soupçonneuse, se croyant entourée d'ennemis, elle se sauvait dans la campagne vêtue au hasard, dérobant ce qui lui tombait sous la main, parlant de mettre le feu et d'empoisonner. Au bout de douze à quinze jours, elle revenait à elle, racontait que dans ces moments-là, elle n'était plus maîtresse d'elle-même et cédait à une impulsion irrésistible. Deux fois elle entra à la maison de Charenton, de 1843 à 1845. Pendant ces accès, elle manifestait des tendances érotiques et poursuivait les hommes qui se présentaient à elle. Pendant huit ans Mme A... resta chez elle, un peu bizarre, un peu singulière, mais bien réglée et n'offrant pas d'accès de manie. Elle se maria sur ces entrefaites et eut une première grossesse qui fut très heureuse. Peu de temps après cependant, les sentiments moraux et affectifs commencèrent à s'altérer chez elle et on vit de nouveau reparaître les symptômes suivants : penchants érotiques très prononcés, onanisme porté au plus haut degré, provocation envers les gens qui l'entourent, parfois même véritable prostitution, tendance au vol ; de plus, elle craint d'être empoisonnée, croit qu'on la surveille et qu'on dit du mal d'elle ; par instant, accès de fureur avec mots grossiers. Lorsqu'elle entra à Charenton pour la 3e fois (31 mai 1854) ses règles manquaient depuis trois ou quatre mois, et on supposait qu'elle était enceinte. Elle l'était, en effet, et à mesure que sa grossesse se confirmait et se révélait par les signes les plus positifs, l'état psychique de Mme A... s'améliorait et tous les troubles disparaissaient. Elle accoucha, n'allaita pas son enfant, les suites de couche furent sans accident. Le retour des règles s'effectua, l'amélioration resta parfaite. On la surveilla pendant les quatre époques suivantes, sa santé ne se démentant pas, on dut insister près de son mari pour qu'il la reprit chez elle. (Marcé, *Ann. méd. psych.*, 1857, t. III, p. 337, et Legrand du Saule, *Les Hystériques*, Paris 1883, p. 430.)

Ce qui prouve que la grossesse agit réellement par la sup-

marier le plus tôt possible ; en effet, si elles deviennent enceintes, elles guérissent. Dans le cas contraire, à l'époque même de la puberté ou peu après, elles sont prises de cette affection sinon d'une autre, Parmi les femmes mariées, les stériles y sont plus exposées. » (T. VIII. p. 467 et suiv.)

pression de la menstruation, et que, par conséquent, les troubles psychiques sont sous l'influence de celle-ci, c'est que souvent, ce calme n'est que momentané et ne dure que pendant le temps de la grossesse : l'orage, un instant maîtrisé, reparaît avec une nouvelle intensité dès le premier retour de la menstruation.

OBSERVATION XXVII. — Une dame, hystérique dès la puberté, frappée de folie presque aussitôt après son mariage, recouvrait toujours son intelligence pendant le temps de ses nombreuses gestations et pendant les premiers mois de l'allaitement de chacun de ses huit enfants, elle retombait dans son aliénation mentale aussitôt que la fonction ovarienne se manifestait ; elle était réglée pendant cet état d'aberration, mais moins abondamment qu'avant son mariage. (Négrier, loc. cit., p. 80.)

OBSERVATION XXVIII. — Une institutrice de vingt-neuf ans, d'une constitution forte et pléthorique, éprouve des vapeurs depuis l'âge de quatorze ans, à chaque époque menstruelle. Ces vapeurs se dissipent pendant une grossesse. Quatre mois après l'accouchement, première attaque d'hystérie avec convulsions, qui se renouvelle et s'accompagne d'un vrai délire maniaque. Elle a le don des langues, elle interprète la Bible, elle accuse les médecins de la faire souffrir, elle est agitée, turbulente, casse les vitres, etc. Dans l'intervalle des époques, la jeune femme est calme, douce, aimable et affectueuse. (Taguet, Thèse de Paris, 1872, p. 24.)

OBSERVATION XXIX. — Une dame de trente ans, éminemment nerveuse, jouit, dans l'intervalle de ses règles et durant chaque grossesse, d'une parfaite santé. Malheureusement, deux jours avant leur apparition, surviennent de la tristesse, des douleurs vagues, puis tous les symptômes de l'hypocondrie au plus haut degré. Le sang se met à couler, et, vingt-quatre heures après, tous ces phénomènes ont disparu. (Brachet, Traité complet de l'hypocondrie, 1844, p. 88.)

OBSERVATION XXX. — Une femme, aliénée presque tous les mois, recouvrait complètement la raison pendant tout le temps de la gestation. (Guislain, Leçons sur les phrénopathies, 1852, t. II, p. 278[1].)

---

[1] Voir aussi les Obs. 33, 91, 155.

Les bienfaits de la grossesse n'étant souvent que passagers et celle-ci, du reste, n'étant pas toujours possible, certains ont jugé qu'il était mieux de supprimer définitivement la menstruation et ont conseillé l'extirpation des ovaires.

M. le Dʳ Félix Voisin, dans ses cours de l'année dernière nous rappelait l'observation d'une de ses malades de la Salpêtrière, atteinte d'un kyste de l'ovaire et qui présentait mensuellement une aggravation caractéristique de son état mental. Il la confia à M. Terrillon, pour qu'il enlevât à la fois et l'ovaire sain et l'ovaire malade. L'ovulation disparut et, avec elle, tous les accidents paroxystiques mensuels. (Obs. XXXI.)

6 — Il existe une identité parfaite entre le rut et la menstruation. Racibo·ski qui a étudié comparativement chez la femelle et chez la femme les caractères anatomiques des organes de la génération à ces deux époques, assure qu'au point de vue physiologique le rut et la menstruation constituent absolument la même fonction, destinée à mener les ovules à maturité et à préparer dans l'utérus les conditions nécessaires à leur développement en cas de fécondation.

Le professeur Courty [1] enseigne également que l'écoulement sanguin chez la femme, l'écoulement sanguinolent chez les singes, l'écoulement muqueux chez d'autres mammifères, et, chez d'autres enfin, la simple turgescence, sont autant de phénomènes identiques concourant au même but physiologique à savoir : la continuation de l'espèce.

Suivant J.-G. Saint-Hilaire, les femelles des guenons, des macaques, des magots, des cynocéphales sont sujettes à un écoulement périodique reparaissant avec assez de régularité de mois en mois. Raciborski dit avoir vu au Jardin des Plantes des guenons chez lesquelles l'hémorrhagie était quelquefois si abondante que la cage de l'animal en était

---

[1] Courty. *De l'œuf et de son développement dans l'espèce humaine.* Montpellier, 1845.

arrosée dans une grande étendue. Pouchet a constaté l'écoulement de sang sur des chiennes, des truies, des chattes, des lapines, etc., etc. Les assertions de ces deux savants ont été contrôlées et affirmées par d'autres naturalistes et un grand nombre de voyageurs [1].

Or, les phénomènes du rut ne sont pas seulement locaux : l'organisme tout entier y participe. Le chevreuil, le chamois, le cerf, etc.. etc., tués aux époques favorables, fournissent une viande généreuse et aisément digérée ; tués à l'époque du rut, n'offrent plus qu'une viande mauvaise et dangereuse pour l'alimentation. Dans nos pays tempérés, il n'est pas prudent de manger du poisson au moment du frai, et, dans l'Inde, climat plus ardent, il y a des poissons « dont la consommation est des plus dangereuses à ces moments d'excitation génésique, et que, pour cette raison, on a qualifiés momentanément de *toxicophères* » (Peter [2]).

Les signes d'excitation cérébrale sont alors évidents. Ils ont été constatés surtout chez les animaux femelles par Buffon, Darwin, Brehm, Pierquin [3] et tous les grands zoologistes. Chez la chatte cette excitation est poussée quelquefois jusqu'à l'apparence de la folie : on la voit courir dans l'appartement, sauter d'un meuble à l'autre, s'élancer sur les fenêtres sans calculer les dangers. Cornavin raconte qu'une jument, d'ordinaire docile, devenait intraitable pendant le rut : deux fois elle manqua de casser le bras à son maître. Huzard fils rapporte un fait semblable.

Et pourquoi cette excitation n'existerait-elle pas chez la femme ? Pourquoi la menstruation et le rut dont les phénomènes ont le même siège, les mêmes causes, les mêmes effets,

---

[1] Menstruation chez les singes in *Archives de tocologie*, 1887.

[2] Peter. Clinique médicale in *Semaine médical*, 21 novembre 1888.

[3] Pierquin. *Traité de la folie chez les animaux, de ses rapports avec celle de l'homme ;* revu par G. Cuvier et Magendie. 2 vol. in-8, Paris, 1839.

qui sont absolument identiques sur tous les autres points, différeraient-ils sous ce seul rapport? De ce que la raison, l'habitude de maîtriser ses sensations, le sentiment des convenances permettent généralement à la femme de garder le voile et de dissimuler son état, de ce que cette excitation n'est pas apparente pour tout le monde et n'éclate pas au grand jour, n'allons pas conclure à son absence, dire que le système nerveux ne reçoit aucune influence du molimen menstruel et refuser tout crédit à la preuve tirée de l'identité du rut et de la menstruation.

Ainsi les assertions des maîtres que je citais au début de ce chapitre, n'ont point été faites au hasard : elles sont basées sur la clinique et l'observation journalière des faits. Si, à ces arguments, j'ajoute ceux qui ressortent des pages suivantes, où j'étudie, d'une part, la fréquence des troubles de la menstruation chez les aliénées et les névrosées, d'autre part, l'aggravation de l'état psychique de celles-ci, sous l'influence de la période cataméniale, on conviendra que la forme hypothétique ne nous convient plus. Nous ne devons plus dire, comme à la fin du précédent chapitre : « Il est possible, il est probable »; mais : « Il est certain qu'il existe une sympathie. » Je crois l'avoir suffisamment démontré.

CHAPITRE IV

Folie et menstruation.

Une autre preuve en faveur de la sympathie menstruelle, de la relation intime qui existe entre le cerveau et l'ovaire, nous est donnée par l'étude des rapports de la folie avec la menstruation.

Tous les auteurs qui ont écrit sur l'aliénation mentale, s'accordent à dire que les femmes aliénées présentent fréquemment des troubles de la menstruation, et qu'à l'approche et pendant le cours de leurs règles, même lorsque celles-ci sont normales, elles éprouvent une augmentation plus ou moins forte des symptômes qui caractérisent leur maladie.

L'importance de cette fonction chez les folles est telle qu'au dire d'Esquirol, on doit toujours conserver un certain espoir de guérison tant que les troubles de la menstruation persistent. Elle est en quelque sorte le *réactif physiologique*, la *pierre de touche* de la folie : une aliénée ne saurait être considérée comme complètement guérie tant que la menstruation n'est pas revenue à son état normal, et, pour bien s'assurer de la stabilité de sa guérison, il n'y a rien de mieux, d'après Schröter[1], que de garder la convalescente en observation pendant une ou plusieurs périodes menstruelles.

[1] Schroter. *Die menstruation in ihren Beziehungen zur den Psychosen.* Zeitschrift f. Psychiatrie, 1874, Bd. XXXI, p. 234, etc., etc.

La statistique me paraît être la meilleure base de cette étude ; c'est donc aux chiffres que je vais m'adresser, et j'étudierai successivement l'état de la menstruation chez les aliénées et l'état des aliénées pendant la menstruation.

§ 1. — ÉTAT DE LA MENSTRUATION CHEZ LES ALIÉNÉES

D'après Calmeil [1], l'aménorrhée complète ou incomplète a lieu chez un tiers au moins des jeunes filles ou des jeunes femmes dont l'aliénation ne remonte encore qu'à une date récente : « Le flux menstruel demande à être surveillé avec le plus grand soin ; il se rétablit chez les personnes qui recouvrent la raison. »

Lawson Tait [2], après une étude sérieuse sur les relations des anomalies menstruelles avec les maladies du système nerveux, conclut :

1° Dans le cas de crétinisme et d'idiotisme, la puberté est retardée, quand elle n'est pas supprimée ;

2° Un grand nombre de femmes mélancoliques sont atteintes d'aménorrhée ;

3° Chez les femmes atteintes de paralysie générale, la ménopause survient le plus souvent prématurément ;

4° Chez les femmes atteintes de maladies mentales, le retour de la menstruation est excessivement rare après la ménopause.

Schröter (loc. cit.), dont l'étude a porté sur 184 aliénées, a constaté que la moitié était aménorrhéique. Il les divise en deux groupes : celles chez qui il nota l'absence de la menstruation au commencement même du traitement, celles dont

[1] Calmeil. Traité des maladies inflammatoires du cerveau. Paris, 1859.

[2] Lawson Tait. Obstetr. journal, I, 1873-74.

la menstruation se supprima pendant leur séjour dans l'asile. Les premières étaient au nombre de 59, soit $\frac{32.1}{100}$, les secondes au nombre 43, soit $\frac{23,4}{100}$.

J.-C. Skeine [1], sur 192 aliénées, n'en signale que 27, chez qui la menstruation se faisait régulièrement et Barbier 63 sur 179 ; chiffre bien minime qui élève à 86 p. 100 la proportion des anomalies fonctionnelles.

Danillo [2], médecin de la clinique de Saint-Pétersbourg, dit « que pendant la période active des fonctions sexuelles, la folie se complique très fréquemment d'anomalies menstruelles ».

Telle est aussi la conclusion du Dr Giovanni Algeri, de l'Institut psychiatrique de Reggio-Emilia. Voici les chiffres que je lis dans le remarquable travail [3] que l'auteur a bien voulu mettre à ma disposition : sur 314 aliénées qu'Algeri a observées, il n'a constaté une menstruation normale que chez 94, soit $\frac{29,81}{100}$, les autres, c'est-à-dire 220, soit $\frac{70,19}{100}$ présentaient différentes anomalies, dont 56 aménorrhées complètes et 164 irrégularités menstruelles.

Dans le dernier congrès de l'Association médicale anglaise [4], Campbell Clarke s'est posé toute une série de questions très intéressantes, relatives aux rapports qui existent entre les fonctions sexuelles et les affections mentales. A celle-ci : « Existe-t-il un rapport entre l'irrégularité de la menstruation et les désordres cérébraux ? » il a répondu par l'affirmative et déclaré avoir rencontré de nombreux cas de folie précédés d'aménorrhée pendant de longs mois.

Jung, ayant recherché l'état de la menstruation chez 130 femmes atteintes de paralysie générale, a trouvé qu'elle était

[1] J.-C. Skeine. Rapports des affections utérines avec la folie, in Arch. of med. New-York, février 1880.

[2] Danillo. Archives de neurologie, 1882, vol. IV, p. 186.

[3] Algeri. Le frenopatie in rapporto alla menstruazione. Milano, 1884.

[4] Tenu à Glasgow du 7 au 10 août 1888.

irrégulière ou s'était supprimée prématurément chez 73 d'entre elles. Régis [1] considère comme un symptôme très important de cette maladie l'absence ou l'irrégularité très grande de la menstruation.

On aura sans doute remarqué, que dans cette statistique l'énumération des troubles menstruels ne comprend pas la dysménorrhée : ce trouble, en effet, ne se traduisant que par des symptômes subjectifs, on comprend combien il est difficile de le diagnostiquer chez des femmes aliénées, mais tout laisse à supposer qu'elles en sont fréquemment atteintes.

§ 2. — ÉTAT DES ALIÉNÉES PENDANT LA MENSTRUATION

L'aggravation momentanée des symptômes de l'aliénation mentale, sous l'influence de la menstruation, est un fait d'observation quotidienne qui n'a échappé à aucun aliéniste. Les malades doivent être alors l'objet d'une surveillance toute particulière. « L'époque des retours menstruels, dit Esquirol [2], est toujours un temps orageux pour les femmes aliénées. » Il n'est pas rare de rencontrer des malades qui, tranquilles pendant toute la période intermenstruelle, tombent alors dans une violente excitation. On en a vu se jeter par la croisée ; plusieurs, chercher à s'étrangler ou à se donner la mort de toute autre façon ; d'autres frapper furieusement leurs compagnes.

La manie est de toutes les maladies mentales celle qui se juge le plus facilement par le retour des règles : si l'influence de la menstruation ne se fait pas sentir, on peut affirmer qu'elle est à la veille de devenir incurable ; dans les cas chroniques, les maniaques ne présentent qu'une exacerbation très passa-

---

[1] Regis. *Leçons faites à l'asile Sainte-Anne.* Année 1882.
[2] Esquirol. *Traité des maladies mentales.* Paris, 1838, t. I, p. 136.

gère. Krafft-Ebing (*loc. cit.*, p. 65) envisage ce fait comme
le résultat probable d'une diminution de l'impressionnabilité
du système nerveux central due à des lésions de l'encéphale
plus avancées.

Quelquefois, chose singulière ! le retour menstruel exerce
une influence heureuse : les symptômes, au lieu de s'aggraver, diminuent ou disparaissent momentanément. C'est ainsi
que le docteur Pouchet (thèse de Paris, 1827, p. 26) a observé
18 malades chez lesquelles le délire paraissait cesser ou diminuer pendant tout le temps de l'évacuation menstruelle.
Berthier a rapporté trois observations d'aliénées qui, à
chaque époque, recouvraient leur raison et la gardaient tant
que durait l'écoulement sanguin, pour la reperdre immédiatement après. Dauby (thèse de Paris, 1866, p. 87) cite un cas
semblable. Ces faits, bien que nombreux, n'en constituent
pas moins l'exception ; ce que l'on constate le plus souvent
c'est l'explosion ou l'augmentation du délire.

Chez les démentes de Danillo[1], deux ou trois jours avan
l'arrivée des époques, on observait les phénomènes suivants.
Les malades ordinairement apathiques devenaient plus vives;
l'expression de la face changeait : elle était plus animée; les
mouvements étaient plus rapides, de même que la parole,
sans que toutefois l'incohérence de l'idéation se fût améliorée.
Chez les hallucinées, les hallucinations devenaient plus intenses; ce phénomène était tellement évident que les malades, généralement tranquilles pendant la période intermenstruelle, quoique toujours hallucinées, s'excitaient à ce point
durant leurs règles, qu'elles réagissaient avec la dernière
intensité sur les excitants extérieurs et les expliquaient dans
le sens de leur délire. Les malades dormaient alors encore
plus mal qu'à l'ordinaire. A la fin de la menstruation,
laquelle durait quatre ou cinq jours, tous ces phénomènes

[1] Danillo. *Revue de médecine*, 1882, p. 755.

s'affaiblissaient pour reparaître avec une nouvelle force à l'époque suivante.

Sauvet assure qu'à l'asile de Fains, il a vu conjointement avec Renaudin, plusieurs femmes qui, pendant l'époque menstruelle, éprouvaient avec un surcroît d'agitation des idées de suicide ou d'homicide vraisemblablement occasionnées, dit-il, par la pléthore.

Certaines aliénées, raisonnables pendant la période inter-menstruelle, sentant gronder l'orage dont les menace l'arrivée de la menstruation, réclament elles-mêmes la surveillance de l'autorité. Elles expriment leur état en disant qu'elles ont alors des *rages*. M. Félix Voisin, dans ses cours de la Salpê-trière (1888), nous disait que l'influence menstruelle chez certaines de ses malades était tellement marquée que, pour prévenir l'accident, il avait coutume de les endormir et de les garder plongées dans le sommeil magnétique jusqu'à la fin de la période cataméniale.

D'après Baillarger[1], c'est pendant la période menstruelle que les maniaques contractent le délire qui leur est fatal.

Schlager[2] a observé l'aggravation de la maladie mentale chez le tiers de ses malades. L'influence de la menstruation se manifestait par des symptômes d'irritation cérébrale, de l'hyperexcitation sexuelle avec période de répit dans l'inter-valle des époques : les malades qui avaient l'habitude de se masturber, le faisaient alors avec frénésie. Voici d'après Renaudin[3] le résumé du long travail du savant professeur de psychiâtrie de Vienne sur les rapports de la menstruation et de ses anomalies avec le développement et la marche de l'alié-nation mentale.

1° L'intensité des manifestations menstruelles est surtout

---

[1] Baillarger. *Gazette des hôpitaux*, 1855.

[2] Schlager. *Zeitschrift für Psychiatrie*, 1855, Bd. XV.

[3] Renaudin. Revue des journaux allemands in *An. médico-psycholo-giques*, 1860, vol. VI, p. 272.

remarquable dans les cas d'hyperphrénie chroniquie où les formations plastiques du cerveau et de ses cavités, ayant en quelque sorte éprouvé un temps d'arrêt, continuent à se développer dans une période aiguë intercurrente.

2º Quand l'hyperphrènie maniaque est compliquée d'épilepsie, c'est pendant la période menstruelle que les accès sont plus multiples et que l'agitation maniaque est des plus désordonnée.

3º Dans l'hyperphrénie mélancolique, c'est au moment de la menstruation que l'on observe la recrudescence de la dépression lypémaniaque. C'est aussi surtout dans cette période que les impulsions au suicide sont plus irrésistibles.

4º Dans les cas où la mélancolie est chronique, la période menstruelle est ordinairement signalée par une certaine agitation intercurrente.

5º Même observation pour les cas d'aphrénie.

Griesinger admet aussi une augmentation des phénomènes psychiques pendant la période menstruelle consécutive, d'après lui, à une irritation du cerveau ayant son point de départ dans les organes génitaux.

Telles sont également les conclusions de Sutherland dont les observations ont porté sur plus de 500 malades.

Schroter a noté une augmentation des symptômes chez 46 de ses malades, et plus spécialement chez 26 dont l'exacerbation était telle qu'elle ressemblait à une attaque d'épilepsie, alors que, pendant la période intermenstruelle, leur état mental était presque normal.

Sur un total de 151 femmes qui, pendant le cours de l'année, présentèrent des accès d'agitation, Giovanni Algeri trouva que chez 97, c'est-à-dire chez les deux tiers, il existait un rapport entre la période d'agitation et la période menstruelle.

Point n'est nécessaire pour que l'influence menstruelle se fasse sentir que la fonction présente des anomalies : l'exacerbation périodique a été observée chez des malades dont la menstruation était parfaitement normale.

Les fonctions utérines jouent un rôle si important chez les aliénés que, d'après Marcé (*loc. cit.*, p. 20) le médecin devrait toujours avoir son attention fixée sur elle, afin de chercher là quelque indication thérapeutique sérieuse. « On a vu le rétablissement des règles, dit-il, servir de crise à une maladie mentale. » Barbier, qui a étudié l'influence de la menstruation sur la marche de la folie, dit que, d'une manière générale, les troubles cérébraux persistent aussi longtemps que les troubles de la menstruation. Sur 68 cas dont les débuts avaient coïncidé avec des troubles menstruels, voici les résultats qu'il a notés : chez 56, aucune guérison ni amélioration ne furent constatées tant que durèrent les troubles menstruels ; la menstruation s'étant rétablie régulièrement chez 40, 20 fois la guérison immédiate s'ensuivit ; 5 fois amélioration puis guérison, 7 fois amélioration, 8 fois seulement la folie ne subit aucune modification.

Il résulte des chiffres que je viens de citer et que je pourrais d'ailleurs augmenter d'autres statistiques non moins éloquentes, que les troubles de la menstruation sont très fréquents chez les aliénées. Le plus souvent primitifs, quelquefois, en apparence, consécutifs à la maladie, ils ne cessent pas d'exercer sur celles-ci une influence considérable, et c'est là, je crois, avec celui qui suit, un des bons arguments à l'appui de ma thèse.

CHAPITRE V

Névroses et menstruation.

Les troubles somatiques chez les névrosés se compliquent presque toujours de troubles psychiques. Le plus ordinairement ils se trouvent réunis; ils peuvent cependant exister séparément, il n'est pas rare même de rencontrer une névrose dont la seule manifestation apparente consiste en troubles psychiques. Seuls ceux-ci nous intéressent. Bien qu'intermittents et survenant le plus souvent sous forme d'accès, ils ne cessent jamais néanmoins de faire sentir leur influence. Ils pèsent à chaque instant sur la conduite de l'homme et de la femme, imprimant à tous leurs actes un cachet de maladie, difficile à distinguer dans certains cas, il est vrai, mais qui ne saurait être négligé pour établir le degré de responsabilité en présence d'un crime ou d'un délit. On peut dire des névrosés, surtout lorsqu'il s'agit d'une femme, qu'ils sont en équilibre instable entre la raison et le délire. Leur état mérite au plus haut point de fixer l'attention du médecin légiste. C'est pourquoi il m'a paru très important de chercher s'il existe une relation entre les névroses et la fonction menstruelle. Si oui, dans quelle mesure agit celle-ci? Intervient-elle dans la genèse même de la névrose, au point de la créer de toutes pièces chez une prédisposée; ou bien, favorise-t-elle simplement le retour périodique de ses manifestations psychiques? Telle est la question; essayons d'y répondre.

§ 1. — HYSTÉRIE ET MENSTRUATION

Je n'ai pas à insister sur l'état mental des hystériques : la question est classique. Rien n'est plus fréquent chez elles que la rapidité et la soudaineté des impressions et des actes (Ball). Elles deviennent subitement homicides, voleuses, incendiaires, etc., etc. Elles sont surtout simulatrices, feignent le suicide, quelquefois même le recherchent. Elles ont des hallucinations des sens, et plus spécialement du sens génital; elles présentent aussi des perversions des sentiments religieux.

La véritable formule de l'état mental des hystériques a été donnée par M. Huchard, dans son intéressant travail publié dans les *Archives de Neurologie*, 1882. « Les hystériques, dit-il, ne savent pas, ne peuvent pas, ne veulent pas vouloir. » Ce qui constitue en effet le fond propre de cette névrose, c'est la faiblesse de volonté, jointe à un besoin perpétuel de s'agiter, d'intriguer, de faire parler autour de soi. Pour arriver à ce but, les hystériques ne reculent devant aucun moyen, tous sont bons; mais elles emploient de préférence le mensonge et la calomnie : elles en possèdent en quelque sorte le génie, c'est là leur arme favorite et elles la manient avec la plus grande habileté. Morel nous dit qu'elles trompent aussi bien leurs maris, leurs parents, que leurs confesseurs ou leurs médecins. Lasègue insiste sur leur duplicité; il en a rencontré chez qui le besoin de tromper s'exaltait jusqu'au délire. Très tenaces et audacieuses, pleines de ruse et de sagacité, elles savent donner de la vraisemblance à tout ce qu'elles racontent, et finissent souvent par convaincre ceux-là mêmes qui sont en garde contre leurs artifices.

« Cette déplorable tendance à la calomnie, dit le professeur Ball (*loc. cit.*, p. 525), peut atteindre, chez les hysté-

riques les proportions d'un crime. L'une des accusations le
plus fréquemment proférées, est celle de viol.» Des procès en
ont souvent été la conséquence, et nombreuses sont les victimes des hystériques. Or, dans la plupart des cas, la menstruation n'a pas été l'objet d'un examen sérieux de la part du
médecin expert, lorsque toutefois, celui-ci n'a pas omis d'y
porter son attention. C'était là une très grande faute; on en
conviendra par ce qui suit.

1. DÉBUT DE L'HYSTÉRIE ET MENSTRUATION. — D'après les
recherches de Georget, de Beau, de Landouzy et de Briquet,
c'est dans l'intervalle compris entre dix et vingt ans, c'est-à-
dire vers la puberté ou à une époque plus ou moins rappro-
chée ou éloignée de celle-ci, que l'hystérie fait sa plus fréquente apparition. Sur un total de 821 malades examinées
par ces auteurs, plus de la moitié ont eu leurs premières attaques à cette époque : 157 entre dix et quinze ans, 259 entre
quinze et vingt ans, 39 seulement sont devenues hystériques
au moment de la ménopause ou après la disparition des règles.

La statistique de Briquet [1] se compose de 392 hystériques
de tout âge jusqu'à soixante-cinq ans. Sur ce nombre 221 doivent invoquer l'influence de la puberté dans l'étiologie de
leur maladie. Bien que cet auteur ne soit pas favorable à la
théorie de l'influence menstruelle sur le développement de
l'hystérie, il n'en conclut pas moins d'une façon générale que
la menstruation chez les 3/8 des femmes peut être considérée
comme cause prédisposante. Il a constaté, onze fois sur
vingt, la suppression subite des règles immédiatement suivie
d'accidents hystériques; il cite 22 femmes chez lesquelles
l'apparition des premiers phénomènes de la maladie coïncida
avec une époque menstruelle : 7 avec la première époque,
15 avec des époques ultérieures.

[1] Briquet. *Traité clinique et thérapeutique de l'hystérie*. Paris, 1859,
p. 71.

Parmi les 227 malades sur lesquelles portent les observations de Beau [1], il faut en compter 35 qui furent atteintes d'hystérie ou d'épilepsie l'année même où elles furent menstruées pour la première fois.

Bernuz [2] a réuni toutes les statistiques données par les auteurs et il a pu constater que, dans un peu plus de la moitié des cas, l'hystérie se manifeste à la révolution pubérale, un peu avant ou un peu après l'établissement de la menstruation.

Je ne serais certes pas très embarrassé, s'il me fallait citer plusieurs observations d'hystérie où la marche de la maladie suivit pas à pas celle de la menstruation. On a vu l'accès débuter au moment de la première période menstruelle, s'en aller en même temps que le flux sanguin pour revenir mathématiquement tous les mois, se suspendre complètement pendant tout l'intervalle qui sépare deux époques ou pendant une grossesse, pour reparaître avec le retour des règles, continuer ainsi régulièrement jusqu'à la ménopause et alors disparaître pour jamais. L'observation qui suit, n'est-elle pas assez probante.

OBSERVATION XXXII. — Mᵐᵉ L..., réglée à seize ans, est prise aussitôt d'une crise hystérique des plus violentes ; le mariage est conseillé. Première grossesse, cessation des accidents ; retour des règles, nouveaux accidents. Seconde grossesse, nouvelle suspension des accès qui reparaissent avec la première menstruation après l'accouchement. (Brachet, *Nature et siège de l'hystérie et de l'hypocondrie*, 1844, p. 132 [3].)

L'hystérie menstruelle a le droit de cité dans les traités de pathologie ; ce droit, elle l'a autant et au même titre que

---

[1] Beau. *Archives générales de médecine*, juillet 1836, liv. XI, p. 341.

[2] Bernutz, cité par Legrand de Saule : *Les hystériques*, p. 25.

[3] Des cas semblables ont été rapportés par F. Hoffmann. *De malo hypochondriaco*, 1750, obs. 6 ; Forestus, *De mulierum morbis*, obs. 31 ; Olliver (d'Angers), *Journal hebdom. de méd.*, t. XI, p. 538. Lucas-Championnière. *Journ. de méd. et de chir. prat.*, 1836, p. 136.

l'hystérie traumatique, l'hystérie alcoolique, l'hystérie satur-
nine, l'hystérie hydrargyrique, l'hystérie tabagique, etc.
Comment comprendre, en effet, que la menstruation qui prend
le plus souvent un caractère maladif et dont le rôle est si
important dans la physiologie générale de la femme, reste
sans influence sur les prédisposées, alors qu'il suffit d'un léger
traumatisme, d'une intoxication quelconque pour éveiller la
névrose hystérique.

De tout temps, la menstruation a été incriminée de favoriser
ou d'engendrer l'hystérie. Il ressort de l'analyse étymologique de tous les noms employés par les anciens pour dési-
gner cette névrose, qu'ils ne lui reconnaissaient qu'une seule
origine : l'origine utérine. Evidemment ils étaient trop
absolus[1], mais ce n'est pas à dire que leur enseignement
péchât en tous points et que l'hystérie menstruelle doive être
reléguée parmi les mythes qu'ils nous ont laissés. Nos pères
décrivaient l'*hysteria a menorrhagiâ.* Rodrigues (de Castres)[2]
disait en parlant du pronostic de l'hystérie : « *Minus malum
est si ex menstruis fiat* », et Sennert[3] : « *Malum nimirum
hoc virginibus familiare est, cum sanguis ad uterum
confluens, ibique excitum quærens, excitum non inveniet...
ut et aliis feminis quibus menses aut post partum purga-
tiones, ex aliquâ causâ evidente, supprimuntur aut non
recte fiunt.* »

Aux yeux de Verette[4], les cas dans lesquels on observe
une coïncidence marquée entre les troubles de la menstruation
et l'apparition de l'hystérie sont si nombreux que, s'il ne
craignait pas de passer pour exclusif, il dirait « qu'il n'est

---

[1] Les auteurs contemporains ne le seraient-ils pas davantage, s'ils
applaudissaient au mot décoché par Georget contre la sympathie
utérine : « *L'utérus n'est qu'une mauvaise poire tapée ?* »

[2] Rodrigues de Castres. Part. II, lib. II, p. 155, année 1614.

[3] Sennert. T. III, part. II, ch. XIII, p. 106, année 1644.

[4] Verette. *De l'hystérie aiguë conséquence de l'arrêt subit de la menstruation.* Paris, 1875, p. 13

pas une seule forme de l'hystérie qui ne puisse reconnaître pour cause efficiente et occasionnelle l'acte de la menstruation. » Il conclut de son travail que :

1° La menstruation a une marche incontestable sur le développement de l'hystérie ;

2° L'arrêt subit peut déterminer des accidents d'hystérie aiguë ;

3° Le praticien doit surtout s'attacher à rétablir le flux cataménial.

Meyer (de Berlin)[1] enseigne que l'hystérie est le résultat d'une irritation qui, de l'utérus ou de tout autre organe, mais surtout de l'utérus, va se réfléchir sur la moelle épinière pour aller jusqu'au cerveau.

Négrier rapporte avoir vu quelquefois des sujets encore très jeunes atteints d'accès hystériques peu prolongés et cependant accompagnés de pertes de l'intelligence : « Ces accès, dit-il[2], se manifestent aux approches des époques menstruelles. » Il ajoute avoir constaté également l'hystérie chez des jeunes filles dont la menstruation avait été excessivement précoce.

Suivant Landouzy, la menstruation en dehors de toute anomalie, de toute irrégularité, de tout désordre, peut être la seule cause de l'hystérie ; et il rapporte un grand nombre d'observations où les accès coïncidèrent avec une menstruation parfaitement normale[3].

Legrand du Saule reconnaît les troubles menstruels comme prédisposant à la névrose hystérique. « Ce genre de prédisposition, dit-il (loc. cit., p. 51) se reconnaît à l'insistance du trouble menstruel et à l'absence d'autres causes, à des douleurs dans le bassin et à des hémorrhagies supplémentaires. »

---

[1] Meyer. *Journal de physiologie de Wirchow*, vol. IX.

[2] Négrier. *Faits pour servir à l'histoire des ovaires*, 1858, p. 167.

[3] Voir entre autres dans son *Traité de l'hystérie*, Paris, 1846, les obs. 14, 107, 124, 137, 138, 186, 211, 224, 259.

Il fait remarquer que, dans ces cas, le retour des menstrues si longtemps qu'ait duré leur suppression, est le signal de la guérison complète de l'hystérie[1]. La folie hystérique, d'après F. Voisin, s'observe à la puberté et souvent aussi après une suppression brusque des règles. Suivant Axenfeld et Huchard[2], les troubles menstruels prédisposent surtout à l'hystérie lente et graduelle.

2. RETOUR DES ACCÈS HYSTÉRIQUES ET MENSTRUATION. — L'hystérie, une fois établie, la menstruation fait encore sentir son influence sur le retour et la marche des accès alors même que la névrose se serait développée en dehors de toute cause génitale.

Beau a constaté que le retour menstruel des accès est le plus fréquent : il est aux autres retours périodiques comme 8 est à 1.

Pinel Scipion fait la même remarque.

La recrudescence des symptômes à chaque époque est telle que souvent la menstruation par le coup de fouet qu'elle donne chaque mois à la maladie devient une cause d'incurabilité.

D'après Brierre de Boismont[3], les symptômes hystériques sont susceptibles, sous l'influence de la menstruation, de prendre les formes les plus variées, de se compliquer de crises épileptiformes, extatiques, cataleptiques, et il déclare que, plusieurs fois, il a constaté dans ce cas quelques-uns des phénomènes du magnétisme animal.

M. le professeur Ball (*loc. cit.*, p. 523) pense de même. Après avoir fait un tableau saisissant de l'état mental de

[1] Voir dans Landouzy plusieurs observations d'hystérie due à la rétention des règles et guérie par la disparition de l'obstacle à l'écoulement sanguin ; entre autres les obs. 328, 329, 331, 339.

[2] Uxenfeld et Huchard. *Traité des névroses*, Paris, 1883, p. 1080.

[3] Brierre de Boismont in *Ann. d'hyg. de médec. légale*, 1850, t. X, p. 386.

l'hystérique, il continue en ces termes : « Tous ces accidents que nous venons de signaler redoublent d'intensité aux époques menstruelles et *c'est surtout alors qu'on voit apparaître le caractère hystérique sous ses véritables couleurs.* »

§ 2. — ÉPILEPSIE ET MENSTRUATION

Le délire des épileptiques est impulsif et brusque ; il peut accompagner une attaque de petit mal, difficile à diagnostiquer et passant souvent inaperçue. L'impulsion peut même exister en dehors de toute attaque apparente et constituer à elle seule toute la maladie. C'est là une forme larvée de l'épilepsie, relativement assez fréquente et qui met bien souvent des irresponsables aux prises avec la justice.

La première période menstruelle, au dire des auteurs, est capable de juger l'épilepsie essentielle, désignée sous l'expression de *mal des enfants*. « Ceux qui sont pris d'épilepsie avant la puberté, dit Esquirol (p. 157), guérissent lorsque cette crise est finie. »

Beau (p. 344) a établi que c'est à la puberté que l'épilepsie a sa plus grande fréquence, chez la jeune fille surtout. Sur neuf femmes, la maladie s'est développée de douze à quinze ans trois fois ; de quinze à vingt ans, quatre fois.

La circonstance qui agit comme cause occasionnelle dans l'apparition de l'épilepsie, peut être suivie immédiatement de son effet ou être séparée par un intervalle plus ou moins long. A ce sujet, voici les chiffres donnés par Beau :

Épileptiques chez qui la cause a agi au moment des règles 30
— chez qui l'effet a été immédiat. 17
— chez qui l'effet a été médiat 4
— chez qui l'effet a été douteux. 4
— chez qui l'effet a été nul 5

L'observation faite pour l'hystérie par Pinel Scipion et Beau, les mêmes auteurs la font pour l'épilepsie. Les chiffres les plus forts, exprimant les retours périodiques des attaques chez les malades de Beau, sont 57 et 30 : or, le premier appartient au retour mensuel, le second au retour hebdomadaire.

Tissot[1] parle d'une épilepsie liée à la fonction menstruelle : il la décrit sous le nom d'*épilepsie ovarique*.

Voici, suivant Marotte[2], quelle est l'influence de la menstruation sur le retour et la marche des attaques épileptiques :

1° La menstruation peut n'avoir concouru en rien à la production de l'épilepsie, mais donner néanmoins une impulsion aux attaques ;

2° L'épilepsie, tout en étant antérieure à l'établissement des règles, reçoit quelquefois une activité inaccoutumée des retours périodiques de la menstruation, et ses attaques deviennent plus fréquentes ;

3° L'épilepsie, quoique produite par d'autres causes efficientes que la menstruation, revient néanmoins périodiquement, simultanément, avec le retour des règles.

Les conclusions de J.-G.-F. Maisonneuve[3], de Schlager, sont aussi affirmatives.

Lawson Tait[4] a constaté qu'à chaque époque les attaques d'épilepsie augmentent de nombre, d'intensité, et que la malade présente alors une agitation considérable. D'après MM. Axenfeld et Huchard, il existe une influence réciproque entre la menstruation et le mal comitial[5]. « On sait, en effet,

---

[1] Tissot. *Traité de l'épilepsie*. Paris, 1778.

[2] Marotte. Son rapport est basé sur de nombreuses observations. *Revue médico-chirurgicale*, 1851.

[3] Maisonneuve. *Recherches et observations sur la menstruation et l'épilepsie*. Paris, 1803.

[4] Lawson Tait. *Obst. journal*, I, 1873-74.

[5] Nous n'observons, du reste, aujourd'hui que ce qu'Hippocrate a écrit il y a près de 25 siècles : « Il est avantageux, dit-il, que les flux fémi-

disent ces deux auteurs (*loc. cit.*, p. 862), que les attaques surviennent plus souvent chez les femmes au moment des époques menstruelles et que celles-ci deviennent très irrégulières par le fait même de l'épilepsie. »

Griesinger accuse l'âge critique de donner un coup de fouet à l'épilepsie larvée : c'est cette recrudescence qui expliquerait certains crimes féroces accomplis par des femmes jusque-là très honnêtes.

Ce qui prouve encore l'existence de rapports entre la menstruation et l'épilepsie, c'est l'influence généralement heureuse que la grossesse exerce sur cette maladie. Il résulte, en effet, des opinions des gynécologistes les plus compétents, consignées dans la thèse du Dr Raoul Béraud [1], que, sous l'influence de la grossesse, l'épilepsie s'améliore, guérit quelquefois, mais souvent ne disparaît que pendant la gestation et apparaît de nouveau après l'accouchement lors du premier retour des règles [2].

§ 3. — CHORÉE ET MENSTRUATION

Les désordres psychiques sont fréquents chez les choréiques [3] : leur caractère est irritable, ils ont des insomnies terribles, des cauchemars, des hallucinations accompagnées de délire et de véritables accès de manie aiguë et de coprolalie.

Or, souvent la menstruation intervient dans l'étiologie de

nins ne s'arrêtent pas ; de l'arrêt résulte l'épilepsie, je pense. » (T. V, p. 703)

[1] Raoul Béraud. *De l'épilepsie dans ses rapports avec la grossesse et l'accouchement*. Th. de Paris, 1884, p. 17 à 22.

[2] Voir Obs. in Clamant. Thèse de Paris, 1883, p. 16.

[3] Voir Marcé. *De l'état mental des choréiques*, in *Mémoires de l'académie de médecine*, 1860. Rigal, in *Ann. d'hyg. et de méd. légale;* Ball, *loc. cit.*, p. 530.

la chorée. Fréquemment on a vu celle-ci débuter à la puberté soit qu'elle commençât un peu avant ou un peu après la première époque, soit qu'elle coïncidât exactement avec l'écoulement sanguin.

Elle peut succéder à une suppression brusque des menstrues et guérir par le retour physiologique ; on l'a notée quelquefois à la ménopause. A chaque période, les symptômes redoublent d'intensité et de force. Dans certains cas, la chorée paraît si bien liée à la fonction ovarienne, qu'il suffit de supprimer l'influence menstruelle par une grossesse pour la faire disparaître.

OBSERVATION XXXIII. — Suppression des règles chez une marchande de dix-sept ans, aussitôt apparition de la chorée. Retour des règles, disparition de la chorée. Nouvelle suppression des règles, nouvelle apparition de la chorée. L'intelligence se trouble. Administration du sirop de strychnine. Après soixante jours environ, la guérison est obtenue : les règles n'avaient pas reparu, mais il y avait état de grossesse. (Trousseau, *Bull. général de Thérapeut.*, sept. 1846.)

§ 4. — CHLOROSE ET MENSTRUATION

Sandras était certainement dans l'erreur quand il écrivait qu'il n'est pas une seule forme d'aliénation mentale qui ne reconnaisse la chlorose comme cause. Il n'en existe pas moins un état psychique des chlorotiques, rappelant un peu celui des hystériques. D'après Trousseau [1], la chlorotique devient irascible, bizarre, et les troubles intellectuels vont quelquefois jusqu'à la folie. Le Dr Drouet [2] a prouvé que la chlorose était la cause qui avait amené le plus de malades dans les asiles d'aliénées pendant les années qui suivirent la guerre.

[1] Trousseau. *Loc. cit.*, t. III, p. 543.
[2] Drouet. In *Ann. méd. psycholog*, 1872.

Ici encore nous avons l'influence menstruelle : elle est admise du reste par presque tous les auteurs. La plus grande fréquence de cette maladie, chez la femme, semble déjà indiquer que l'appareil sexuel n'est pas étranger à son étiologie. Hoffmann ne lui reconnaît pas d'autre origine. Son apparition paraît intimement liée à l'évolution des organes génitaux : c'est au moment de la puberté en effet qu'on l'observe le plus souvent ; c'est ce qui lui a valu les noms de *cachexia virginum* et de *fièvre amoureuse*.

Les troubles fonctionnels (aménorrhée, dysménorrhée, ménorrhagie) sont constants dans la chlorose. « La grande sécrétion ovulaire de la femme se supprime très souvent avec la menstruation qui en est la conséquence. »

La chlorose peut apparaître subitement à la suite d'une suppression brusque des règles, par une vive émotion ou par toute autre cause. Trousseau a décrit une chlorose *ménorrhagique*. « Des règles trop copieuses, dit cet illustre praticien (*loc. cit.*, t. III p. 543), causent l'altération et la dissolution du sang, et l'altération et la dissolution du sang sont une cause d'hémorrhagie utérine », et nous tombons ainsi dans un cercle vicieux qui nous explique la profonde anémie et le profond état chlorotique dans lesquels tombent les femmes ménorrhagiques.

Certains auteurs [1] ont accusé la ménopause d'occasionner la chlorose, même chez les femmes non sujettes à des métrorrhagies.

§ 5. — GOITRE EXOPHTHALMIQUE ET MENSTRUATION

Les troubles psychiques et nerveux, à des degrés divers, sont à peu près constants dans la maladie de Graves ; quel-

[1] Voir Osterloh. *Quelques détails statistiques sur la menstruation*, in *Berlin. Klin Wochens*, 1879, n° 21, p. 310.

quefois même ils dominent la scène, alors que les symptômes organiques font défaut ou sont à peine indiqués. Ils varient à l'infini, depuis la simple bizarrerie de caractère jusqu'à l'aliénation mentale [1]. Les malades deviennent fantasques, irascibles, ingrats, égoïstes, sujets à de violentes antipathies contre les personnes de leur entourage et plus particulièrement contre celles qui étaient l'objet de leur affection ; la vie avec eux devient très difficile. « Leur exigence, dit Trousseau, ne peut trouver d'excuse que dans la maladie, » et il cite [2] l'observation d'une jeune fille qui, ordinairement d'un caractère très doux, devint alors emportée, irrespectueuse et presque violente. « A ces inégalités de caractère, ajoute le professeur Ball [3], peut succéder une véritable psychose. »

Or, la maladie de Graves est beaucoup plus fréquente chez la femme que chez l'homme : sur 50 cas rapportés par Withuisen, 8 seulement se rapportent à l'homme. M. Ball attire l'attention sur ce fait que presque tous les cas de goitre exophthalmique dans lesquels la folie a été observée, se rapportent au sexe féminin.

M. le professeur Charcot, dans la première observation de maladie de Basselow qui ait été publiée en France, faisait remarquer à la *Société de Biologie* (1856) que cette maladie se rencontre souvent « chez les femmes mal réglées et de vingt à trente ans », c'est-à-dire pendant la période la plus active de la vie sexuelle.

Trousseau, qui a signalé l'hypertrophie des mamelles dans le goitre exophthalmique, insiste à plusieurs reprises dans ses *cliniques* sur les troubles de la menstruation, et leur attribue une influence étiologique prépondérante. « L'exophthalmie, dit-il (t. II, p. 552), se prononce surtout sous l'in-

---

[1] Voir Obs. in Tissier : *Du goût exophthalmique.* Paris, 1863.
[2] Trousseau. *Loc. cit.*, t. II, p. 558.
[3] Ball. *Leçons sur les folies névropathiques*, Paris, 1884, p. 538.

fluence des émotions morales ou aux époques menstruelles, »
et il rapporte plusieurs observations[1] qui ne laissent aucun
doute à ce sujet.

Quelques pages plus loin il continue : « La plupart des
femmes qui sont affectées de la maladie de Gravrs, ont de
l'aménorrhée. Chez elles, au début, la menstruation est troublée, bientôt supprimée. » Il y revient à la page 573 ; après
avoir signalé les rapports qui existent entre les paroxysmes
de la maladie et l'effort cataménial, et laissé espérer que le
clinicien trouvera peut-être dans ces rapports de précieuses
indications thérapeutiques, il ajoute : « La maladie, chez les
femmes, semble se juger quelquefois par le retour des règles
et la grossesse[2]. »

Je n'insiste pas davantage ; l'autorité de l'éminent clinicien
doit me suffire. Pour lui, le rôle de la menstruation est si
important que « l'issue heureuse de la maladie ne doit être
espérée qu'à partir du moment où la fonction menstruelle est
bien établie ».

Telle est l'influence de la menstruation sur le développement et la marche des névroses. Elle est assez marquée et
assez fréquente pour mériter toute l'attention du médecin
légiste. Les troubles menstruels et les troubles psychiques
marchent si bien de pair dans les névroses, que si l'on divi-
sait celles-ci en névroses avec troubles menstruels et névroses
sans troubles menstruels, à cette division correspondrait
exactement cette autre : névroses avec troubles psychiques,
névroses sans troubles psychiques.

C'est là un fait curieux et qui m'a paru intéressant d'être
signalé en terminant.

[1] Voir pages 573, 575 et suivantes.
[2] Le Dr Fallen, dans sa thèse inaugurale (Paris 1889) rapporte plusieurs cas de goitre exophthalmique, avec troubles cataméniaux et
paroxysmes menstruels, améliorés ou guéris par la grossesse.

CHAPITRE VI

Etiologie et pathogénie des psychoses menstruelles.

§ 1. — MÉCANISME DES PSYCHOSES MENSTRUELLES

Les psychoses menstruelles, avons-nous dit, sont d'origine sympathique. Pareille explication ne saurait avoir de la valeur et ne serait qu'un grand mot dissimulant assez mal notre ignorance, si nous nous contentions d'affirmer qu'il existe une sympathie menstruelle, sans dire pourquoi et comment elle agit. Nous devons aussi et surtout donner les raisons de son existence et de son mécanisme; les faits cliniques ne nous suffisant pas pour cela, nous devons nous adresser à l'étude de l'anatomie et de la physiologie du système nerveux.

L'anatomie nous démontre qu'aucun organe, plus que ceux de la génération, ne présente des relations plus intimes et plus nombreuses avec les centres nerveux. Nous trouvons dans ces organes et plus spécialement dans les ovaires et l'utérus, toute une pléiade de ganglions sympathiques, puis un riche réseau de nerfs mixtes émanant des plexus hypogastriques, sacro-lombaires, coccygiens et fémoraux[1].

Tous ces plexus nerveux, par leur anastomose et leurs vastes

[1] Si l'on prend un morceau de l'utérus d'une lapine pleine et qu'on le plonge dans l'eau chaude, on constate très nettement pendant un temps assez long (trois quarts d'heure, une heure même) des contractions fibrillaires; ce qui certainement n'existerait pas à un degré aussi prononcé, si l'utérus ne renfermait pas des ganglions sympathiques, jouant le rôle de petits centres nerveux automoteurs propres.

ramifications, sont en rapport avec les autres plexus et ganglions du trisplanchnique. Or, les savants travaux de Claude Bernard sur le grand sympathique ont démontré toute l'influence fonctionnelle, qui, par l'intermédiaire de ce nerf, s'exerce des organes au cerveau et réciproquement. Et nous n'avons plus aucune peine à comprendre comment de si surprenants phénomènes que ceux dont nous avons parlé, puissent s'observer pendant la menstruation, alors que toutes les périodes de cette difficile fonction s'accomplissent au milieu d'un si puissant foyer nerveux en connexion si intime et si directe avec l'axe cérébro-spinal. La même raison anatomique nous explique pourquoi les troubles nerveux menstruels appartiennent plus fréquemment à l'ordre des perturbations fonctionnelles du système ganglionnaire, et présentent ces caractères vagues, mobiles, changeants, appelés par Sandras *état nerveux*, qualifiés par Cerise de *névropathie protéiforme* et décrits plus récemment par Bouchut sous le nom de *nervosisme*.

Les relations anatomo-physiologiques qui existent entre les organes génitaux de la femme et le système nerveux central et périphérique, sont mises en lumière, non seulement par la dissection, mais encore par les expériences de laboratoire. Flourens, Longet, Vulpian, Frankenhauser ont provoqué, en effet, chez les animaux divers mouvements des ovaires, des cornes et du corps de l'utérus, en irritant le bout central des nerfs spinaux, certains endroits de la moelle et de l'écorce grise des hémisphères.

Selon Krafft-Ebing, la période congestive de la menstruation, avec rupture subséquente du follicule, provoque une irritation réflexe des nerfs de l'ovaire. Celle-ci irait toujours en augmentant et atteindrait son maximum à la seconde période de la fonction, c'est-à-dire au moment de l'écoulement sanguin ; elle serait assez forte pour rompre l'équilibre de l'innervation normale et provoquer des troubles de toutes sortes.

Mais quel serait le mécanisme de la production de ces troubles? Sont-ils purement réflexes? Avons-nous affaire à un simple trouble de la force vitale, à un trouble dynamique, à un trouble *sine sede et sine materia*, ou bien existe-t-il une lésion anatomique qui puisse les expliquer, comme par exemple : une phlegmasie cérébrale consécutive à une phlegmasie utéro-ovarique menstruelle?

Cette dernière hypothèse a pour elle l'autorité de Meyer (de Berlin), qui, dans de nombreuses autopsies, a trouvé, en même temps que des méningites suppurées, une inflammation de l'utérus ou du péritoine pelvien [1].

Je préfère la théorie de Plüger : cet auteur enseigne que l'irritation des nerfs ovariens, par l'effet de la menstruation, se porte spécialement aux nerfs vaso-moteurs de l'utérus; de là, se transmet aux organes nerveux centraux pour réagir sur leur circulation, en sorte que la psychopathie menstruelle aurait son explication dans la congestion cérébrale. Et de fait pourquoi le cerveau, sous l'influence du molimen menstruel, ne se congestionnerait-il pas comme se congestionnent les seins et tant d'autres organes? D'autre part, l'examen du pouls et des contractions cardiaques ne nous montre-t-il pas que la circulation, pendant la période menstruelle devient plus agitée, plus forte, plus active ?

Vulpian, cherchant les raisons de l'écoulement sanguin dont s'accompagne l'ovulation, en donne l'explication suivante : « Lorsque la maturition d'une vésicule de de Graaf est sur le point d'arriver à son terme, l'utérus devient le siège d'un travail préparatoire dont la nature est loin d'être connue. L'impression qui en résulte, est transmise au cerveau et *elle suspend l'activité des parties de ces centres qui régissent*

---

[1] Werth de Kiel dit avoir rencontré des lésions organiques de l'encéphale chez plusieurs femmes qui étaient devenues folles à la suite d'opérations pratiquées sur l'appareil utéro-ovarien : in *Annal. de gynécologie*, août 1888. Savage a fait la même constatation chez deux femmes atteintes d'aliénation à la suite d'opération du sein.

le tonus des vaisseaux; une congestion se produit alors et les vaisseaux laissent échapper le sérum et les globules sanguins en quantité variable. » Cette impression qui suspend l'activité des centres commandant aux vaisseaux utérins et que l'illustre physiologiste invoque pour expliquer la congestion utéro-ovarienne, pourquoi n'agirait-elle pas sur les centres voisins présidant à l'irrigation sanguine cérébrale, ou encore mieux sur les centres nobles eux-mêmes commandant aux fonctions intellectuelles et aux fonctions morales ?

Il paraîtra peut-être surprenant qu'à une si faible excitation partie des organes génitaux succèdent de si graves désordres cérébraux. Et d'abord, rien ne prouve le peu d'intensité de cette excitation : les souffrances qu'endurent la plupart des femmes, disent hautement le contraire. Admettons néanmoins que l'excitation ovarique soit très faible ; mais elle est prolongée, elle est continue pendant plusieurs jours. Or, la physiologie expérimentale a prouvé, dans ces dernières années, que les irritations périphériques très faibles, mais continues, augmentent considérablement l'excitabilité de la couche corticale, et, par addition lente et prolongée de leurs effets, sont capables d'exercer du côté du cerveau une action sympathique très sérieuse. Ceci du reste est d'accord avec la loi des causes infinitésimales énoncées par Maupertuis au siècle dernier : « La nature arrive à certains résultats très prononcés par une série de causes très minimes et peu appréciables à elles seules. »

Et puis, quelque minime que soit cette excitation, il faut encore tenir compte du sujet sur lequel elle s'exerce. Or, si l'homme, suivant l'expression de Halle, est la partie musculaire du genre humain, la femme en est la partie nerveuse. Et cet état nerveux particulier, qui constitue le fond même de son tempérament, n'en fait-elle pas un terrain admirablement préparé pour l'éclosion de tous les troubles d'ordre réflexe ?

« Quand je dis : femme, écrit Rabelais, je dis un sexe tout fragile, tout variable, tout inconstant et imparfait, que nature me semble (parlant à tout honneur et révérence) s'être égarée de ce bon sens, par lequel elle avait créé et formé toutes choses quand elle a basti l'homme. Et, ayant pensé cent et cinq cent fois, ne sait à quoi me résoudre, sinon que forgeant la femme, elle a eu égard à la sociale délectation de l'homme et à la perpétuité de l'espèce humaine, plus qu'à la perfection de l'indivuale muliébrité. » Nos pères avaient coutume de dire : « *Varium et mutabile femina quæ colligit atque ponit iram temere et mutabitur in horas.* » Chez la femme, en effet, le système nerveux est très instable. Les trois grands appareils qui le composent : encéphale, axe bulbo-spinal et sympathique, sont liés par une subordination bien moins assurée que chez l'homme, et, pour troubler une harmonie si précaire, la menstruation est certainement une cause plus que suffisante.

§ 2. — DES CAUSES PRÉDISPOSANTES ET ADJUVANTES.
COMMENT ELLES AGISSENT

D'après ce que nous venons de voir, le processus physiologique qui se fait pendant l'ovulation, sans que celle-ci franchisse, pour ainsi dire, le degré d'excitation normale, peut occasionner du côté d'un cerveau parfaitement sain les plus grands désordres sympathiques. Mais si la femme est prédisposée, si son cerveau offre un *locus minoris resistentiæ*, si la menstruation est en souffrance et présente des anomalies, si à la cause ovarique ou cérébrale viennent s'ajouter d'autres causes agissant dans le même sens, n'est-il pas certain que nous aurons plus de chance de voir se manifester la sympathie menstruelle, et que sa fréquence et son intensité seront en raison directe de l'état pathologique préexistant constaté du côté du cerveau ou de la menstruation ?

L'ordre que nous avons à suivre dans cette étude, paraît tout indiqué. Nous étudierons tout d'abord les causes prédisposantes qui agissent sur toutes les femmes soumises à la fonction ovarique, quelle que soit l'époque de leur vie sexuelle; nous aurons à examiner ensuite des causes prédisposantes plus particulières à certaines femmes et qui varient suivant qu'on les considère à la puberté, pendant la période active ou la ménopause. D'où deux parties :

A. — Causes prédisposantes agissant sur toutes les femmes.

Elles peuvent être d'origine cérébrale ou d'origine menstruelle.

1° Causes prédisposantes d'origine cérébrale.

Le rôle joué par la prédisposition dans l'étiologie et la pathogénie des psychoses menstruelles, est des plus importants. Je le mets en première ligne, même avant celui joué par les troubles menstruels. Bien que des observations nombreuses et recueillies avec le plus grand soin établissent que le molimen menstruel est capable, à lui seul, en dehors de toute prédisposition, de provoquer l'action pathologique du cerveau, il n'en reste pas moins démontré que, dans la majorité des cas, les malades présentent des antécédents nerveux. C'est un point que le médecin expert ne doit pas oublier et sur lequel il ne doit jamais manquer de porter son attention.

Une femme est prédisposée lorsqu'elle présente une grande irritabilité de la masse nerveuse se traduisant, sous l'influence de la cause la plus légère, par des modifications du caractère, des convulsions, des spasmes, voire même de simples palpitations. Dans ce cas, la prédisposition est patente et n'échappe pas à l'examen d'un bon observateur; d'autres fois, elle est occulte, et se déclare brusquement par l'apparition de troubles mentaux. Au point de vue étiologique, elle peut être héréditaire, congénitale ou acquise.

La prédisposition héréditaire a pour caractère d'être transmise par les ascendants qui étaient eux-mêmes affectés d'aliénation mentale ou de névroses diverses. Très tenace et très bizarre, elle peut rester à l'état latent pendant plusieurs générations sans rien perdre de sa puissance.

La prédisposition congénitale n'est autre chose que l'idiosyncrasie : elle imprègne la constitution tout entière, lui donne une expression spéciale et constitue le tempérament nerveux.

La prédisposition acquise est la conséquence, l'aboutissant de toutes les causes morbides, physiques ou morales qui peuvent modifier l'organisme et diminuer sa résistance ; l'éducation en est pour la femme un des facteurs les plus actifs.

Au point de vue psychologique qui nous occupe, il est une quatrième prédisposition que j'ai bien garde de passer sous silence, étant donné son importance. Je l'appellerai la *prédisposition du moment;* elle tient surtout à l'âge, aux habitudes à la position sociale, au milieu, en un mot aux dispositions, à l'état moral de la femme au moment où elle se trouve surprise par la menstruation.

Éducation, âge, habitudes, position sociale, milieu, tels sont les principaux agents qui, en dehors de l'hérédité et de la naissance, me paraissent exercer la plus grande influence, comme causes prédisposantes, dans la genèse des psychoses menstruelles.

Que l'on ne s'étonne pas de rencontrer tant de femmes soumises à l'influence menstruelle. Elles ont toutes, à des degrés divers, un germe de prédisposition, n'auraient-elles que celui qu'elles tiennent de leur nature même et qui rend leur système nerveux beaucoup plus vulnérable que celui du sexe fort. Elles sont nombreuses celles qui, à leur insu et sans que personne ne s'en doute, ont élu domicile sur les frontières de la folie, « cette région, dit le professeur Ball[1], que l'on croit habituellement déserte et qui renferme non passix cent mille, mais plusieurs millions d'habitants. » Et puisqu'un rien suffit pour faire franchir la barrière, on comprend comment le simple processus menstruel puisse amener un si grand nombre de femmes sur le territoire de l'aliénation mentale.

2° Causes prédisposantes d'origine menstruelle.

Avant d'étudier par quel mécanisme les troubles de la sphère génitale augmentent la sympathie menstruelle, il ne sera pas sans intérêt de signaler, en passant, quelques groupes de femmes qui, par le seul fait du genre de vie qu'elles mènent, de la disposition d'esprit où elles se trouvent, du milieu qu'elles fréquentent, sont plus exposées que d'autres à éprouver des dérangements dans leurs époques, en dehors, bien entendu, des autres causes banales qui interviennent généralement dans l'étiologie des anomalies menstruelles. La chose me paraît d'autant plus importante au point de vue médico-légal que bien des femmes, suivant le conseil de Mme de Gasparin: « *La femme ne doit pas se laisser voir dans la triste réalité de la nature,* » évitent, par une fausse pudeur, d'entrer dans certains détails, qu'elles voudraient bien laisser deviner, mais dont l'aveu semble les humilier[1].

Je signalerai tout d'abord les jeunes filles qui sont élevées dans les maisons d'éducation: chez elles, le premier établissement de la fonction ovarique est toujours très pénible, et elles

---

[1] Ball. *Les frontières de la folie* in *Encéphale*, 1882, p. 6.

[2] Il n'est pas une femme, aurait-elle même perdu toute la pudeur et la vergogne de son sexe, qui ne fasse un certain mystère de tout ce qui a trait à la menstruation et en cause librement. Lombroso et Pasini, ayant examiné 122 femmes criminelles (homicides, infanticides, voleuses ou empoisonneuses), ont constaté que la plupart rougissaient lorsqu'ils les interrogeaient sur leurs troubles menstruels, alors qu'elles ne trahissaient aucune émotion, lorsqu'ils évoquaient le souvenir de leurs crimes. Voir Lombroso : *L'homme criminel*, trad. Paris, 1887, p. 306

sont bien rares celles dont les époques sont régulières et ne s'accompagnent d'aucun trouble. Même observation doit être faite pour celles qui quittent leurs familles, alors qu'elles sont déjà réglées : dès leur arrivée dans le pensionnat ou quelque temps après, leur menstruation devient difficile, douloureuse, irrégulière, quelquefois même se supprime complètement.

Les perturbations menstruelles sont encore plus prononcées, si au changement de demeure vient s'ajouter le séjour dans une grande ville. Le nouveau genre de vie, les habitudes qu'on ne tarde pas d'y contracter, exercent une si triste influence sur la fonction que la plupart des nouvelles venues. au dire de Trousseau [1], cessent d'être réglées.

« Rien n'est plus commun, dit également Brierre de Bois- mont [2] que de voir des jeunes filles arriver de la campagne se mettre en condition à Paris et avoir presque aussitôt une diminution ou une suppression de leurs règles. »

C'est ce qui se passe aussi dans les couvents : les novices qui y viennent prononcer leurs vœux, sont le plus souvent frappées d'aménorrhées ou d'autres troubles menstruels. Voici du reste, au sujet de la menstruation chez les religieuses, ce que pense Pidoux, dont l'étude a porté plus spécialement sur les religieuses cloîtrées : « C'est lorsque les règles sont déjà bien établies que la vie claustrale commence. Il est rare qu'après quelques mois, il n'y ait pas une diminution fort notable dans la quantité de l'hémorrhagie fonctionnelle de l'utérus. Je n'en ai observé aucune qui fût réglée très exacte- ment et à jour fixe ; mais, chez la plupart, c'est une apparition qui, tout au plus, dure vingt-quatre heures, une véritable signature, laquelle pourtant conserve son importance vis-à- vis de la santé de ces personnes. Il semble que leur économie tout entière ait subi la même modification que l'appareil utérin, de manière à ce que l'harmonie des fonctions n'en

[1] Trousseau. *Loc. cit.*, t. II, p. 630.
[2] Brierre de Boismont. *Traité de la menstruation.* Paris, 1842, p. 142.

soit pas troublée. Cet équilibre ou plutôt ce consentement de tout l'organisme vivant à accepter la loi de l'appareil sexuel ne s'établit pourtant que très graduellement et souvent à travers mille accidents qui finissent par faire contracter à certains appareils des habitudes pathologiques. » Laennec raconte que dans un couvent où la règle était très sévère et où les religieuses et les novices avaient continuellement l'esprit fixé sur les punitions et les châtiments de l'autre vie, la menstruation était constamment en détresse et se supprimait presque toujours. Ceci dit, revenons à notre sujet.

D'après certains auteurs, il n'y aurait aucune relation de cause à effet entre les troubles menstruels et les troubles psychiques. Ceux-ci ne devraient être considérés que comme le résultat de l'inquiétude, de la préoccupation morale dans laquelle se trouvent les femmes qui souffrent de l'utérus ou de ses annexes. Je reconnais qu'il y a là une cause, mais une simple cause adjuvante, favorisant dans une certaine mesure la sympathie menstruelle en ajoutant son action à celle des troubles qui, eux, sont la cause principale et essentielle. Dire le contraire serait éloigner la sympathie menstruelle et nier une vérité qui tombe sous les sens. Ce qui vient à l'appui de ma théorie, c'est que les troubles psychiques comme nous l'avons dit, s'observent en dehors de toute anomalie et de tout état de souffrance de la menstruation, et qu'ils existent chez des folles inconscientes de leur situation et chez lesquelles, par conséquent, l'inquiétude et la préoccupation morale ne sauraient être revendiquées.

Les lésions de l'utérus et des ovaires pouvant à elles seules développer et entretenir un état mental, il est évident que la femme affligée de pareilles affections offre une cause de prédisposition, que n'a pas celle dont les organes de la génération sont parfaitement sains. La chose se comprend d'autant mieux que les troubles organiques se compliquent presque toujours de troubles fonctionnels et reçoivent, à chaque mois,

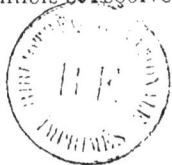

S. ICARD.

7

une nouvelle poussée, augmentant d'autant leur influence psycho-morbide. Ce point a déjà été élucidé; je n'y reviendrai pas et n'étudierai ici que la prédisposition créée par les seuls troubles de la menstruation, à savoir : l'aménorrhée, la ménorrhagie et la dysménorrhée.

1. Aménorrhée. — a. *Intoxication du sang.* — Si le sang menstruel possédait réellement toutes les propriétés toxiques que lui attribuaient les anciens et que lui attribuent encore de nos jours certaines peuplades sauvages et les bonnes gens de la campagne, l'explication des psychoses menstruelles sous l'influence de l'aménorrhée n'offrirait pas grande difficulté. Nous aurions affaire à une intoxication se manifestant par un délire analogue à celui de l'alcoolisme, de l'urémie ou à tout autre d'origine toxique.

C'est ainsi que Houillier [1] expliquait la mélancolie *a resistente menstrua purgatione*, par l'impureté des esprits vitaux et le reflux du sang vicié de l'utérus au cerveau. « L'expérience journalière, dit-il, fait tellement voir la puissance de ces sécrétions interceptées sur l'esprit, que ce serait vouloir prouver qu'il fait jour en plein midi que d'en essayer la démonstration. » Les anciens, en effet, considéraient la menstruation comme une sorte d'émonctoire naturel destiné à débarrasser l'organisme de principes éminemment délétères. C'est cette erreur physiologique qui valut aux femmes toutes ces pratiques barbares auxquelles elles étaient condamnées pendant la période menstruelle, et leur mérita cet adage qui avait cours dans l'antiquité : « *Mulier pulchra, sepulcrum dealbatum, splendidum exterius sed interius sanie et sordibus plenum,* » ou cet autre : « *Mulier speciosa, templum ædificatum super cloacam.* »

Au livre VII, ch. xv, de son *Histoire naturelle*, Pline

[1] Houillier. *Maladies internes*, liv. Ier.

l'Ancien a écrit : « *Nihil facile reperiatur mulierum profluvio magis monstrificum.* » D'après cet auteur, et son opinion fit école, la toxicité du sang menstruel est si violente qu'il suffit de sa vapeur ou de son seul contact pour éprouver immédiatement son action nuisible : les vins nouveaux s'aigrissent, les semences deviennent stériles, les jeunes plantes sont brûlées, les greffes des arbres meurent et les fruits tombent tout desséchés, la glace des miroirs se ternit, le tranchant de l'acier s'émousse, le cuivre et le fer se rouillent, la beauté de l'ivoire disparaît; les abeilles en meurent et les chiens qui en goûtent deviennent enragés, etc.

Pour détruire les chenilles et autres insectes nuisibles aux récoltes et aux jardins, il suffit, d'après Columelle, qu'une femme, ayant ses menstrues, se promène à travers champs, les vêtements relevés jusqu'au-dessus des reins. De même Élien, pour détruire les limaces des potagers, propose d'y faire promener une dame à *l'époque où elle est en communication réglée avec l'astre des nuits.*

D'autres auteurs, au contraire, exaltent les vertus bienfaisantes du sang menstruel. Pline le Jeune lui attribue une influence heureuse sur la marche de divers phénomènes naturels et morbides : la présence d'une femme, au moment de ses règles, à bord d'un navire, conjure la tempête, et l'administration du sang menstruel soit en topique, soit à l'intérieur, isolée ou combinée à celle d'autres médicaments puissants, peut guérir les maux de tête, les maladies de la peau, etc. Boerhaave[1] parle d'un arbre qui pousse en Palestine et dont les racines sont si puissantes qu'elles ne cèdent à aucune force humaine : les prêtres juifs disent qu'il n'est qu'un seul artifice capable d'en venir à bout, c'est de faire promener tout autour de l'arbre une femme qui ait ses

---

[1] Boerhaave. *Prælectiones academiæ*, etc. Gottingue, 1739-1744, t. V, part. II, p. 517.

menstrues. Des hérétiques (*les gnotistes*), suivant saint Epiphane, allèrent jusqu'à enseigner que le sang des menstrues était le sang du Christ, et ils le mêlaient comme élément divin au breuvage monstrueux qu'ils buvaient dans leurs cérémonies religieuses.

Le temps et la science ont fait justice de toutes ces croyances superstitieuses, et nous ne sommes plus en droit aujourd'hui de revendiquer la raison d'intoxication pour expliquer les troubles psychopathiques consécutifs à l'aménorrhée : le sang des menstrues, en effet, ne diffère que peu du sang veineux; suivant l'expression hippocratique, il est aussi pur que celui d'une victime [1].

Andral et Gavarret [2] ont constaté que la production d'acide carbonique croît jusqu'à l'apparition des règles, reste stationnaire jusqu'à l'époque de la ménopause, augmente à ce moment pendant un temps assez court, puis décroît jusqu'à l'extrême vieillesse. En outre, chaque fois que les règles sont supprimées, le chiffre d'acide carbonique exhalé augmente momentanément. Les règles pourraient donc être considérées comme une sorte de dérivation, une soupape de sûreté, par laquelle l'économie se débarrasserait d'une partie du sang dont les matériaux non utilisés encombreraient l'organisme. Les troubles d'origine aménorrhéique s'expliqueraient par la pléthore, c'est-à-dire par l'augmentation de la masse sanguine. C'est à cette théorie que je me rattache et je vais essayer d'en démontrer le bien fondé.

b. *Pléthore.* — Une femme, habituée à perdre réguliè-

---

[1] Il est curieux de constater que ces croyances aient pu s'enraciner dans l'esprit des peuples et jouir d'un si fort crédit en face de l'enseignement précis d'Hippocrate : « *Procedit autem sanguis velut a victima.* » Tant il est vrai que tout ce qui touche à la menstruation a frappé de tout temps l'attention des hommes et exercé leur sagacité. Il semble que, surpris par l'étrangeté des phénomènes menstruels, ils n'aient pu s'en rendre compte que par l'intervention du merveilleux.

[2] *Annuaire de chimie et de physique.* Compte rendu, t. LXXXII, 1843.

rement tous les mois une quantité de sang aussi considérable que celle de la menstruation, ne peut pas, ce me semble, voir cette perte diminuer et surtout se supprimer brusquement, sans que tout l'organisme et plus spécialement le système nerveux n'éprouvent le contre-coup fâcheux d'une pareille perturbation.

Les accidents d'ordre pléthorique sont les plus fréquents ; ils sont quelquefois évidents et se traduisent alors par des symptômes de congestion viscérale et des hémorrhagies supplémentaires.

Celles-ci, comme leur nom l'indique, n'ont d'autre but que de remplacer les règles supprimées ; elles sont providentielles et doivent être considérées comme l'expression spontanée du trop-plein de l'économie cherchant à se débarrasser par un effort du superflu qui la gêne. Il a été donné de les constater dans toutes les parties du corps ; j'en rapporte plusieurs observations dans le cours de ce travail [1]. Elles sont du reste si nombreuses que Puech [2] a pu en réunir plus de 200 cas.

Les œdèmes supplémentaires sont également très communs. Ils se forment aux jambes et plus particulièrement aux pieds et aux mollets. Une des malades de Berthier, à l'asile de Bourg, avait ses règles remplacées par un œdème actif de la face, avec idée de suicide.

Le cerveau, comme les autres organes, peut être le siège de poussées congestives ; nous aurons alors de la céphalalgie, des vertiges, des éblouissements, des troubles psychiques, etc., tout dépendra du point et de l'intensité de la lésion.

Voyez ce qui se passe chez l'homme : combien de fois la folie n'a-t-elle pas suivi la suppression d'un flux hémorroïdal ou d'une ancienne épistaxis passée à l'état d'habitude [3].

[1] Obs. 19, 34, 101, 182, 196, 201, 204, 251, 256.

[2] Puech. *Académie des Sciences*, déc. 1861.

[3] Voir Obs. in *Anna. d'hy. et de méd. lég.*, 1879, t. I, p. 117, et in Müller, *Méd. lég.*, t. II, p. 115 et 287.

Les ouvrages d'ophthalmologie rapportent des exemples de cécité ayant succédé à une suppression ou à une interruption brusque des règles. Comment expliquer cette perte subite de la vue, si ce n'est par une forte hypérhémie du nerf optique ou du centre visuel. Les observations [1] citées par Santerson, Desmares, Andral, Musselbourg, Samblsohn de Cologne, H. Galezowski, ne laisse aucun doute à ce sujet, et souvent il fut permis de constater avec l'ophthalmoscope une congestion intense des deux pupilles.

Nombreux sont aussi les cas d'apoplexie, d'hémiplégie, de paraplégie survenus dans les mêmes conditions [2]. S'il en est ainsi, pourquoi les centres nobles, les centres de la pensée et de l'intelligence ne se prendraient-ils pas à leur tour ? Pourquoi, seuls, seraient-ils privilégiés et échapperaient-ils à l'action de la pléthore?

Griesinger et Ashwel affirment avoir vu souvent survenir, après une cessation brusque des règles, une violente hypérhémie cérébrale aiguë et apparaître aussitôt des phénomènes d'aliénation mentale.

OBSERVATION XXXIV. — Une jeune fille de vingt ans, à la suite d'une suppression des règles, vit se former sur la cuisse un ulcère par lequel s'échappait tous les mois une forte quantité de sang. La malade ainsi que ses parents ayant demandé avec instance la cicatrisation de l'ulcère, Forestus s'y refusa. Cependant un autre chirurgien fut moins scrupuleux, et fit sécher l'ulcère. Aussitôt le sommeil s'enfuit, l'agitation survient, le délire arrive caractérisé par des idées tristes de damnation auxquelles se mêlent parfois des idées nymphomaniaques. Un homme de l'art appelé ordonne une saignée du pied, et obtient, après une évacuation copieuse, la réapparition des règles. Les désordres intellectuels cessent immédiatement et le calme renaît comme par enchantement. (Forestus, De cerebr. morbis, 1660, Obs. 24.)

[1] Voir Edimburgh medical and surgical journal, vol. XXVI, p. 279; Berlin. Klein Wochens; 18 janvier 1875, n° 3 ; Gazette des hôpit., 24 mars 1864.

[2] Voir l'Obs. 6.

OBSERVATION XXXV.— Une dame ayant eu ses règles supprimées, il lui survint une petite tumeur entre l'os de la pommette et celui du nez. Ennuyée de la voir saigner à certaines époques, elle prit la résolution de s'en débarrasser. Le chirurgien en fit la ligature. L'opération réussit ; mais elle fut suivie de différents désordres des facultés intellectuelles et plus tard d'apoplexie mortelle. (Cauffé, Thèse de Paris, an X.)

La guérison de ces mêmes troubles psychiques par le traitement dérivatif plaide encore en faveur de leur origine pléthorique. Hippocrate parle de la folie guérie par les varices et les hémorrhoïdes ; au tome V, p. 709, je lis : « Les brouillards devant la vue se dissipent par d'abondantes menstrues. » Landouzy (loc. cit., p. 195) dit que la quantité de sang perdue pendant les règles n'est pas indifférente puisque l'hystérie disparaît avec une saignée ou des règles supplémentaires.

On connaît l'histoire de cette malheureuse femme atteinte d'aliénation qui, depuis vingt ans, était enchaînée dans un cabanon de l'hospice d'Angers, et qui guérit subitement à la suit d'une perte utérine grave. Les rares aliénées, qui, pendant leurs règles, recouvrent un instant la raison, sont ordinairement très pléthoriques et abondamment réglées.

OBSERVATION XXXVI. — Une institutrice, âgée de vingt-six ans, était sujette depuis quelques années à des accès de fureur utérine. Ses règles s'étant supprimées, la maladie augmenta d'intensité et de fréquence ; mais six mois après, un flux hémorrhoïdal très abondant étant survenu, les accidents nymphomaniaques disparurent complètement. (De Bienville, Traité de la nymphomanie, Paris, 1771, p. 76.)

OBSERVATION XXXVII. — Une blanchisseuse de trente-trois ans, ayant éprouvé une suppression des règles, fut prise de monomanie avec agitation, illusions, hallucinations, vertiges. Saignée de quatre palettes et, deux heures après, apparition de règles abondantes. Dans la journée même, disparition de tout délire. (Bouchet, Annales méd. psycholog. de 1844, t. IV, p. 342.)

OBSERVATION XXXVIII. — La nommée Sebert, âgée de vingt-huit ans, est irrégulièrement menstruée. Survient un violent accès de

panophobie qui *s'apaise avec les règles. Lorsque celles-ci sont abondantes, le délire cesse complètement : cette coïncidence est constante.*
(*Ibidem*, p. 339.)

Inutile de commenter pareils faits. Ils sont, du reste, aussi
nombreux que probants : je pourrais les varier à ma fantaisie,
la littérature médicale en abonde. Je me contente de ceux-ci
et de quelques autres épars çà et là dans le cours de mon
travail[1]; leur témoignage m'autorise à croire que la pléthore
chez certaines aménorrhéiques n'est pas étrangère à la genèse
des troubles psychiques.

Dans certains cas cependant la pléthore n'est pas la cause
ou du moins l'unique cause à invoquer. Il est en une autre
que je dois signaler. Pour toute femme qui use sans fraude
des plaisirs sexuels, suppression des règles signifie grossesse
ou tout au moins menace de grossesse. On comprend donc,
en face d'un pareil accident, quelle doit être l'angoisse de
celles qui, pour différents motifs, ont tout intérêt à ne pas
devenir mères et redoutent une grossesse à l'égal d'un grand
malheur : celles, par exemple, qui ont une faute à cacher ou
pour qui la naissance d'un nouvel enfant créerait une charge
trop lourde à la famille.

Raciborski[2] rapporte plusieurs observations de ce genre,
entre autres celle d'une femme qui, ayant manqué à la fidélité conjugale, fut prise d'un véritable désespoir le jour où
l'absence de la menstruation attendue lui fit craindre d'être
enceinte. La suppression ne fut que temporaire et je laisse à
penser quelle fut la joie folle de cette femme en revoyant ses
règles si désirées et dont le retour lui rendait le désir de vivre
en lui rendant son honneur.

2. MÉNORRHAGIE. — Suivant un vieil adage de l'Ecole, le
sang est le régulateur du système nerveux : « *Sanguis mode-*

---

[1] Voir Obs. 61, 74, 110, 140, 183, 203, 252.
[2] Raciborski. *Traité de la menstruation*, p. 575.

rator nervorum. » Il faut qu'il y ait accord parfait entre ces deux éléments ; or, l'équilibre nécessaire est rompu, non seulement par l'aménorrhée, qui augmente la masse sanguine, mais aussi par la ménorrhagie qui, en la diminuant, affaiblit l'économie et rend le système nerveux plus accessible aux impressions.

« N'est-ce pas, dit Trousseau[1], une chose bien digne de l'attention des physiologistes et des praticiens, cet antagonisme perpétuel entre le sang et les nerfs, entre la prédominance de la force d'assimilation et la prédominance des phénomènes nerveux : antagonisme duquel il résulte que, plus le système nutritif et les phénomènes végétatifs sont pauvres et languissants, plus ce liquide est dépouillé des parties organisables, plus aussi les phénomènes nerveux sont mobiles, exaltés, irréguliers, désordonnés. »

La physiologie expérimentale nous apprend que, si on enlève une grande quantité de sang à un animal, il est pris aussitôt d'étourdissement et de convulsions : ces troubles cessent par la réplétion du système sanguin.

Griesinger raconte avoir vu des femmes qui, à la suite de pertes très abondantes, devinrent anémiques, puis folles.

Scholz (de Brême), dans une étude sur la folie consécutive à l'anémie, parle également d'un grand nombre de femmes qui, affaiblies par une menstruation abondante, furent prises de mélancolie simple et autres manifestations de la folie.

Esquirol racontait souvent l'observation suivante :

Observation XXXIX. — Une dame avait un accès de fureur au moment de chaque menstruation ; plus l'hémorrhagie était abondante, plus la crise était violente ; elle ne cessait qu'avec l'hémorrhagie. (Citée in *Annal. méd. psychol.*, 1844, t. IV, p. 347.)

Nous avons vu dans le chapitre des névroses qu'il existe un état psychique des chlorotiques, et comment des pertes men-

[1] Trousseau. Cliniques de l'Hôtel-Dieu, 1868, t. III, p. 507.

suelles abondantes peuvent à elles seules créer une forme particulière de chlorose : la chlorose ménorrhagique. Or, les femmes atteintes de ménorrhagie sont plus nombreuses qu'on ne pense.

L'état ménorrhagique, en effet, est quelque chose de tout à fait relatif, n'ayant aucune mesure précise et bien définie, variant suivant les tempéraments et les constitutions, au point qu'une menstruation, sous des aspects normaux, peut être une véritable ménorrhagie et, tout comme elle, une cause puissante de débilitation. Ainsi s'expliquent certains troubles psychiques, observés à la suite d'une menstruation que l'on croit physiologique et qui, en réalité, constituent une perte trop considérable pour un organisme pauvre et délicat.

Ainsi s'explique encore l'influence salutaire de la ménopause qui, en supprimant la menstruation, supprime une puissante cause d'anémie. Baillarger [1], après avoir signalé plusieurs cas de guérison de folie par la suppression des menstrues chez des femmes arrivées à l'âge critique, ajoute : « Ces faits n'ont d'ailleurs rien qui doive surprendre quand on songe à l'influence de l'anémie sur la production de la folie. Les malades qui ont guéri, étaient précisément de celles chez lesquelles l'âge critique s'était accompagné de pertes plus ou moins abondantes. »

3. Dysménorrhée. — On a dit de la folie puerpérale qu'elle est due au travail de l'accouchement [2] : les douleurs sont telles que par l'excitation fébrile qu'elles provoqueraient, elles détermineraient l'asthénie des vaisseaux cérébraux et occasionneraient chez l'accouchée, malgré son anémie, une folie congestive.

Si cette explication est bonne pour la folie puerpérale, elle le sera aussi pour la folie dysménorrhéique : nous savons, en

---

[1] Baillarger in Griesinger. *Maladies mentales.*
[2] Voir Reibel. *De la folie puerpérale.* Paris, 1876, p. 55.

effet, qu'une menstruation difficile n'est rien autre qu'un petit accouchement laborieux, et que les douleurs qu'elle engendre, sont en tout semblables à celles de la parturition. Elles sont, du reste, assez intenses pour qu'à défaut de tout autre explication, je trouve dans leur intensité même la cause des troubles réflexes qu'elles engendrent. La dysménorrhée agirait donc par l'élément douleur ; elle agirait à la manière des coliques néphrétiques et hépatiques dont les crises, très violentes et souvent répétées, peuvent à la longue retentir du côté du cerveau.

Les souffrances de la dysménorrhée suffisent à elles seules, d'après Briquet [1], « pour monter le système nerveux jusqu'à un degré pathologique ». Elles sont parfois si atroces, si intolérables que, pour y mettre un terme, certaines femmes, avons-nous dit, ont eu recours au suicide.

Ajoutez que, le plus souvent, la dysménorrhéique, par une ridicule pudeur qui lui empêche de se dévoiler et lui fait dissimuler son mal, souffre en silence et sans se plaindre, obligée à vivre de la vie commune et à se soumettre à toutes les exigences d'un monde, qui, ignorant son état, n'en a aucun souci. « Voulez-vous savoir, dit Michelet [2], la personne malheureuse, vraiment malheureuse et l'image de la Pitié ? C'est la femme qui, dans l'hiver, *à certaine époque du mois*, souffreteuse et toute craintive de tels accidents prosaïques, est forcée d'aller au bal dans une foule légère et cruelle. »

4. INFLUENCE ÉLOIGNÉE ET MÉDIATE DES TROUBLES MENSTRUELS PAR L'INTERMÉDIAIRE D'AUTRES ORGANES. — Nous venons de voir par quel mécanisme l'aménorrhée, la ménorrhagie et la dysménorrhée prédisposent aux psychoses menstruelles : elles agissent directement et immédiatement sur le cerveau. Il

[1] Briquet. *Loc. cit.*, p. 147.
[2] Michelet. *L'Amour*, p. 57.

n'en est pas toujours ainsi pourtant; leur action, dans certains cas, peut se porter sur un autre organe, et alors celui-ci ajoute son influence à l'influence menstruelle ou se charge à lui seul de réveiller toute la sympathie cérébrale.

Les organes abdominaux sont en rapport intime avec le cerveau. Le plexus solaire présenterait même avec le plexus vertébral des anastomoses qui lui permettraient d'agir sur la moelle allongée, le cervelet, les lobes postérieurs et moyens du cerveau; c'est ce qui explique, d'après Milner Forthergill [1], l'état de langueur et de découragement que l'on constate dans les affections abdominales. L'influence menstruelle, se faisant sentir au plus haut point sur les organes de l'abdomen, on comprend comment la fonction cataméniale, par leur intermédiaire, puisse développer l'hypochondrie, la mélancolie, la lypémanie, en un mot, tout le cortège des affections tristes.

La congestion hépatique s'observe même avec une menstruation normale, elle est fréquente à la ménopause et commune dans l'aménorrhée incomplète ou après une suppression. Or, la folie réflexe d'origine hépatique a souvent été constatée. Le Dr Poucel [2] rapporte l'observation d'une dame qui, sous l'influence d'un trouble hépatique, présenta tous les symptômes de l'*hystérie viscérale*, elle prit son mari en haine et éprouva l'irrésistible besoin de l'étrangler.

Buschmann [3], dans une étude sur les troubles physiques et psychiques en rapport avec la menstruation, dit avoir été appelé près d'une femme qui, chaque mois, présentait les symptômes suivants : œdème généralisé, respiration stertoreuse, tuméfaction congestive du foie et de la rate; les seins étaient tellement gonflés, qu'ils étaient prêts à se rom-

[1] Milner Forthergill in *Ann. med. psych.*, 1878.
[2] Poucel. *La congestion chronique du foie*, 1884, p. 52.
[3] Buschmann. *Sceiété império-royale de Vienne*, séance du 28 septembre 1888.

pre [1] : à côté de ces troubles physiques, il existait d'autres troubles d'ordre psychique et notamment un véritable délire des persécutions. Un état analogue a été observé par le même auteur, au Caire, chez une Brésilienne. (Obs. XL et XLI.)

Je n'insiste pas sur la fréquence des troubles psychiques accompagnant les troubles du tube digestif ; le fait est presque banal. Qu'il me suffise de signaler qu'il existe des rapports entre la menstruation et la digestion, et que la femme qui est mal réglée, souvent mal digère.

L'ectopie rénale ou rein flottant, par l'intensité et la répétition des crises douloureuses qu'elle occasionne, affecte péniblement le système nerveux et conduit rapidement le sujet à l'hypochondrie et à l'hystérie, surtout s'il s'agit d'une femme [2]. Or, sur 100 cas d'ectopie rénale, 87 appartiennent à la femme (Callais). La congestion répétée de l'organe au moment de la menstruation est invoquée par Pecquet comme une des causes de l'affection ; à cette époque, la tumeur augmente de volume, devient douloureuse et donne lieu à des paroxysmes aigus, très violents (Lancereaux). Le pronostic est d'autant plus sérieux que la malade est plus jeune et, par conséquent, plus exposée aux congestions mensuelles, la ménopause atténue généralement les accidents.

Je ne dirai rien d'autres organes : tels que le poumon, le cœur, etc., etc., etc. Des faits cliniques prouvent que ces organes, comme le foie et le rein, peuvent servir de point de réflexion et transmettre au cerveau l'excitation qu'ils reçoivent de l'ovaire.

---

[1] La congestion des seins sous l'influence de la menstruation, surtout après une suppression, est fréquente. Or, Hippocrate a écrit : « La congestion intense des seins annonce la folie, » t. VI, p. 21.

[2] Voir Bouilly. *Path. ext. maladies des régions*, p. 26 ; et Dieulafoy. *Pathologie interne*. Paris, 1889, t. II, p. 490.

B. — Causes prédisposantes plus particulières à certaines femmes
et à certaines époques.

Nous allons rapidement les passer en revue en les étudiant
dans chacune des grandes époques de la vie sexuelle.

1° *Puberté.*

Toutes les jeunes filles ne sont pas également prédisposées
aux troubles psychiques de la puberté. En dehors de la prédisposition héréditaire, qui est le facteur le plus important,
nous devons surtout tenir compte de l'éducation que reçoit
l'enfant et des conditions dans lesquelles s'effectue l'évolution
pubérale.

1. EDUCATION. — Son influence est très appréciable sur la
jeune fille, elle retentit sur toute son existence et contribue
puissamment à faire d'elle la femme qu'elle sera un jour.

> Un bloc de marbre était si beau
> Qu'un statuaire en fit l'emplette.
> « Qu'en fera, dit-il, mon ciseau ?
> Sera-t-il dieu, table ou cuvette ? »

Ce bloc de marbre précieux, c'est la jeune enfant, matière
encore vierge, d'où doit sortir un jour, suivant la main qui
la travaillera, ce *quid divinum*, dont parle Tacite, cet être
adorable qui sera le foyer de toutes les vertus, le centre de
la famille, les délices de la société ou bien cet être dangereux
et méprisable, vil instrument du mal, réceptacle honteux de
toutes les immondices.

L'éducation de l'enfant est absolument faussée dès le début
de la vie. A peine âgée de neuf à dix mois, on l'habille

comme une grande personne, on l'admire et on cherche à lui inculquer des notions et des idées qui ne sont nullement en rapport avec son âge et la prédisposent à l'apparition des accidents nerveux.

Vers l'âge de onze à douze ans, dans les grandes villes, on ne laisse pas à la jeune fille le temps de se former ; on veut en faire immédiatement une *demoiselle ;* dans la campagne, au contraire, on retarde l'époque de la puberté, *on virilise* en quelque sorte la jeune fille en l'astreignant à des exercices trop violents, à des travaux grossiers et pénibles qui devraient être l'apanage exclusif du sexe fort.

« Une nourriture trop forte, soit au point de vue de l'intelligence, soit au point de vue des sentiments, est absolument funeste, » dit le professeur Ball (*loc. cit.*. p. 12). Les tristes effets de l'une et de l'autre sont également à craindre.

Qu'on ne se figure pas que la même éducation convienne à tout le monde. C'est là un des grands vices de l'éducation des pensionnats où toutes les jeunes filles sont élevées suivant la même règle, façonnées suivant le même moule, sans qu'on exige des parents les moindres renseignements sur la constitution, le tempérament, les antécédents de leurs enfants, sans qu'on ait pris connaissance de leurs dispositions morales et intellectuelles, de leurs qualités et de leurs défauts.

a. *Éducation morale.* — Il faut que la jeune fille soit élevée dans les principes religieux, sauvegarde future de sa vertu ; mais pour ce qui est (comment m'exprimerai-je ?) de la partie sentimentale de la religion qui s'adresse au cœur et à l'imagination, en promettant des joies ineffables à la vertu, et au péché des supplices éternels, soyons sobres vis-à-vis des jeunes filles à l'époque de leur formation, mesurons la sanction du bien et du mal à l'impressionnabilité de chacune d'elles. La puberté prédispose énormément aux hallucinations et aux conceptions délirantes religieuses. Brierre de Boismont a constaté que les scrupules religieux sont communs chez les jeunes filles. Leur conscience s'alarme facilement et, pour la moindre peccadille, elles se croient damnées.

Un scrupule, un enseignement imprudent, l'éloquence peu sage d'un prédicateur ont suffi, dans quelques circonstances, pour troubler, tout à la fois, les fonctions cérébrales et la fonction menstruelle.

OBSERVATION XLII. — Une jeune fille, de bonne maison, dont la vertu répondait à la naissance, éprouve une suppression brusque des règles à la suite d'un scrupule de conscience. Aussitôt elle présente du délire et des convulsions, la santé et la raison ne revinrent qu'avec le retour de la menstruation. (Raulin, *Traité des affections vaporeuses du sexe*, Paris, 1758, p. 197.)

M. le professeur Ball a eu plusieurs fois occasion de voir et de montrer à ses nombreux auditeurs de la clinique de Sainte-Anne, des jeunes filles qui, « pour avoir entendu un sermon trop énergique, pour avoir conçu des scrupules exagérés, pour s'être préparées avec trop d'ardeur à la première communion, étaient tombées brusquement dans le délire avec ou sans hallucinations ». J'emprunte au mémoire de E. Bouchut sur la contagion nerveuse, l'observation suivante :

OBSERVATION XLIII. — Une enfant de douze ans, qui faisait sa première communion à Montmartre, fut si effrayée des terreurs de l'enfer nées dans son esprit par l'influence du prédicateur, qu'elle perdit connaissance et eut quelques mouvements convulsifs ainsi que plusieurs de ses compagnes. Le lendemain, les attaques se reproduisirent et en même temps, pendant la journée, il y eut l'hallucination d'un crucifix rouge de feu au milieu de l'espace. Cette hallucination se montra plusieurs jours de suite (*Gaz. Méd. de Paris*, 1869) [1].

L'éducation morale ne doit pas être laissée à l'entière direction de certaines religieuses au zèle trop ardent et souvent irréfléchi. L'autorité ecclésiastique agit très sagement lors-

---

[1] Voir aussi les observations 170, 171.

qu'elle met à la tête des couvents des prêtres expérimentés, pour surveiller et diriger eux-mêmes l'éducation des jeunes filles qui y sont élevées.

Rien, du reste, au moment de la puberté, ne saurait remplacer le rôle de la mère. « J'estime fort l'éducation des bons couvents, a écrit Fénelon, mais je compte encore plus sur celle d'une bonne mère quand elle est libre de s'y appliquer[1]. »

Une autre cause prédisposante très importante, c'est le passage brusque de la jeune fille de la vie calme et sereine du pensionnat à la vie fiévreuse et tourbillonnante du monde. Elle part pleine d'illusions, et elle n'a pas encore fait la moitié de sa route, qu'elle reconnaît son erreur et ne compte plus que des déceptions. Souvent la mère qui aurait dû initier lentement son enfant et lui servir de transition naturelle, vient encore aggraver la situation par l'intervention de son amour égoïste, se cachant assez mal sous le masque de l'amour maternel. Elle veut établir sa fille, et alors rien n'est négligé : spectacles, bals, concerts, privations de toute sorte, et puis... insuccès et déboires. Ces émotions brisent la jeune fille, troublent la fonction menstruelle, épuisent son système nerveux et lui enlèvent toute résistance morale.

b. *Éducation intellectuelle.* — Les victimes de l'éducation intellectuelle sont encore plus nombreuses : celle-ci, en effet, est mal comprise et nullement en rapport avec la vocation et les aspirations de la femme. Dans les pensionnats, l'ovulation et la menstruation sont généralement en souffrance : des occupations intellectuelles trop assidues, trop abstraites, une vie renfermée et loin de la famille, exercent une influence défavorable sur la marche des fonctions dévolues aux organes reproducteurs.

M. Dujardin-Beaumetz, médecin depuis vingt ans à l'École

[1] C'est dans ce sens que Napoléon disait : « L'avenir d'un enfant est toujours l'œuvre de la mère. »

normale supérieure des institutrices de Paris, a signalé, à l'Académie de médecine[1], le triste résultat du surmenage intellectuel chez la jeune fille : aménorrhée, hystérie, excitabilité du système nerveux.

A. de Candolle a fait remarquer la grande proportion de jeunes filles destinées à la profession d'institutrice qui, dans la Suisse française, dans le canton de Genève et de Neufchâtel, entre, chaque année, dans les établissements d'aliénées.

Schaftesbury, président de la *Commission of Lunacy*, disait, à la Chambre des lords, qu'en 1882, sur 183 personnes appartenant à l'enseignement, admises dans les asiles d'Angleterre et du comté de Galles, on comptait 135 femmes.

Le malaise physique et moral qui, chaque mois, menace la femme et la tient indisposée pendant plusieurs jours, doit nous engager à veiller avec le plus grand soin sur sa santé, sur celle de son corps comme sur celle si fragile de son esprit, et à éloigner d'elle tout ce qui pourrait favoriser l'influence menstruelle. Voilà pourquoi Guibout[2] veut que l'on ménage l'intelligence de la femme, qu'on ne la fatigue pas par des travaux trop assidus, par des études arides, difficiles, trop élevées, sous peine de porter atteinte à sa santé, d'imposer à son esprit une tension trop forte, au risque de l'affaiblir et de le fausser en lui imprimant une direction qui n'est pas dans ses moyens.

Au surmenage de l'intelligence et du sentiment, s'ajoute encore la triste influence des lectures faites à tout hasard et dans toutes sortes de livres. Tissot disait au siècle dernier[3] : « Si votre fille lit des romans à quinze ans, elle aura des vapeurs à vingt ans. » Il ne sera pas déplacé, je crois, de rappeler ce conseil aux mères de famille qui ont à cœur l'in-

---

[1] Séance du 14 septembre 1888.

[2] Guibout *Loc. cit.*, p. 379 et 380.

[3] Tissot, in *Compendium de médecine*, t. V, p. 85.

térêt de leurs enfants, dans un siècle où nous sommes inondés par les éluculrations malsaines de cerveaux plus ou moins malades ou travaillés par le vice.

2. Conditions dans lesquelles s'effectue le premier écoulement sanguin. — a. *Conditions morales.* — Les règles, suivant Bordeu, sont les compagnes et l'aurore de la puberté. Or, nous savons quelles sont les dispositions morales de la jeune fille à ce moment intéressant de son existence. A la vue de ce sang dont on lui a laissé ignorer la signification[1], son trouble augmente encore ; puis, dans quelque temps, elle comprend tout, ses idées se fixent, elle sent ce qu'elle veut, elle sait ce qu'elle aime, et voilà que dans la société où elle commence à entrer, tout va s'opposer à la réalisation de ses désirs les plus légitimes.

Ces désirs que plusieurs essaient de tromper par des habitudes honteuses, deviennent quelquefois un véritable besoin, et la jeune fille qui en est agitée, qu'elle succombe ou qu'elle résiste, en éprouve toujours les plus grands détriments pour la santé : vertueuse, elle luttera sans cesse et dépensera contre le penchant qui l'entraîne, toutes ses forces physiques et morales ; vicieuse, elle se laissera dominer par sa passion, ne mettra plus de bornes à son assouvissement et deviendra la malheureuse victime de sa puissante organisation sexuelle.

Pour un grand nombre, la puberté et les quelques années qui la suivent, ne sont qu'une longue mélancolie remplie de larmes et de tristesse : d'où fréquence et variété des troubles menstruels et nerveux.

b. *Conditions physiques.* — L'écoulement sanguin luimême, en devenant une cause d'affaiblissement, augmente

---

[1] Lignat rapporte l'observation d'une jeune fille qui fut aux portes de la mort, faute d'avoir été prévenue sur ce qui devait lui arriver ; in Michel Villemont : *L'Amour conjugal* ; Paris 1886, p. 177.

encore le nervosisme de la jeune fille. Ne voyons-nous pas
chez les enfants une hémorrhagie insignifiante s'accompagner
de violentes convulsions ? Or, qu'est-ce que la convulsion
chez l'enfant dont les facultés psychiques dorment encore
dans leur état rudimentaire, si ce n'est une forme du délire ?
Evidemment la jeune fille est plus forte, mais elle n'est pas
encore formée, et c'est au moment même où elle se développe
le plus, où la nature a le plus besoin de matériaux pour
achever rapidement son chef-d'œuvre, qu'elle perd cette
quantité de sang, toujours très précieuse, quelquefois très
abondante.

Quelque minime qu'il soit, du reste, ce tribut payé à la
nature, nous le trouverons souvent trop onéreux si nous considérons le tempérament débile et faible de toutes nos jeunes
filles, surtout dans les grandes villes où nous ne voyons
plus que les pâles couleurs de la chlorose et de l'anémie.

Ajoutons le défaut absolu d'hygiène et les conséquences
funestes de ce ridicule préjugé sur lequel les hygiénistes[1] ont,
à diverses reprises, attiré l'attention des mères de famille et
directrices de pensionnat. Je veux parler de ce travers singulier qui porte les personnes chargées de l'éducation à faire
envisager par leurs élèves la fonction menstruelle et tout ce
qui a trait à la génération, comme quelque chose de honteux et de bas dont une fille honnête ne doit ni parler ni
s'occuper.

Gueneau de Mussy[2] dit avoir vu des jeunes filles qui
avaient cru bien faire et entrer dans l'esprit de leur éducation en supprimant l'écoulement de leurs règles par des pédi-
luves froids, et avaient amené dans leur santé les désordres
les plus graves.

Le règlement n'établit souvent aucune distinction entre

[1] Voir Gallippe. *De la menstruation dans les maisons d'éducation.*
Bulletin de la Société de médecine publique, 1880, III, p. 277.
[2] Gueneau de Mussy. *Cliniques médicales*, 1885, t. VI, p. 531.

l'enfant et la jeune fille pubère. Celle-ci, surprise par l'écoulement sanguin, n'ose rien dire ; elle est astreinte à la promenade commune, obligée à sauter et à courir comme les autres, et, si elle souffre, si elle a des pertes abondantes, ce qui est fréquent, elle manque des soins de toilette les plus élémentaires, s'assied, marche et couche avec une chemise durcie et toute souillée du sang menstruel.

2° *Période active.*

Pendant la période active, comme à la puberté et à la ménopause, toutes les femmes à quelque classe qu'elles appartiennent et quelle que soit leur situation dans le monde, ne sont pas également prédisposées : en dehors des causes communes que j'ai déjà signalées, il existe une prédisposition particulière, propre à chaque femme et qui tient à ses habitudes, à son milieu, à la position qu'elle occupe dans la société.

Je dois tout d'abord établir une différence entre la femme du monde et la femme du peuple ; il est certain, en effet, toutes choses égales d'ailleurs, que la mondaine qui ne sait comment passer ses heures et dont la vie n'est qu'une longue surexcitation nerveuse, offre plus de prise à la sympathie menstruelle que l'artisane dont la vie n'est qu'un travail continuel et qui trouve son bonheur loin de toute intrigue, au sein même de la famille.

Autre question importante et à laquelle je veux répondre un peu plus longuement : « La femme est-elle mariée, veuve ou vierge, en un mot, peut-elle céder librement et donner satisfaction au besoin de son cœur et de ses sens ; ou bien, très portée à l'amour et victime du devoir et des convenances, se consume-t-elle lentement en des désirs inassouvis ? »

a. — L'usage des plaisirs de l'hymen, en effet, n'est pas sans influence sur le moral de certaines femmes. Les anciens (Platon, Hippocrate, Gallien), des auteurs plus récents (Fresnel, Forestier, Hoffmann, Withof[1], Bordeu, Cabanis) regardaient la continence absolue comme la cause unique des troubles nerveux observés chez la femme. Ils expliquaient[2] son action nuisible par l'*aura seminalis*, qui « s'accumulait dans l'organisme, agitait le sang et secouait tout le système nerveux ». Leur opinion, pour être exagérée, erronée même n'était pas précisément dénuée de toute vérité, et des faits nombreux ont prouvé l'influence heureuse du mariage sur la marche de certaines psychopathies, surtout lorsqu'elles sont d'origine ovarique.

Négrier conseille le mariage aux femmes qui, puissamment menstruées, éprouvent tous les mois des troubles psychiques en rapport avec la fonction cataméniale. « Ces femmes, dit-il (*loc. cit.*, p. 172), sont souvent d'une fécondité remarquable. Le mariage chaste est évidemment pour elles le premier des moyens de guérison radicale, comme il est aussi la vraie source d'une santé florissante. » Plusieurs de nos observations semblent donner raison à cet auteur.

D'une manière générale, lorsqu'un organe ne remplit pas la fonction pour laquelle il a été créé, il en résulte des perturbations morbides dont la fréquence et l'intensité sont en raison directe de l'importance de l'organe et de la fonction. Or, est-il une fonction plus importante et dont l'exercice soit sollicité avec plus de force que celle de la génération ? Dans toutes les religions, elle fait l'objet d'un précepte divin, et l'intensité du besoin qui nous y porte, ne peut s'expliquer que par la grandeur du but qu'elle a à atteindre.

C'est pour cette fonction seule que la femme semble avoir

---

[1] Withof. *Traité des eunuques* ou *De castris commentationes quatuor*, 1756.

[2] Voir Bordeu, *loc. cit.*, t. II, p. 962; et Cabanis, *loc. cit.*, t. III, p. 310.

été créée : *propter uterum mulier condita est*[1]. Dans toutes les langues, les mots *femme* et *engendrer* ont la même origine étymologique. Platon disait que la matrice des femmes est un animal qui veut à toute force concevoir et qui entre en fureur s'il ne conçoit pas.

Baillon affirme que l'hystérie n'arrive qu'aux filles que l'on marie tard, et, d'après Louyer-Villermay, les accidents seraient moins prononcés chez les femmes mariées. Dugès, Mme Boivin, Briquet, Landouzy et d'autres considèrent, comme prédisposées à l'hystérie, les femmes qui ont toujours vécu dans la continence et celles qui, ayant usé du mariage, sont obligées de s'en priver[2].

Les femmes des harems qui sont abandonnées de leur maitre ou qui n'en reçoivent des visites que très éloignées, sont plus exposées aux troubles névropathiques que leurs compagnes plus favorisées. Cette remarque a été faite par tous les médecins qui ont exercé auprès des grands de

[1] Mme de Staël dit quelque part que les femmes ont été créées pour produire et que celles qui ne font pas d'enfants, font des livres. Chose singulière ! il semble que pour certaines femmes, la progéniture intellectuelle, comme pour d'autres la progéniture utérine, soit intimement liée aux fonctions de l'ovulation. On cite, en effet, des femmes de lettres célèbres par leurs écrits, qui ne composaient que pendant le temps de leurs époques. Au dire de Raciborski, p. 466 et 85, l'imagination s'exalte souvent pendant les règles, et il n'est pas rare de voir des élans généreux, des conceptions d'esprit étonnantes, des compositions surprenantes par leur fond et surtout par leur forme. Il ne faut pas que le fait nous étonne : nous savons que certaines aliénées n'ont un moment de lueur que pendant le temps de leurs règles. Brierre de Boismont (p. 97) rapporte l'observation suivante (Obs. 44) : « Une dame, mariée à un pharmacien, éprouve une telle surexcitation quand elle est menstruée, qu'elle étonne toutes ses amies et ne se reconnait pas elle-même. Elle s'entretient alors de sujets qui ne sont point en rapport avec ses habitudes ordinaires ; parle histoire, géographie, politique, fait des vers, écrit des harangues. Elle a deux sœurs dont l'une présente les mêmes symptômes, l'autre a des attaques d'hystérie. »

[2] Vix unam invenies quæ prope maritum impotentem decumbere possit : idem de uxoribus a mariti neglectu valet (Frank). Gueneau de Mussy dit avoir observé plusieurs cas d'érotisme ou de nymphomanie développés sous l'influence de cette cause (t. II, p. 347).

l'Orient, et, entre autres, par le Dr Combay. La statistique nous apprend que le mariage, même quand il est stérile, est une grande mesure préventive contre la folie.

Voyez ce qui se passe chez les animaux, lorsque le besoin génésique ne peut être satisfait. D'après le professeur Peter[1], tout semble prouver que chez les chiens la salive, sous l'influence d'une excitation génésique intense et contrariée, acquiert les qualités virulentes de la salive rabique. Le Cœur[2], de l'Ecole de Médecine de Caen, apporte de très sérieux arguments et des faits nombreux en faveur de l'origine génésique de la rage spontanée chez les chiens : il demande qu'on traite ces animaux avec douceur et qu'on leur donne la clé des champs afin qu'ils puissent sans obstacle convoler, quand il leur plait, à de faciles amours ; d'autres ont proposé l'émasculation.

Les génisses, les chattes et la plupart des femelles tombent dans la torpeur et la prostration, dans une espèce d'état mélancolique qui souvent leur est funeste, lorsque, pendant le rut, elles n'ont pu recevoir les approches du mâle.

Le professeur Coste, du collège de France, rapporte l'histoire suivante :

« Deux magnifiques chattes angora, élevées dans un appartement où elles n'avaient jamais été en rapport avec le mâle, commencèrent à entrer en chaleur quand vint l'époque de la puberté. Les signes extérieurs du rut durèrent d'abord huit, dix ou douze jours, mais, dans certains cas, se prolongèrent bien davantage. Il s'écoulait quelquefois des mois entiers avant que l'éréthisme s'apaisât. Ces femelles entraient alors dans un état violent : elles étaient en proie à une agitation nerveuse qui les faisait tomber dans un marasme croissant et ne reprenaient leurs forces que lorsque le rut avait cessé, c'est-à-dire après la rupture ou la résolution des capsules ovariennes dont l'évolution était trop lente.

---

[1] Peter. Clinique médicale in *Semaine médicale*, 21 novembre 1888.

[2] Le Cœur. *Etude sur la rage, son étiologie, sa transmission, sa fréquence.* Paris, 1850.

Enfin l'une d'elles, tourmentée depuis quarante jours par cette ardeur inextinguible, menaçait de périr de consomption. Craignant alors de la perdre, je pensais qu'il n'y avait qu'un seul moyen de la sauver, c'était de déterminer la rupture immédiate des capsules en ranimant une fonction languissante. Pour atteindre ce but, la chatte fut enfermée, pendant une nuit seulement avec le mâle, et, le lendemain matin, tous les signes caractéristiques du rut avaient disparu. L'influence du coït avait triomphé de tous les obstacles et ramené le calme dans l'organisme depuis si longtemps troublé [1]. »

Or, la femme a aussi son rut : de par la nature, comme la femelle, elle est soumise à l'excitation périodique. Tous les moments sont également bons pour goûter des plaisirs de l'amour ; c'est ce qui, d'après le langage humoristique de La Rochefoucauld, distinguerait la femelle de la femme ; mais, pour la procréation, il n'en est pas de même. Il y a pour elle des moments choisis, des époques marquées : ce sont les jours qui précèdent ou qui suivent l'écoulement menstruel. Le conseil que donnait Hippocrate sur la stérilité : « *Virum adeat ineunte purgatione menstrua* », est basée sur ce fait d'observation biologique. C'est celui que préconisent encore les médecins d'aujourd'hui, et bien des ménages, désolés de ne pas avoir d'enfants, se sont bien trouvés de l'avoir mis en pratique. Il ressort, en effet, des travaux d'Osiander, de Heckel, de Gendrin, de Pouchet, de Négrier, de Coste, d'Engelman, de Bischoff, de Raciborski, de Courty, etc., etc., que la menstruation est le résultat d'un travail ayant son point de départ dans l'ovaire au moment du développement, de la distension et de la rupture de la vésicule de de Graaf. L'opinion de ces auteurs, il est vrai, a rencontré quelques adversaires : l'origine et le rôle de la menstruation ne semblent pas encore être définitivement établis ; la théorie de sa coïncidence avec l'ovulation n'en est pas moins jusqu'à présent la seule théorie classique.

[1] Coste. *Histoire générale et particulière des êtres organisés*. Paris, 1847, t. I, p. 230.

Donc tous les mois, il y a ponte de l'œuf humain ; la femme en est avertie par la menstruation qui la rappelle impérieusement à son rôle physiologique et l'invite à devenir mère. Quoi d'étonnant qu'elle se sente alors plus portée à l'union sexuelle, et qu'elle éprouve des désirs plus intenses en rapport avec ce qui se passe du côté des ovaires[1] ? Dans tout son être retentit ce cri de la nature : « Ne laisse pas mon travail inutile, le moment est venu de me secourir et de donner ensemble la vie à un enfant. »

C'est pour répondre à ce cri que les législations et les coutumes des peuples, souvent inconscientes, mais toujours sages lorsqu'elles sont anciennes et universelles, ont voulu que de tout temps et dans tout pays, l'âge de la nubilité eût pour base celui de la première menstruation. Ce cri, l'animal lui-même le comprend, et il cède à l'impulsion qui l'entraîne, mais la femme, elle, doit résister : la raison, les convenances sociales lui en font un devoir.

Bordeu a écrit[2] : « Il est certain que l'esprit séminal remonte tous les ressorts dans une femme comme dans un homme, qu'il maîtrise, conduit et dirige tout l'individu dans le physique comme dans le moral », et, d'accord avec les anciens physiologistes, il enseignait que c'est surtout aux époques menstruelles que l'*aura seminalis* est sécrété en grande abondance. Bordeu, comme ceux qui l'avaient précédé, interprétait mal le mécanisme du fait, mais le fait lui-même, il l'avait bien observé. Changeons le mot *aura seminalis* par cet autre *instinct sexuel* ou *besoin génésique*, et notre théorie est la leur. Avec elle, nous comprenons comment la femme dont le système nerveux est alors si puis-

---

[1] Voir ch. vi, p. 206. *Excitation génésique et menstruation*. La femme qui fait l'objet de l'Obs. 155, déclare qu'à chacune de ses époques, elle est tellement portée à l'acte vénérien, que rien ne pourra jamais l'empêcher de succomber.

[2] Bordeu. *Loc. cit.*, t. II, p. 963.

samment travaillé et secoué, puisse ne pas toujours sortir triomphante de la lutte qu'elle a à soutenir contre elle-même, contre sa volonté impuissante, contre ses sens violemment sollicités, et trahisse par des troubles psychiques variés l'agitation intérieure qu'elle essaie en vain de dissimuler.

Voyez ce qui arrive chez la jeune fille chaste qui vient d'être fiancée. Le contact de celui qu'elle aime, la douce intimité et la familiarité qui s'établissent bientôt, les aimables prévenances dont elle est l'objet, stimulent chez elle les fonctions sexuelles, alors que, d'autre part, la plus sévère retenue lui est imposée par les habitudes et les contraintes de la vie civilisée. Et, dans ces conditions, un état nerveux se développe, voire même quelquefois un véritable état mental[1]. Or, la même chose se passe pour la femme à l'époque de ses règles, à cette seule différence en plus que l'excitation génésique au lieu d'être en quelque sorte artificielle et de venir du dehors, est toute naturelle et la conséquence inévitable du travail ovarique.

L'influence de l'éducation, l'habitude de dominer et de vaincre ses passions, peuvent faire que certaines femmes, à tempérament peu prononcé, perdent ou plutôt oublient l'instinct génital; et cet état nerveux particulier, ce malaise général mal défini qu'elles présenteraient pendant la période menstruelle, ne serait que la sanction inconsciente d'un devoir naturel non accompli, se cachant sous les apparences d'une satisfaction purement personnelle.

b. — La privation des jouissances sexuelles peut être funeste non seulement parce qu'elle est contraire au but de la nature, mais encore parce qu'elle exerce une fâcheuse influence sur la marche de la menstruation.

De Gardane, parlant de l'action bienfaisante du coït sur la fonction ovarique, affirme que là est la raison pour laquelle

[1] Consulter Savages : *Les troubles d'esprit développés à l'occasion des fiançailles*, in *Journal of mental science* octobre 1888.

on voit la vie célibataire déranger le flux menstruel et le mariage au contraire en favoriser le cours. « Les femmes de complexion amoureuse, dit-il[1], ont des règles plus abondantes lorsqu'elles satisfont leurs désirs, tandis que la malheureuse fille qui lutte sans cesse contre ce penchant de la nature, dépérit consumée. De là le chagrin, la tristesse, l'ennui, le dérangement des mois ou d'étranges désirs, les cachexies différentes auxquelles sont sujettes les femmes qui n'habitent pas avec leurs maris, et les religieuses. »

On ne saurait nier que certains auteurs et plus spécialement ceux qui ont précédé notre siècle, se basant sur l'aphorisme hippocratique : « *Fœmina hysterica eget viri, ergo vir præbandus est* », ont exagéré les bienfaits du mariage comme agent thérapeutique, et n'ont fait souvent qu'aggraver le mal de leurs clientes en leur *administrant* un mari. Il n'en est pas moins vrai cependant que tel que nous l'entendons, c'est-à-dire non une simple union officielle, mais une union physique et morale des êtres selon les vues et le but de la nature, le mariage est considéré à juste titre comme un excellent remède dans certaines affections ou mieux chez certaines malades.

C'est ainsi qu'il réussit très bien contre l'aménorrhée, et Hoffmann avait raison lorsqu'il disait que l'emménagogue le plus puissant est un mari jeune et bien-aimé. Les œuvres de Van Swieten renferment l'histoire d'une femme qui n'avait pas été réglée jusqu'à quarante ans et qui, mariée à cette époque, fut menstruée périodiquement pendant deux ans.

Le mariage favorise l'ovulation[2] ; c'est pourquoi, dans le

De Gardane. *De la Ménopause.* Paris, 1821, p. 32.

[2] Des observations nombreuses et des expériences suffisamment répétées et variées par plusieurs auteurs, entre autres, par Coste, ne laissent aucun doute sur l'influence heureuse que l'excitation génésique exerce sur l'ovulation, du moins chez les animaux. Il suffit de la présence de l'étalon dans une écurie pour faire devancer l'époque habituelle du rut chez les juments voisines. Les lapines qu'on laisse avec le mâle entrent plus souvent en rut que celles que l'on tient éloignées.

cas de dysménorrhée, Bernutz[1] le conseille et cela dès l'âge de dix-huit ans, parce que si l'on attendait plus longtemps, la dysménorrhée pourrait persister et de plus entraîner la stérilité.

J'ai vu à la Clinique, dans le service du professeur Tarnier, une femme qui, depuis la puberté, éprouvait à chaque époque des douleurs atroces : le mariage fit disparaître tous ces accidents dysménorrhéiques et amena la menstruation à son état normal. Brierre de Boismont dit que, sur 25 femmes mariées, il en a rencontré 14 chez qui la menstruation n'était devenue régulière qu'après le mariage[2].

La privation absolue des plaisirs sexuels, surtout chez la femme qui en éprouve fortement le besoin, favoriserait donc la sympathie menstruelle de deux manières : la première en créant à chaque époque un état nerveux admirablement préparé pour l'éclosion des troubles psychiques; la deuxième, en déterminant la dysménorrhée et autres troubles de la menstruation.

OBSERVATION XLV. — La nommée Bourg est amenée à la Salpêtrière, le 3 janvier 1835, dans l'état le plus extraordinaire de la manie la plus violente : elle déchire et brise tout, les yeux sont rouges; la figure, enflammée; les propos, les cris incohérents; elle est dans le désordre le plus affreux, les cheveux épars, les vêtements en lambeaux, ses règles coulent abondamment. Ces symptômes durent depuis quatre jours avec la même intensité. Le cinquième jour, elle commence à se calmer, le sixième jour, elle parle seule, et, le lendemain, elle me rend ainsi compte de son état : « Je suis mariée, mais mon mari est absent depuis deux ans; j'ai beaucoup de tempérament, et c'est son absence qui est cause de ma maladie; car je suis plus pure que personne, mais chez moi la nature parle, et c'est elle qui cause tout mon mal. Je vous dis cela sans aucune idée sale, mais comme une vérité que je

---

[1] Bernutz, in *Courrier médical*, 1874, p. 158 et suiv.

[2] Hippocrate a écrit : « D'un autre côté, le coït, échauffant le sang et « l'humectant, rend la voie plus facile aux menstrues : or, si les mens- « trues ne cheminent pas, les femmes deviennent malades. » T. VII, p. 477.

sens profondément et qui me désole. » (Scipion-Pinel, *Traité de Pathologie cérébrale*, Paris, 1844, p. 420 [1].)

3° *Ménopause.*

Les troubles psychiques observés à la ménopause peuvent reconnaître les causes suivantes :

1° PLÉTHORE NERVEUSE. — Cette explication appartient à Raciborski. D'après cet auteur, l'innervation du grand sympathique, privée de l'important débouché que lui présentait périodiquement l'orgasme ovarien, répandrait l'excédent de sa force sur d'autres fonctions qui, par leur hyperactivité, lui assureraient son parfait équilibre.

Or, de toutes les fonctions, celles de l'intelligence et des facultés morales sont certainement celles dont le travail demande la plus grande somme d'influx nerveux. Ce sera donc par elles que l'organisme se débarrassera de la surcharge qui menace de l'encombrer.

L'expérience démontre, en effet, que les femmes qui savent se créer un travail absorbant, donner à leurs idées et à leurs sentiments une direction nouvelle, soit en s'appliquant plus activement aux soins de la famille, soit en s'adonnant tout entières aux œuvres de charité et de bienfaisance, évitent plus facilement les troubles de la pléthore nerveuse, sortent plus souvent indemnes de l'époque critique que celles qui, confiantes en la nature, s'en remettent à son entière direction et se reposent sur elle du soin de régler la dépense nerveuse.

Instinctivement, du reste, la femme éprouve alors le besoin de changer son genre de vie et de modifier ses habitudes. Plusieurs donnent dans la dévotion ou le bel esprit ; d'autres

[1] Plusieurs observations de ce genre se trouvent disséminées çà et là dans le cours de mon travail.

se lancent dans l'intrigue et ne vivent plus que de scandales et de bavardages; d'autres encore aiment à s'entourer d'un essaim de jeunes filles qu'elles ont soin de choisir brillantes de fraicheur et de beauté, et passent leur temps à les endoctriner, à les diriger et à les marier.

2. PLÉTHORE SANGUINE. — La menstruation s'arrêtant à la ménopause, la masse sanguine augmente de toute la quantité de sang que la femme était habituée à perdre régulièrement à chaque époque menstruelle : d'où amélioration de l'état général et disparition de certains troubles pour les femmes anémiques; pour les femmes sanguines, au contraire, apparition de symptômes pléthoriques.

Les bouffées de chaleur, les céphalées intenses, les éruptions diverses, les congestions multiples que présentent alors presque toutes les femmes, indiquent bien l'état de pléthore; ce que prouve encore plus clairement le traitement dérivatif employé par l'art et la nature pour la guérison de tous ces accidents.

OBSERVATION XLVI. — Une femme, parvenue à l'âge de retour, fut prise d'hémorrhoïdes, de fureur utérine et d'envie de se détruire; un écoulement de mucosité et de sang par l'anus la guérit de ces symptômes. (*Annales d'hyg. et de méd. légale*, 1841, p. 174.)

Les accidents dus à la pléthore ménopausique peuvent encore exister longtemps après la cessation du flux cataménial. Pendant de nombreuses années, tous les mois, il y a comme un réveil menstruel, et c'est à ce moment qu'apparaissent les troubles psychiques.

OBSERVATION XLVII. — Une femme de quarante-cinq ans, qui n'était plus réglée, devint aliénée aux époques où venaient autrefois ses règles; le délire durait plusieurs jours. Dans l'intervalle de ces retours d'aliénation, cette malade était d'un calme parfait. (Belhomme, *Recherches sur la localisation de la folie.* Paris, 1848).

OBSERVATION XLVIII. — Vers l'âge de cinquante ans, une femme atteinte de délire maniaque cessa d'être réglée. Le délire qui était continu, prit alors la forme périodique, et, tous les mois, pendant quatre à cinq jours (temps que durait la menstruation et à l'époque correspondante), la malade était en proie à tous les symptômes de la manie incohérente. (P. Berthier, *Clinique de la Madeleine de Bourg*, 1861.)

OBSERVATION XLIX. — Femme C..., quarante-huit ans : délire des persécutions développé à l'époque de la ménopause. Chose curieuse ! Bien que cette femme ne soit plus réglée depuis deux ans, les jours qui précèdent mais surtout qui accompagnent l'époque à laquelle paraissaient autrefois ses règles, on remarque chez elle une très sensible agitation. (Bruant, Thèse de Paris, 1888, p. 67.)

Brierre de Boismont cite 25 femmes dont les accidents ménopausiques durèrent un laps de temps qui varia de deux à vingt-deux ans (*loc. cit.*, p. 240). Cabanis en a observé qui, dix ou douze ans après avoir cessé d'être réglées, éprouvaient encore, chaque mois, une pléthore locale, une sensation de pression et de tension vers l'utérus et divers autres symptômes dont s'accompagne la menstruation véritable (*loc. cit.*, t. III, p. 352). Charpentier [1] rapporte l'observation d'une femme chez laquelle les règles cessèrent à quarante-huit ans et qui, à soixante ans, vit apparaître pendant deux ans ses époques avec la même régularité et la même intensité que lors de son âge adulte.

Les auteurs qui considèrent la ménopause comme cause ordinaire de la démence paralytique chez la femme (et ils sont nombreux) invoquent une action réflexe neuro-paralytique, qui, favorisant l'accès du sang au cerveau et occasionnant ainsi des congestions répétées de l'organe, déterminerait à la longue une périencéphalite interstitielle diffuse [2].

Je passe les autres théories, car elles ne sont autres que celles développées plus haut au sujet des accidents pléthori-

---

[1] Charpentier. *Traité des accouchements*, t. I. p. 88.
[2] Voir Sepelli. *Paralysie générale chez la femme*. in *Ann. méd. psych.*, novembre 1884.

ques survenus à la suite d'une aménorrhée ou d'une suppression brusque des règles pendant la période active.

3. ANTÉCÉDENTS MENSTRUELS ET NERVEUX ; POSITION SOCIALE DE LA FEMME ; SON ÉTAT MORAL ; RÉVEIL DE L'INSTINCT GÉNÉSIQUE. — *a*. — Toutes choses égales, les troubles nerveux, à la ménopause, se manifestent plus facilement chez les femmes qui ont déjà présenté des crises en rapport avec la menstruation, et plus spécialement chez celles qui ont eu à souffrir lors du premier établissement menstruel. Certaines femmes ont vu reparaître à la ménopause les accidents qui avaient accompagné leur puberté et dont elles avaient été débarrassées pendant tout le temps de la période active.

OBSERVATION L. — Guislain a vu une manie se manifester à l'époque de la puberté, cesser immédiatement après une première et seule menstruation et se montrer de nouveau à l'époque de la ménopause après vingt-cinq ans de calme parfait. (*Leçons sur les phrénopathies*, t. II, p. 75 [1].)

b. — La distinction que nous avons établie plus haut entre la femme du monde et celle du peuple, doit être maintenue pour la ménopause : l'état moral, en effet, sera moins marqué chez l'ouvrière dont la vie a été plus sérieuse, dont les jours se sont passés à gagner du pain pour ses enfants et non à s'enivrer des succès éphémères d'une beauté qui passe. « Les orages de la cessation menstruelle, dit Esquirol, l'abandon du monde et de ses plaisirs exposent les femmes à mille maux divers, particulièrement celles qui ont fait du monde et de la coquetterie l'unique occupation de leur vie frivole. » « Vieillir les irrite, ajoute Renaudin, et le vide qui se fait autour de celles qui n'ont pas su placer le bonheur dans la famille, est la cause d'un agacement continuel qui se révèle presque toujours par différents désordres intellectuels. »

c. — Et vraiment, n'est-ce pas pénible pour ces femmes

[1] Les Obs. 89 et 129 sont aussi caractéristiques.

qui ont eu les plus beaux succès, de voir leurs charmes disparaitre tous les jours, de descendre de ce piédestal que leur avaient élevé des milliers d'adorateurs, pour être reléguées dans l'oubli comme un meuble inutile que la société égoïste rejette avec dédain.

Ce miroir où elles se contemplaient autrefois avec tant de satisfaction, ne leur montre plus que des ruines et leur arrache des larmes de dépit. Tous les artifices, au détriment même de la santé, sont alors employés pour essayer de reconquérir l'influence d'autrefois ; mais, peine inutile ! replâtrage superflu ! de tous leurs triomphes, il ne leur reste plus que le triste souvenir. Elles se voient bientôt contraintes d'abandonner à des plus jeunes et à des plus belles qu'elles la place où elles avaient régné en souveraines, pour aller dans la retraite cacher leurs rides et se livrer tout entières à leur mélancolie [1].

Heureuses celles qui font de nécessité vertu, acceptent avec résignation le congé que leur donne le monde, et savent remplacer par des jouissances pures, par des occupations sérieuses une vie pleine de frivolités et de plaisirs qui ne sont plus de leur âge !

d. — L'appétit vénérien disparait ordinairement à l'époque de la ménopause, et ce n'est plus que par devoir et pour la paix du ménage que la femme consent encore aux rapports conjugaux. C'est la conséquence naturelle des modifications que subissent les organes de la génération : ceux-ci, en effet, se flétrissent et, par suite de l'atrophie des ovaires et des autres annexes, perdent leur sensibilité et leur excitabilité

---

[1] Pareil phénomène s'observe chez les animaux, surtout chez les animaux domestiques, qui, en perdant leurs grâces avec les années, perdent aussi les caresses de leur entourage. Lombroso rapporte le fait suivant dans son traité de l'*Homme criminel*. Une chatte angora en vieillissant devint laide, elle fut négligée et maltraitée par les gens de la maison. Son caractère s'en aigrit, et elle qui avait toujours été fort tendre, perdit, alors, tous ses instincts maternels : elle refusa la nourriture à ses petits et en dévora même un.

normale. Nous verrons cependant au chapitre consacré aux troubles génésiques que les feux de l'amour (je parle de l'amour physique et sexuel) déjà bien peu ardents, loin de s'éteindre alors complètement chez toutes les femmes, semblent vouloir se raviver chez quelques-unes pour briller d'un nouvel et dernier éclat. L'absence de toute satisfaction sexuelle devient pour celles-ci un véritable supplice, dont l'issue fatale a été pour certaines des habitudes honteuses, pour d'autres des scrupules exagérés, la mélancolie, le suicide même.

OBSERVATION LI. — Une femme supporta sans se plaindre et le plus facilement du monde, jusqu'à la ménopause, la négligence de son mari; mais, arrivée à cette époque, l'excitation génésique fut telle qu'elle devint intolérable, et elle se donna la mort pour éviter de manquer à la fidélité conjugale. (Gueneau de Mussy, *Cliniques médicales*, t. II, p. 344, Paris, 1885.)

Je me résume.

L'anatomie et la physiologie du système nerveux nous permettent de comprendre comment, par la voie du grand sympathique, la menstruation, même normale, peut porter son influence jusqu'aux fonctions cérébrales; à la cause première et essentielle qui est le *molimen menstruel* ou excitation engendrée par le travail physiologique de l'ovulation, viennent presque toujours s'ajouter d'autres causes prédisposantes et adjuvantes (prédisposition nerveuse, acquise ou héréditaire, anomalies menstruelles, etc.).

J'ai longuement discuté l'action de toutes ces causes réunies, ayant soin d'attribuer à chacune la part qui lui revient dans l'étiologie et la pathogénie de la sympathie menstruelle; j'ai minutieusement analysé leur mécanisme, et leur influence me parait solidement établie.

Il ne me reste plus qu'à apporter des faits et à décrire les ormes principales qu'affectent les troubles psychiques d'origine, menstruelle : c'est ce qui va faire l'objet de la seconde partie de ce travail.

DEUXIÈME PARTIE

DES PSYCHOSES MENSTRUELLES
EN PARTICULIER

Les troubles psychiques en rapport avec la menstruation sont aussi variés que fréquents. Toutes les facultés morales peuvent être atteintes, soit simultanément, soit séparément, et dans des limites qu'il est impossible de déterminer, tant elles sont instables.

Le délire peut être général ou systématisé, c'est-à-dire porter sur l'ensemble des facultés et les toucher toutes en même temps ou être réduit à certains groupes d'idées ou de sentiments.

Il affecte tantôt la forme maniaque aiguë, tantôt la forme dépressive : tout dépend de l'âge, de la disposition d'esprit, du caractère, des habitudes et surtout de la prédisposition de la femme. La forme maniaque est plus commune à la puberté et pendant la période active ; la forme mélancolique avec ou sans hallucinations, plus commune à la ménopause. Chez les prédisposées, la menstruation agissant comme cause occasionnelle, les troubles psychiques sont le plus souvent de même nature que ceux éprouvés antérieurement et dont l'existence plus ou moins éloignée constitue la prédisposition.

Les troubles de l'intelligence sont les moins fréquents ou du moins rarement non accompagnés. C'est sur la sphère du sentiment et plus spécialement sur celle de la volonté que la menstruation fait le plus sentir sa triste et puissante influence. L'instinct se pervertit : c'est alors le moment de toutes les passions. La moindre résistance, la moindre contrariété irrite la femme. Elle n'a plus des désirs, mais des besoins impulsifs, des nécessités fatales, des penchants irrésistibles dont elle ne peut se débarrasser qu'en leur donnant pleine et entière satisfaction.

Rien de bien fixe également pour l'époque de l'apparition des troubles. Chez la plupart, ils commencent la veille ou l'avant-veille de la menstruation, atteignent leur apogée au moment de l'écoulement et diminuent avec lui; chez quelques-unes, ils précèdent de plusieurs jours la menstruation et cessent dès les premières gouttes de sang : l'écoulement joue alors le rôle de crise salutaire et ramène immédiatement le calme; ce n'est que très exceptionnellement qu'ils apparaissent après la menstruation.

Je vais étudier en détail chacun de ces troubles.

Je commencerai par ceux de la volonté puisqu'ils sont les plus fréquents et les plus importants au point de vue médico-légal. Je suivrai dans leur étude la marche suivante : 1° délire des actes (kleptomanie, pyromanie, dipsomanie, monomanie homicide) ; 2° délire des instincts (nymphomanie, monomanie suicide); 3° manie aiguë, délires innommés, impulsions diverses se rapportant tantôt au délire des instincts, tantôt au délire des actes (actes de violence, de destruction, de fureur aveugle et subite).

Après les troubles de la volonté, j'étudierai ceux des sentiments et des affections (méchanceté, fourberie, dissimulation, mensonge, révolte, haine, jalousie, vengeance).

Enfin, en dernier lieu, arriveront les conceptions délirantes ou troubles de l'intelligence (idées de désespoir, de ruine, de maladie, de persécution; délire religieux; illusions, hallucinations de l'ouïe, de la vue, de la sensibilité générale; hallucinations génitales, etc.).

Je terminerai par quelques considérations pratiques se rapportant plus spécialement à la médecine légale.

CHAPITRE I

Kleptomanie.

La kleptomanie ou monomanie du vol se présente sous des formes nombreuses qui, toutes, peuvent affecter des rapports avec la menstruation; mais il en est une sur laquelle j'insisterai de préférence à cause des liens plus étroits qui l'unissent à la fonction ovarique. Je veux parler de cette forme presque toute parisienne, étudiée avec tant de talent et de finesse d'observation, sous le vocable de *vol à l'étalage*, par le professeur Lasègue, Legrand du Saule, Lunier, Letulle, etc., et qui a été l'objet de nombreuses et savantes discussions au sein de la *Société de médecine légale* [1].

Il n'est pas rare d'apprendre qu'une grande dame vient d'être surprise, dans un magasin, en flagrant délit de vol. Ceux qui sont à l'affût des scandales, peuvent nous assurer que la chose est même assez commune [2]. On fait force bruit autour de cette affaire, étant donné les titres et qualités de la délinquante. Celle-ci, traduite en justice, est le plus souvent l'objet d'une ordonnance de non-lieu, mais non toujours et nous en citerons qui ont dû expier un moment de délire par la perte de leur honneur et les peines de la réclusion.

[1] Voir le *Bulletin de la Société*, t. VII, p. 1880.

[2] Le 4 février 1889, jour d'exposition, 49 voleuses ont été arrêtées dans les magasins du Bon Marché : parmi elles, des marquises, des comtesses, des baronnes et autres grandes dames des nobles faubourgs.

Ces vols s'observent de préférence dans les grands magasins de Paris (*Louvre, Bon Marché, Printemps*). Les femmes
se promènent dans ces magasins, comme sur une place
publique, avec liberté entière de tout voir et de tout toucher.

Un art diabolique, inspiré par l'esprit mercantile du jour,
a présidé à ces étalages luxueux, fascinants où tout est prévu,
disposé en vue de réveiller l'instinct d'appropriation. « On
comprend, dit le professeur LASÈGUE [1], qu'étant donné ces
incitations, les faibles succombent et que leur défaillance soit
non pas excusée mais motivée. »

Les voleuses à l'étalage doivent être divisées en deux
classes. La première, comprend celles qui agissent avec
conscience de leur méfait : elles sont pleinement responsables
et du ressort des tribunaux ; la deuxième, celles qui, prises de
vertige kleptomaniaque, cèdent à une impulsion et dont l'acte
n'est qu'un réflexe d'origine cérébrale, puisqu'il est né d'une
idée instinctive involontaire : leur responsabilité est atténuée
ou nulle, elles relèvent de la pathologie mentale. Les premières sont très habiles et échappent souvent à la surveillance ; les autres sont maladroites et tombent toujours sous les
coups de la police. Ce sont le plus souvent de jeunes femmes
appartenant à des familles honorables, d'une conduite exem-
plaire et d'un passé sans tache.

Ce qu'elles convoitent est sans valeur : c'est ordinairement
un petit objet de toilette. Elles pourraient l'acheter ; mais
non, il faut qu'elles le volent, et encore, si c'était pour s'en
servir : le vol commis, presque toujours, elles se débarras-
sent de l'objet ou vont le cacher, semblables en tout cela à la
pie voleuse ou *gaza ladra* qui vole pour le plaisir de voler.
Interrogez ces malades, dit Legrand du Saule [2], elles vous
répondent toutes : « Je ne sais pas pourquoi, c'est incompré-

---

[1] Lasègue. *Archives générales de médecine*, février 1880, p. 158.
[2] Legrand du Saule. *Les hystériques*, p. 444.

hensible; je ne manque de rien, je n'avais pas besoin d'un tel objet, j'avais l'argent pour le payer. »

Il est assez fréquent de voir ce délire coïncider avec la menstruation, que celle-ci soit normale ou pathologique.

Brierre de Boismont[1] nous dit que la monomanie du vol perversion morale fort commune parmi les aliénées, semble redoubler d'intensité aux époques menstruelles.

Legrand du Saule a examiné au dépôt de la Préfecture de Police, 105 voleuses caractérisées ou étiquetées *pathologiques* ou *demi-pathologiques* : on peut les diviser en deux catégories. A la première appartiennent 49 accusées, filles ou femmes, ayant présenté des signes non dubitables d'aliénation mentale ou qui y étaient héréditairement prédisposées, avec plus ou moins de manifestations hystériformes. La seconde se divise comme suit :

> Hystériques de 15 à 41 ans. . 41
> Femmes enceintes 5
> Autres 10

L'auteur ne parle pas du rôle que la menstruation a pu jouer chez les 49 femmes de la première catégorie ; mais il n'en est pas de même pour les autres. Sur les 56 femmes, en effet, qui la composent, 35 étaient en pleine période menstruelle au moment où elles se rendirent coupables du vol qui motiva leur arrestation, et 10 étaient des femmes arrivées à l'âge critique ou débilitées gravement à la suite de pertes utérines abondantes.

Voilà certes une statistique assez éloquents et qui se passe de tout commentaire. Je dois cependant, pour la corroborer, faire remarquer que la plupart des voleuses arrêtées dans les grands magasins ne sont pas toujours livrées à la justice. Lorsque la femme offre de bonnes références et ne paraît pas trop suspecte, on se contente de lui faire payer l'objet volé, de

---

[1] Brierre de Boismont. *De la folie puerpérale.* Ann. méd. psych., 1851, p. 587.

prendre son nom, et on la renvoie après une légère admonestation ; et c'est autant de perdu, car nul doute que nous trouverions chez ces femmes qui ne paraissent pas responsables aux yeux mêmes d'un vulgaire employé, de bons éléments en faveur de notre statistique.

Dans une intéressante ébauche de médecine légale sur les *voleuses honnêtes*[1], M. Letulle admet pour ces femmes un état de demi-démence pendant lequel des idées instinctives, se réveillant sous l'influence d'une violente sollicitation des sens, immobiliseraient la conscience et la volonté ; et il ajoute que cet état est favorisé peut-être par la période menstruelle. Quoique donnant dans notre sens, M. Letulle ne me paraît pas assez affirmatif. Au lieu de dire : « *favorisé peut-être* », il aurait dû dire « *favorisé certainement par la période menstruelle* ».

C'est l'avis de Legrand du Saule, lequel a écrit dans un autre ouvrage[2] sur le même sujet : « Lorsque des jeunes filles hystériques volent des objets qui peuvent leur servir, surtout des bibelots, des rubans, des parfumeries, *c'est presque toujours pendant la période menstruelle que le vol est commis.* »

Il est une autre classe de voleuses pathologiques sur laquelle je veux dire un mot. Tandis que les voleuses à l'étalage volent par perversion du sens moral, inconsciemment et sans savoir pourquoi, celles-ci semblent voler plutôt par perversion des sens physiques, en connaissance de cause et avec d'excellentes raisons pour expliquer leur vol. Ce sont des femmes qui éprouvent des besoins irrésistibles, comme celui de sentir telle odeur, de manier ou de briser certains objets, de plonger les mains dans certains liquides,

---

[1] Letulle. *Gazette médicale de Paris*, 1er oct. 1887, n° 40, p. 471.

[2] Legrand du Saule. *Ann. d'hyg. et de méd. lég.*, août et sept. 1881, t. VI, p. 164 et 261.

mais surtout de goûter telle boisson ou de manger tel aliment. Rien ne les arrête dans la satisfaction de leur convoitise ; si elles ne peuvent acheter ce qu'elles désirent, elles se le procurent autrement : par la violence quelquefois, plus souvent par le vol. On a même rencontré des femmes dont l'appétit ne pouvait être satisfait qu'avec des aliments dérobés par elles.

Pareils désordres peuvent avoir leur cause dans la menstruation. De Gardane (*loc. cit.*, p. 421) nous dit même qu'ils s'observent *très souvent* chez les jeunes filles au moment où s'établit la fonction, chez celles qui sont mal réglées et chez les femmes à l'époque de la ménopause [1].

OBSERVATION LII. — Une jeune fille de douze à treize ans, bien constituée, d'une bonne santé habituelle, ne pouvait passer devant la devanture du magasin de son père, bijoutier, sans être entraînée, comme malgré elle, à voler à l'étalage de petites cuillères d'argent, qu'elle allait ensuite jeter dans la fosse d'aisance de la maison. Deux ans plus tard, cette fille était atteinte d'accidents hystériformes assez graves. (Dr Lunier, *Ann. méd. psych.*, 1880, t. IV, p. 212.)

OBSERVATION LIII. — Lambert, quinze ans et demi, se rend coupable de plusieurs vols et plusieurs tentatives d'incendie, et porte ses accusations sur une autre personne. Cette fille n'est pas encore réglée, elle ressent, de temps en temps, des douleurs de tête assez vives accompagnées de malaise et de courbature dans la région lombaire. On ne constate aucune autre cause de son état psychique, si ce n'est le trouble apporté par l'approche de la menstruation.

Rapport d'Ollivier (d'Angers). Déclarée irresponsable par le tribunal. (*Ann. d'hyg. et de méd. légale*, t. XXV, 1841, p. 110, et Legrand du Saule, *La folie devant les tribunaux*, Paris 1864, p. 474.)

OBSERVATION LIV. — Mme M..., hystérique est héréditairement prédisposée à la folie. Pendant ses périodes menstruelles, on

---

[1] Voir également Hoffmann : *De malo hysterico*, t. III, sect. III, cap. v. De nombreux auteurs rapportent des cas de *pica* et de *malacia* en rapport avec la menstruation.

observait des absences momentanées de mémoire, une tendance très accusée à la mélancolie, des actes étranges et inexpliqués.

Une première fois, pendant l'une de ses grossesses, Mme M... a volé un ruban dans un magasin, et elle a immédiatement préparé avec ce ruban une petite cocarde pour un bonnet d'enfant. Depuis, et toujours pendant ses époques, elle a été instinctivement attirée vers les étalages des grands magasins, et il lui est arrivé un certain nombre de fois — elle l'avoue avec une très grande franchise — de se sentir inquiète, agitée et portée irrésistiblement à mal faire. Moins d'une minute après, sans qu'elle eût pu se rendre compte de ce qui s'était passé, elle s'éloignait, tenant à la main, aux yeux de tout le monde, un objet soustrait, qu'elle n'avait cependant pas désiré et dont elle n'avait nul besoin.

Arrivée à la ménopause, elle a été en proie à un état nerveux très prononcé caractérisé par des troubles physiques et des égarements passagers de la raison. Sous l'influence déprimante d'une perte utérine abondante, elle commit encore dans les magasins du Louvre un acte certainement inconscient. Elle a été déclarée irresponsable. (Legrand du Saule, *Les hystériques*, Paris, 1883, p. 442.)

OBSERVATION LV. — La veuve P... est âgée de vingt-huit ans; elle s'est mariée à dix-sept ans. A l'âge de quinze ans, elle fut sujette à des accidents vertigineux survenus à la suite d'une suppression menstruelle déterminée par une vive émotion. Le rétablissement des fonctions menstruelles et plus tard le mariage semblaient avoir fait disparaître ces accidents, mais ils ne tardaient pas à reparaître plus graves même qu'auparavant.

Tous les mois, à l'époque des règles, Mme P... était prise de véritables accès de folie avec hallucinations. Pendant ces crises, qui duraient quatre à cinq jours, elle présentait souvent les allures d'une femme en état d'ivresse; elle chancelait, se tenait à peine sur les jambes; elle ne savait ni ce qu'elle disait, ni ce qu'elle faisait; elle se mettait à parler allemand, agissant et marchant comme une somnambule. C'était pendant ces crises qu'elle avait commis les nombreux vols, presque toujours insignifiants d'ailleurs, pour lesquels elle avait été arrêtée à plusieurs reprises et qui lui avaient valu un séjour de deux mois à Saint-Lazare et une condamnation à quinze jours de prison. Pour son dernier vol qui consistait en 4 paires de bas, valant ensemble 2 fr. 60, elle fut déclarée irresponsable. (Lunier, *Ann. méd. psych.*, 1880, t. IV, p. 221.)

Observation LVI. — Nous avons observé une dame fort bien élevée, qui, pendant ses menstrues dérobe avec une adresse infinie tout ce qu'elle trouve, soustrait ses larcins à toutes les recherches, et s'emporte si on lui fait quelques observations à ce sujet. Dans d'autres moments, elle répond : « Si j'agis ainsi, c'est que je suis folle, c'est à vous de me surveiller. » (Brierre de Boismont, *Ann. méd. psych.*, 1851, p. 587.)

Observation LVII. — Émilie, vingt-quatre ans, confectionneuse, hystérique, elle s'est rendue coupable de vol et a été déclarée responsable. Elle présentait une suppression menstruelle datant de trois ou quatre mois et un écoulement blanc très prononcé. (Legrand du Saule, *Les hystériques*, Paris, 1883, p. 438.)

Observation LVIII. — Mme X..., juive très attachée à son culte, a dû assister au spectacle de son frère abjurant sa religion pour épouser une chrétienne. Au moment de la cérémonie, elle est prise d'un spasme nerveux, perd connaissance. Les règles, survenues la veille, se suppriment ; elle se plaint d'un mal de tête atroce.

Le lendemain, on la voit sortir, la figure bouleversée, la toilette en désordre ; le soir, dînant avec son mari, ses enfants et sa domestique, dans un restaurant du Palais-Royal, elle est surprise par un garçon, au moment où elle cachait dans ses poches plusieurs couverts qui avaient servi au dîner. Cette femme n'a pas d'aliénés dans sa famille, est dans l'aisance, a des antécédents les plus honorables ; elle fut acquittée. (Boys de Loury, *Ann. d'hyg. et de méd. lég.*, 1847.)

Observation LIX. — Mme C..., femme relativement aisée et à qui son mari n'a jamais refusé le nécessaire, a été arrêtée le 4 février 1878 sous l'inculpation de vol de chemises et de camisoles de femmes dans les magasins du *Tapis rouge* Elle ne peut comprendre à quelle impulsion elle a cédé quand elle a commis ce délit ; dès qu'on lui en parle, elle fond en larmes et ne sait que répondre.

Mariée à l'âge de vingt ans, elle a fait trois fausses couches. En 1873, après sa dernière fausse couche, elle a eu un accès de délire qui n'a eu que peu de durée, mais depuis la menstruation est devenue irrégulière et insuffisante, des pertes sanguinolentes, alternant avec des fleurs blanches, sont venues augmenter l'affaiblissement progressif de Mme C... Elle devient alors triste, bizarre, excentrique. La nuit, elle dort mal, rêvasse, éprouve des cauchemars; le jour, elle ne peut rester seule et va chez l'un et chez l'autre; le soir, elle attend son mari avec impatience et le querelle quand il est en retard de quelques minutes. Préoccupations exagérées relatives à sa santé; idées de suicide, etc., etc. Elle a été placée dans une maison de santé. (Lunier, *Ann. méd. psych.,* 1880, t. IV, p. 225.)

OBSERVATION LX. — La femme Ch..., vers les 2 heures du matin, est « subitement prise de l'idée d'aller dérober des volailles ». Obéissant à cette impulsion, elle vole vingt et une poules, et va avouer son vol à un marchand et à une voisine. Arrêtée le lendemain, elle menace de se tuer.

Antécédents héréditaires peu marqués. La menstruation s'est établie tardivement ; dès cette époque, son caractère devint irascible, jaloux ; elle manifesta des tendances érotiques; son amour de la famille, peu développé, il est vrai, fit place à de la haine.

Mariée, elle rendit son mari malheureux, l'accusait d'entretenir des relations avec ses voisines, elle essaya même de le frapper avec un instrument tranchant. Devenue enceinte, son état ne fut pas modifié. A diverses reprises elle fit des menaces de suicide.

L'aliéniste, chargé de son examen, constata qu'à l'époque de ses règles, la femme Ch... dont l'état s'était amélioré, redevenait agitée, voulait sortir, préférait mourir, se montrait agressive, déchirait ses vêtements; puis de nouveau le calme reparaissait. Déclarée irresponsable. (Legrand du Saule, *Les hystériques,* Paris 1883, p. 421.)

OBSERVATION LXI. — Mme M... a des antécédents héréditaires. Le premier écoulement menstruel s'accompagna d'attaques de nerfs avec perte de connaissance : les hémorrhagies étaient difficiles et peu abondantes.

A l'âge de dix-huit ans, à la suite d'une suppression, survenue sans cause appréciable, mêmes accidents convulsifs auxquels se joignirent des désordres moraux que dissipa une perte abondante. A certaines époques, particulièrement à celles coïncidant avec ses grossesses, ou avec les dérangements de la menstruation, on observait chez Mme M... une grande mobilité dans les idées, dans la sensibilité : elle prenait en haine sans motif appréciable son mari, ses enfants, ses amis, et en dégoût sa position, ses occupations de ménage ; sa raison se montrait rebelle aux conseils les plus affectueux; quelque temps après, elle redevenait calme, raisonnable, économe, appréciait ses torts et s'efforçait de les réparer.

Insensiblement cet état fit des progrès. Les anomalies de la menstruation s'accrurent et avec elles tous les désordres psychiques, si bien qu'un jour, étant dans la période cataméniale, Mme M.., aisée d'ailleurs et ne manquant absolument de rien, déroba un coupon de dentelle, une paire de gants, une pièce de ruban dont elle se para le lendemain à un bal. Au retour, les règles parurent, et avec elles se dissipèrent tous les troubles que leur absence avait occasionnés.

A plusieurs reprises et sous l'empire des mêmes excitations, cette dame vola des objets de peu de valeur. Condamnée enfin à treize mois de prison par un tribunal, elle fut acquittée par un autre.

Mme M... présenta en outre à plusieurs reprises, des accès de délire religieux. Naturellement peu religieuse, elle part un soir à l'approche de la nuit et va voir un abbé qu'elle avait connu lors de ses dernières couches. Elle lui parle de ses projets de réforme, de ses enfants, de son mari, en des termes si expressifs que le vénérable prêtre est frappé de son imagination exaltée, du flux exagéré de ses paroles qu'il était impossible de modérer. « Elle était tellement absorbée, dans ses projets religieux, ajoute l'abbé, qu'elle aurait, sans s'en douter, passé la nuit à en parler si j'eusse voulu l'écouter. »

Après ses vols, elle courait se confesser et montrait le plus grand désespoir : les yeux baignés de larmes, le visage décomposé, elle ne voulait plus recevoir les consolations de la religion, s'en croyant indigne. (H. Girard, *Ann. méd. psych.*, t. VI, 1843, p. 231.)

OBSERVATION LXII. — Une jeune femme, appartenant à une famille honorable et dans l'aisance, comparait devant le tribunal correctionnel d'Amiens sous l'inculpation de vols nombreux. Cette femme s'est formée tard, et n'a jamais eu de régularité dans ses époques menstruelles qui sont restées quelquefois supprimées pendant trois ou quatre mois. Elle a toujours été sujette à des maux de tête, à des étouffements, à des spasmes qui redoublaient au moment des règles. Mariée à vingt et un ans, sa santé n'est pas devenue plus régulière. Elle est d'une grande sensibilité, et, au dire de son mari, agitée par des désirs très violents qu'il se déclare incapable de satisfaire toujours. Elle croit avoir fait une fausse couche. C'est seulement après cette époque qu'elle a commencé à se livrer au vol sous l'influence non pas seulement d'une tentation instantanée, mais d'une obsession constante, ne pensant qu'à cela et sans cesse prête à recommencer. Malgré les conclusions du rapport médico-légal, elle fut condamnée. (Tardieu. *Etude médico-légale sur la folie*, p. 169.)

Observation LXIII. — Mme B..., quarant-huit ans, veuve sans enfants, a une sœur aliénée; elle a été arrêtée dans les magasins du *Louvre* sous l'inculpation de vol de dentelle et d'une robe. Six mois auparavant, elle avait déjà subi une première condamnation pour vol. Or, elle était à son âge critique; depuis douze à quinze mois, la menstruation était très irrégulière et elle avait parfois des pertes très abondantes. Elle prétendait que, pendant les époques menstruelles, surtout depuis qu'elles étaient irrégulières, elle était entraînée à prendre ce qu'elle trouvait à sa portée. Elle savait qu'elle faisait mal, mais elle ne pouvait résister à la tentation. (Lunier, *Ann. méd. psych.*, 1880, t. IV, p. 226.)

Observation LXIV. — Mme M..., cinquante-sept ans, était devenue depuis quelque temps difficile à vivre ; elle se brouillait avec ses locataires et avec ses voisines. Elle s'est mise à boire de l'eau-de-vie pour se monter la tête et s'étourdir de ses ennuis, disait-elle : *le sang la travaille*. Vols insignifiants dans les magasins du *Printemps* : acquittée. (Lunier, *Ann. méd. psych.*, t. IV, p. 230.)

Voir également les observations 10, 26, 78, 79, 91, 216.

CHAPITRE II

Pyromanie.

Les peines infligées[1] au crime d'incendie par les articles 434 et 436 du Code pénal sont assez sévères pour que cette étude mérite toute l'attention du médecin légiste. Un incendie n'est pas toujours l'effet d'un accident, ni l'œuvre de la malveillance, de la jalousie ou de la vengeance. Il peut avoir pour cause une volonté malade, agissant irrésistiblement sous l'influence d'une impulsion qui porte à incendier avec plus de force encore que la faim ou la soif ne portent à manger ou à boire.

La propension à la pyromanie est si puissante, que des incendiaires déjà condamnés ne peuvent s'empêcher de récidiver bien qu'ils sachent que la peine capitale les attend ; quelquefois, découragés par l'inanité de leurs efforts et prévoyant l'issue fatale de la lutte qu'ils soutiennent vainement contre leur penchant, à la veille de succomber une nouvelle fois, ils ont recours au suicide pour mettre fin à leurs tourments.

Il n'entre pas dans mon cadre de faire l'étiologie complète de la pyromanie et de décrire tous les signes qui la font reconnaître, je ne parlerai que de ce qui a trait à mon sujet,

[1] Elles varient suivant les circonstances énumérées dans l'article 434 : peine de mort, travaux forcés à perpétuité, travaux forcés à temps, réclusion. La menace d'incendie est punie comme la menace d'assassinat (Art. 436).

voulant amener le lecteur à cette conclusion : « Lorsque sans motif bien avoué, une femme, paraissant d'ailleurs posséder toute sa raison, se rend coupable du crime d'incendie, le tribunal ne doit jamais négliger de faire statuer sur l'existence de la pyromanie, et le médecin expert dont l'examen, en pareil cas, ne porterait pas sur la menstruation, manquerait gravement à la tâche que la justice attend de lui. »

La plupart des auteurs qui se sont occupés de la question (Ernest Platner, Osiander, K, Henke, Marc, Marandon de Montyel) accordent à la menstruation un rôle prépondérant dans la genèse de la pyromanie. C'est surtout à la puberté qu'ils ont observé son extrême fréquence ; ils l'ont notée aussi à la ménopause et pendant toute la période active de la fonction menstruelle, plus particulièrement lorsque celle-ci présente un état pathologique.

La pyromanie est si commune à l'époque de la puberté que certains l'ont définie : « Une perturbation de l'esprit qui, lors de la puberté, pousse les jeunes filles à commettre des incendies. » Les médecins allemands ont fait remarquer que les auteurs d'incendie étaient le plus souvent des jeunes filles de neuf, douze, quinze et dix-huit ans. C'est Henke surtout qui, parmi eux, a étudié la pyromanie avec le plus grand soin. Il a constaté qu'elle coïncidait fréquemment avec les efforts de la première menstruation. Cette vérité résulte pour lui de la lecture des *Annales judiciaires* publiées par Klein. La plupart des pyromanes dont l'histoire est renfermée dans ces annales, offraient un changement insolite en rapport avec le développement *retardé, arrêté* ou *troublé* des fonctions sexuelles, au point que Henke s'est cru autorisé à admettre comme principe la proposition suivante : « L'envie du feu, chez la jeune fille, résulte particulièrement d'une involution organique irrégulière à l'époque ou à l'approche de la puberté. »

G.-H. Massius[1] s'exprime d'une manière très nette sur l'existence de la pyromanie en rapport avec la menstruation. Il confirme le principe établi par Henke en assurant qu'il résulte des procédures criminelles que le plus grand nombre des incendies a été commis par des personnes du sexe féminin âgées de douze à dix-sept ans, ou encore, ainsi que le démontre le tome II des *Archives de jurisprudence criminelle du Nord*, par des femmes arrivées à la ménopause.

Vers le commencement de 1830, nous eûmes en France une preuve éclatante en faveur du principe de Henke. A cette époque, en effet, de fréquents et inexplicables incendies ayant désolé plusieurs contrées de notre pays, entre autres le département du Calvados, les enquêtes judiciaires démontrèrent que les personnes accusées étaient toutes des jeunes filles.

« Beaucoup de crimes, dit Osiander[2], tirent leur source d'une affection particulière du cerveau, et il est bien prouvé que la disposition à incendier peut résulter d'une semblable affection, surtout pendant le développement de la puberté. » Et cet auteur va jusqu'à vouloir donner les raisons de cette pyromanie pubérale. Il l'explique (je donne son explication pour ce qu'elle vaut et à titre de simple curiosité) par la prédominance du sang veineux sur le sang artériel, par son accumulation dans certaines parties, spécialement dans la région des nerfs de l'œil. A l'époque du développement sexuel, le sang se dirigeant vers les organes de la génération, ceux de la vision se trouveraient privés d'une grande partie de leur irritabilité et il se développerait alors un besoin de lumière déterminant l'appétence au feu.

Marc[3], étonné de l'importance que les médecins allemands

---

[1] G.-H. Massius. *Commentaires médico-légaux sur le droit civil et criminel*, 2º cahier, Rostock, 1821 ; *Manuel de méd. légale*, Stendal, 1822.

[2] Osiander. *Traité du suicide.* Hanovre, 1813.

[3] Marc. *Ann. d'hyg. et de méd. lég.*, 1883, t. X, p. 447.

accordaient à la puberté, a fait une enquête pour savoir si le crime d'incendie était aussi fréquent chez les jeunes filles en France qu'en Allemagne. Ses conclusions furent que, dans le plus grand nombre des cas, la pyromanie coïncide avec l'âge où « les facultés sexuelles préludent à leur développement » et que l'apparition des règles peut s'accompagner d'une propension irrésistible à incendier suivie d'exécution.

Le Dr Limas[1] dit avoir constaté chez les jeunes filles incendiaires des troubles de la menstruation et des habitudes d'onanisme. Il ajoute : « Beaucoup d'observations ont noté la coïncidence de cette disposition morbide avec le développement et avec l'exagération du sens génital. » Flemming[2] fait la même remarque. Or, nous verrons plus loin que d'après Négrier, l'activité du sens génital et la force de l'appétit sexuel chez la femme se mesurent par l'activité des fonctions menstruelle et ovarique.

Ce n'est pas seulement à la puberté que l'on observe la pyromanie ; j'ai dit, et les observations le prouvent, qu'on l'observe encore à la ménopause et pendant toute la durée de la période active.

Il résulte de certains faits que chez la femme à l'époque des règles, comme chez la jeune fille à l'époque de son évolution pubérale, la simple vue d'un incendie est capable de faire naître une tendance invincible à mettre le feu. « La pyromanie, dit Marandon de Montyel[3], apparaît souvent quand l'organisme naît et meurt à la vie sexuelle, à la puberté et à la ménopause. Parmi nos malades, deux étaient à l'époque de la première révolution génitale ; une, au retour de l'âge. Ces deux périodes sont les périodes critiques de l'existence, celles où l'organe faible succombe ; mais il semblerait que

---

[1] Limas. *Ann. méd. psych.*, 1879, vol. I, p. 104.

[2] Flemming. *Archives de Horn*, 1830.

[3] Marandon de Montyel. *Archives de Neurologie*, 1885, t. X, p. 322, et in *idem* 1887, p. 19.

l'impulsion au feu se présente avec une fréquence relative telle, à ces deux phases de l'évolution vitale, qu'un rapport existerait entre elle et l'état des organes génitaux, d'autant plus que chez la femme, quand la maladie éclate durant les années d'activité génésique, elle est habituellement liée à des troubles de la menstruation, particularité que l'expert ne doit pas ignorer. » Cet aliéniste est si convaincu de l'influence menstruelle que, lorsque le diagnostic de la pyromanie est impossible par l'examen direct, soit à cause de la dissimulation des accusées, soit à cause de leur faiblesse intellectuelle qui ne leur permet pas de fournir des renseignements sur l'état de leur esprit au moment du crime, il recommande de faire entrer en ligne de compte, comme élément précieux de diagnostic, l'état sexuel de l'incendiaire : puberté, ménopause, troubles de la menstruation.

Taguet[1] admet que toutes les pyromanes, si elles ne sont pas épileptiques ou hystériques, présentent une anomalie de la menstruation. « Le retard, l'absence, le désordre ou la suppression de l'évacuation menstruelle, dit Marc[2], sont de la plus haute importance, lorsqu'il s'agit de juger l'état physique des filles incendiaires. » Esquirol[3] est du même avis.

C'est pour avoir négligé ces préceptes que, si souvent, la justice condamna comme criminelles des pauvres femmes absolument irresponsables de leurs actes. Je pourrais multiplier les exemples à l'infini : on n'a qu'à feuilleter la *Gazette des Tribunaux* pour voir que les juges n'ont pas toujours su profiter des lumières que lui offrait la science.

OBSERVATION LXV. — Une jeune fille de seize ans met le feu à une auberge. Le procureur soutient l'accusation avec véhémence et repousse l'admission de toute cause atténuante : « Un verdict

---

[1] Taguet. *Ann. méd. psych.*, novembre 1872.

[2] Marc. *De la folie dans ses rapports avec les questions médico-judiciaires*. Paris, 1840, t. 1, p. 379.

[3] Esquirol. *Maladies mentales*, t. 1, p. 60.

d'acquittement ne viendra pas affliger la justice. » (*Annales d'hyg. et de méd. lég.*, 1838, t. XX, p. 220.)

Trélat, à qui j'emprunte cette observation, la fait suivre du commentaire suivant :

« Les débats n'indiquent pas même qu'on ait eu la pensée de faire constater l'époque, les circonstances, la régularité ou l'irrégularité de l'évolution menstruelle. C'est une investigation qu'il ne faut jamais négliger, la monomanie incendiaire est très fréquente à l'âge du développement sexuel, et tout ce qui le retarde, l'avance ou le caractérise, acquiert une grande valeur en médecine légale. Ces documents se lient essentiellement à l'instruction judiciaire, et, dans l'état actuel de la science, il n'est plus permis aux tribunaux d'en méconnaître l'importance et la nécessité. »

OBSERVATION LXVI. — Au mois de juin 1835, un incendie éclate à Bonneville (Calvados) ; *un mois après*, le 12, 15, 16, 18 juillet, autres incendies. La coupable est la nommée Elise Ribaux, âgée de quinze ans. Elle fait des aveux complets, et l'enquête ne peut assigner à ses actes criminels qu'un fatal instinct de destruction et une rare précocité de vice. Le tribunal ne songe pas à s'éclairer de la science médicale et condamne la jeune fille. (Voir *Gazette des Tribunaux*, 24 juin 1836, p. 742.)

OBSERVATION LXVII. — Rosalie P..., bizarre dès l'enfance a des antécédents héréditaires. La puberté se passait sans orage, lorsque, vers sa seizième année, en voyant mourir son père d'apoplexie, elle éprouve un arrêt de la menstruation. Aussitôt la bizarrerie augmente, l'humeur paraît moins égale et survient une espèce de stupeur qui la rend indifférente pour sa mère qu'elle aimait pourtant et qu'elle laisse mourir. A dix-huit ans, elle entre chez les Trappistines de Vaise ; même état psychique, elle devient d'une dévotion qui effraie même ces dames, menace à plusieurs reprises de se tuer et finit par se précipiter dans une pièce d'eau. Congédiée de chez les Trappistines, elle entre au couvent de Maubec, d'où elle sort bientôt pour cause de maladie. Le certificat du médecin porte : gastralgie, dysménorrhée, surexcitation. Reçue chez les Bernardines, elle édifie tout le monde par sa bonté, sa piété, sa moralité, et néanmoins, du 22 au 26 septembre, elle allume cinq incendies dans le couvent, vole cinq couverts d'argent, 80 francs et un coffre plein d'écus ; le 13 octobre, nouvel incendie. Traduite devant la cour d'assises, sur la déclaration du jury, sœur Rosalie a été condamnée à cinq ans de travaux forcés. Or, la menstruation chez elle était en souffrance. Bien plus, les cinq premiers incendies et les vols coïncidèrent avec une période menstruelle ; le 22 septembre, en effet, jour du premier incendie, sœur Rosalie avait ses règles et il est fort probable que le sixième incendie, étant donné son époque, coïncida aussi avec une période menstruelle. Dans le rapport du médecin expert, je n'ai pas vu qu'il fût question de l'examen menstruel. (Berthier. *Gazette méd. de Lyon*, 1858, p. 148.)

OBSERVATION LXVIII. — Jeune fille, âgée de quatorze ans et dix mois qui, dans l'espace d'un an, incendia deux fois afin de quitter ses maîtres et de retourner chez ses parents. Dès son premier interrogatoire, elle avoua le second incendie et se déclara spontanément coupable du premier, dont on ne l'avait pas soupçonnée. L'avocat de l'accusée, ayant cherché à prouver l'absence de maturité intellectuelle, comme aussi l'existence d'un trouble physique et moral, fut contredit par le médecin légiste chargé du rapport. La Faculté de Leipzig, consultée sur la question de savoir si les assertions de ce dernier étaient suffisantes, déclara que, chez les enfants, surtout chez les jeunes filles, la nostalgie est une passion des plus violentes et en même temps des plus naturelles ; que la menstruation, lorsqu'elle n'est pas encore normalement établie, exerce une influence sur l'état moral du sexe féminin ; que, chez les très jeunes filles, à l'époque qui sépare l'enfance de la puberté, la roideur du caractère et ce qu'on appelle vulgairement *tête évaporée* avec tendance à des déterminations audacieuses et désespérées, sont moins souvent le résultat d'un mauvais naturel que d'un trouble des fonctions nerveuses ; que l'accusée s'est trouvée, à la fois, dans un âge critique ainsi que dans les circonstances dont il vient d'être parlé, et que chez elle le flux menstruel a été parfois excessif, parfois faible et même nul. La question cependant fut résolue autrement par le tribunal qui déclara la jeune fille irresponsable du premier incendie, mais responsable du second, se basant sur ce que ses règles étaient établies et qu'aucun fait, aucun symptôme morbide n'existaient pour prouver qu'un désordre de la menstruation avait pu contribuer à déranger ou à affaiblir les fonctions intellectuelles. En conséquence, la prévenue *fut con-*

damnée à la peine de mort !!! (Ernest Platner, *Quest. med. forens.*
Part. XII. *De excusatione œtatis observatio.* Lipsiæ, 1824.)

OBSERVATION LXIX. — En 1802, une femme de quarante-cinq
ans fut décapitée et son corps brûlé dans une ville d'Allemagne
pour crime d'incendie. La manie incendiaire lui était venue depuis
qu'il lui avait été donné, vers l'âge de la ménopause, d'être témoin
d'un incendie dans son pays. Elle donnait pour raison que c'était
chez elle un penchant irrésistible. Malgré la crainte, la terreur et
le repentir qu'elle éprouvait après chaque incendie, elle ne pouvait s'empêcher de recommencer une autre fois. (*Archives générales de médecine*, t. VIII, p. 317.)

Dans d'autres cas, et malheureusement ils ne sont pas assez
nombreux, les tribunaux ont su tenir compte de l'opinion
du médecin expert. Albrecht Mickel [1] appliqua la doctrine
de Kenke dans un cas fort compliqué relatif à une incendiaire âgée de seize ans. Dans quelques observations
extraites des Annales de Klein, les circonstances de la
menstruation ont même été indiquées dans les actes judiciaires, bien que, presque toujours, les recherches médico-
légales n'aient pas été assez profondes. Toutes les fois que
la Faculté de Leipzig a été consultée, elle s'est fermement
prononcée en faveur de l'influence de la menstruation et du
développement sexuel sur l'origine de la monomanie incendiaire.

Quelles sont les règles à suivre lorsque le médecin se
trouve chargé d'investigation sur l'existence de la pyromanie
sous l'influence de la menstruation ? Voici d'après Marc, les
circonstances qui doivent être prises en considération :

1° L'époque à laquelle la pyromanie se développe chez les
jeunes sujets comme résultat d'un développement anormal
des fonctions sexuelles, coïncide à peu près avec l'intervalle
compris depuis la douzième jusqu'à la vingtième année,
quelquefois de la dixième à la onzième année.

---

[1] Albrecht Mickel. *Matériaux sur la psychologie judiciaire*, 1820.

2° S'il existe des symptômes, des indices d'un développement irrégulier, des signes de mouvements critiques marqués au moyen desquels la nature cherche à parfaire l'évolution, ils doivent être saisis en faveur de l'inculpée.

3° S'il existe, avant l'exécution de l'acte incendiaire, des symptômes de développement dans l'appareil génital, comme des efforts de menstruation, ils mériteront la plus grande attention. Ils rendront d'autant plus vraisemblables que le travail du développement sexuel trouble les fonctions du cerveau, qu'ils seront eux-mêmes étayés d'autres symptômes comme absence, retard, suppression, diminution, abondance, difficultés et autres désordres de l'évacuation menstruelle.

Marc ne dit rien de la période active, ni de la ménopause. Le médecin expert cependant, quel que soit l'âge de l'inculpée, doit toujours rechercher l'influence de la menstruation et voir si l'impulsion incendiaire a coïncidé avec une époque menstruelle ou avec l'établissement de l'âge critique ; il ne doit jamais manquer de consigner ces circonstances dans son rapport.

OBSERVATION LXX. — Une jeune fille de douze ans allume trois incendies et étouffe à dessein deux enfants. (In *Annales judiciaires de Klein*, vol. VII.)

OBSERVATIONS LXXI et LXXII- — Une nommée Kostorf, âgée de douze ans et demi, et une autre jeune fille mettent le feu pour pouvoir quitter leurs maîtres. (*Idem.*, vol. XIII.)

OBSERVATIONS LXXIII et LXXIV. — Komnraska, âgée de douze ans et demi, et Florin, âgée de quatorze ans, toutes deux servantes et mécontentes de leur position, mettent le feu pour quitter le service. (In *idem.*, vol. XX.)

OBSERVATION LXXV. — Thréèse X..., âgée de quatorze ans, est une héréditaire vésanique par sa mère et par son père. Avec une ruse et une habileté incroyables, elle était parvenue à tromper la surveillance et avait mis sept fois le feu pour se venger de sa famille et des habitants du village qui, sans affection ni sympathie pour elle, lui infligeaient de mauvais traitements ou la poursuivaient de quolibets. Elle était toujours la première et la plus empressée à porter secours. Or, Thérèse était à l'époque critique de la puberté : réglée depuis un an, sa perversion morale et instinctive s'en était accrue ainsi que ses habitudes déjà anciennes d'onanisme et de lubricité. Irresponsable. (Marandon de Montyel, *Archives de neurologie*, 1885, t. X, p. 343.)

Observation LXXVI. — Une jeune paysanne, âgée de quatorze ans, mit le feu après avoir été maltraitée par sa maîtresse. Elle avoua tout et ne donna aucun signe d'aliénation mentale. Cependant la Faculté de Leipzig, se fondant d'une part sur la faiblesse des facultés morales et d'autre part sur l'absence de tout développement sexuel chez cette fille, la déclara irresponsable. (Ernest Platner, *Quæst. med. forens. De venia ætatis observatio.* Lipsiæ, 1824.)

Observation LXXVII. — Une fille de moins de quinze ans, nommée Grabowska, atteinte de nostalgie, mit deux fois le feu, afin de pouvoir quitter ses maîtres. Elle déclara que, dès le moment où elle entra à leur service, elle fut sans cesse obsédée du désir d'incendier. On a remarqué que cette fille a souffert pendant longtemps de violents maux de tête et que la menstruation était en retard chez elle. (Marc, *Ann. d'hygiène et de médecine légale*, 1833, t. X, p. 435.)

Observation LXXVIII. — Le 28 août 1835, Joséphine Duchemin, âgée de quatorze ans et demi, met le feu chez ses maîtres. On ne put trouver aucun motif pour expliquer pareille détermination. Joséphine avait eu soin de mettre à l'abri du danger, au moment où personne ne la soupçonnait encore, l'enfant du fermier confié à sa garde. (*Gazette des Tribunaux*, 9 septembre 1835, p. 107-9.)

Observation LXXIX. — Marie-Emilie, âgée de seize ans, n'ayant jamais été menstruée, éprouve des maux de tête, des palpitations, des goûts bizarres. Puis, sous l'empire d'instinct morbide, elle met le feu dans plusieurs endroits et vole dans les églises. On la traduit en cour d'assises, qui la renvoie à l'asile d'aliénés de Maréville. Sous l'influence d'une médication appropriée, les règles sont venues, les instincts se sont modifiés, le caractère s'est montré plus franc, plus expressif, et deux ans après son entrée, elle offrait les signes d'une franche guérison. (Morel, *Etude classique sur les mal. ment.*, 1852, t. Ier, p. 319.)

Observation LXXX. — Kleinbarth, âgé de dix-sept ans, a incendié afin de sortir de l'état de domesticité où elle se trouve chez ses parents. Il n'existait en elle aucune trace sensible d'aliénation mentale. Parmi les motifs donnés pour établir que l'accusée n'est pas responsable de son acte, la Faculté de Leipzig fait surtout valoir que, bien qu'âgée de dix-sept ans, la fille Kleinbarth n'est pas encore réglée et que ses organes de la génération n'offrent encore aucune apparence de développement. (Ernest Platner, *Quest. med. forens*, part. XV, Leipzig, 1824.)

OBSERVATION LXXXI.— La jeune Eugénie P..., jusqu'alors bien portante et n'ayant jamais présenté de troubles intellectuels, a ses premières règles en février 1877. Elle a dix-sept ans. Pendant les trois jours qui ont précédé l'hémorrhagie, elle éprouve des douleurs abdominales, de la céphalalgie, des insomnies. Elle entend en elle-même des voix confuses, mais impératives qui lui commandent de mettre le feu. Elle ne peut résister à cette impulsion, et incendie la maison où elle est en service. Aussitôt après elle se sent calmée

La deuxième époque menstruelle a eu lieu en septembre de la même année et s'est passée régulièrement.

La troisième survient le 24 mars 1878 et se complique, comme la première fois, d'accidents nerveux, d'anxiété, d'obsessions, d'impulsions irrésistibles; dans cette même journée, elle met le feu à la maison de ses parents. A partir de cette époque, les règles n'apparaissent plus, et, pendant tout le temps de leur disparition, la malade, chez qui je constatai les stigmates de l'hystérie, fut plusieurs fois atteinte de délire.

Dans la nuit des 6 et 9 août, rires incoercibles, impulsions à détruire. Elle tente de se couper les cheveux. Elle dit qu'elle ne se couperait pas le cou, mais se pendrait bien ; on approche évidemment d'une époque menstruelle. En effet, le 13 août de 9 heures à minuit, elle est prise de violentes convulsions hystériques avec délire ; elle se tord, se roule, criant qu'elle étouffe, que tout brûle, qu'elle veut mettre le feu aux quatre coins, qu'elle veut tout casser, tout briser. Je remarque que sa chemise est tachée d'un peu de sang : elle a ses règles pour la quatrième fois, mais elles se suppriment dès le lendemain. La malade avoue que la veille, elle a été tout le jour mal à l'aise, anxieuse, qu'elle sentait venir l'accès et qu'elle a elle-même demandé la camisole. Elle ajoute ne se souvenir de rien de ce qui s'est passé pendant sa crise. A mesure que la menstruation devient plus régulière, le calme renait.

Les 12 mars, 7 avril, 5 mai, retour d'une menstruation régulière et normale, disparition de tout symptôme hystérique ou vésanique; la malade est renvoyée comme guérie. (Cullere, *Les frontières de la folie*, Paris, 1888, p. 119.)

OBSERVATION LXXXII. — Servante de dix-sept ans, continuellement poursuivie, disait-elle, par une voix qui lui ordonnait d'incendier et ensuite de se détruire.

Après avoir incendié, une première fois, elle avait regardé avec calme et plaisir l'incendie éclater; la seconde fois, elle s'était empressée de donner elle-même l'alarme, et, immédiatement après, elle avait essayé de se pendre. On ne put découvrir en elle aucune trace de dérangement intellectuel; mais, depuis l'âge de quatorze ans, elle avait été sujette à des spasmes qui, plus tard, dégénérèrent en épilepsie, dont les accès devinrent plus violents chaque fois qu'ils coïncidèrent avec l'époque menstruelle. Or, elle avait eu un fort accès, précédé d'une anxiété extrême, plusieurs jours avant l'incendie. La Faculté de Leipzig, consultée, fit remarquer la connexion entre l'épilepsie et l'anxiété qui caractérisait chaque époque menstruelle, et déclara l'accusée irresponsable (Ernest Platner, *De amentia occulta alia observatio quædam*, *Quæst. med. forens.* Part. II.)

OBSERVATION LXXXIII. — La nommée Weber, servante, âgée de vingt-deux ans, mit trois fois le feu. Sa maîtresse avait remarqué en elle de la tristesse. Des témoins établirent que cette fille avait éprouvé, deux ans auparavant, une maladie qu'accompagnaient de violents maux de tête, une circulation sanguine très agitée avec perte de connaissance et accès épileptiques; enfin que, depuis cette époque, la menstruation avait cessé. (Marc, *Ann. d'hyg. et de méd. lég.*, 1833, t. X, p. 435.)

OBSERVATION LXXXIV. — La femme Toussaint met le feu à une grange dans laquelle se trouvait une servante qu'elle disait avoir commerce avec son mari. Elle a déclaré au tribunal que : « Huit jours avant ce malheur, elle avait éprouvé une perte de sang considérable et, à la suite, un ou deux jours de délire, que depuis ce temps sa tête était affaiblie, qu'elle avait eu des idées singulières, que l'idée de mettre le feu lui était venue, lorsqu'elle était couchée, qu'elle s'était levée et habillée et qu'elle était partie, en bas et en chaussons, n'ayant plus la tête à elle. » Elle fut déclarée non coupable. (*Gazette des Tribunaux*, 23 février 1831.)

OBSERVATION LXXXV. — D'un tempérament sanguin, Marie-Anne B..., a toujours joui d'une santé physique excellente, mais comme la menstruation se produit insuffisamment chez elle, elle a l'ha-

bitude de se faire saigner deux fois par an. A défaut de cette précaution, elle est prise de maux de tête, de bourdonnements d'o-
reilles et d'éblouissements. Elle a des antécédents héréditaires.

L'envie d'incendier s'était développée chez elle depuis que le feu
du ciel avait brûlé la maison d'un voisin : « C'était pendant la nuit,
dit-elle ; j'ai entendu du bruit, j'ai vu le feu, j'ai eu une frayeur
horrible ; puis après, cela ne m'a plus rien fait : au contraire, quand
tout a été éteint, j'aurais voulu voir encore les flammes. »

Or, à ce moment-là, elle avait ses règles depuis la veille ; sous
l'influence de l'émotion qu'elle éprouva, elles se supprimèrent pour
ne revenir que trente-neuf jours après, et ce fut pendant cet intervalle que, poussée par une impulsion irrésistible, elle incendia
plusieurs maisons. « Je suis comme les hommes quand ils sont
ivres, disait-elle, ils demandent encore à boire ; moi, j'ai vu du feu,
cela m'a donné envie de tout brûler. » (Legrand du Saule, *La folie
devant les tribunaux*, Paris, 1864, p. 463.)

OBSERVATION LXXXVI. — Femme de quarante-sept ans qui, en
vingt-trois jours, alluma huit incendies. C'est à l'influence de la
ménopause que le médecin de la localité rattache cet accès de
pyromanie. (*Archives de Neurologie*, janvier 1887, p. 41).

Voir également les observations 26, 53, 216, 225.

CHAPITRE III

Dipsomanie.

Le dipsomane n'est pas un ivrogne. L'un et l'autre, il est vrai, s'adonnent à l'alcool et en subissent l'action funeste ; mais tandis que les ivrognes sont des gens qui s'enivrent quand ils en trouvent l'occasion, les dipsomanes sont des malades qui s'enivrent toutes les fois que leur accès les prend (Trélat)[1]. Les premiers, suivant l'expression devenue classique de M. Magnan, sont malades parce qu'ils ont bu, les autres ont bu parce qu'ils étaient malades.

M. Ball[2] divise les dipsomanes en deux catégories : les cyniques et les mystérieux. Les cyniques ne dissimulent rien, ils courent les cabarets et les cafés donnant partout le spectacle de leur ivresse et acceptant le premier venu comme compagnon de leur orgie. Les mystérieux ou pudiques s'enveloppent de précautions et cherchent à garder le secret de leur habitude. « Plus d'une existence régulière en apparence, ajoute l'éminent professeur, est traversée par des crises dont personne n'a jamais soupçonné la gravité. »

Les dipsomanes sont doublement dangereux et par leur état d'ivresse qui les soustrait momentanément à l'empire de la raison, et par leur état maladif qui, en dehors même de toute influence alcoolique immédiate, en fait des impulsifs

[1] Trélat. *La folie lucide*. Paris, 1861, p. 263.
[2] Ball. *Leçons sur les maladies mentales*. Paris, 1883, p. 672.

redoutables : penchant irrésistible au vol, à l'incendie, au suicide, au meurtre et à l'anthropophagie. On constate souvent l'excitation génitale « surtout chez les femmes qui sont quelquefois atteintes d'une véritable fureur utérine » (Ball).

Les accès de dipsomanie présentent un caractère essentiellement *intermittent et paroxystique*. Toutes les boissons sont bonnes pourvu qu'elles soient fortes. Les femmes y sont plus sujettes que les hommes dans une assez forte proportion[1], et c'est dans les classes aisées et instruites de la société plutôt que dans les classes pauvres, qu'on l'observe le plus fréquemment : sur 54 femmes dipsomanes, 41 appartiennent à la classe aisée ou riche, 13 seulement à la classe ouvrière (Decaisne). Lorsque l'accès arrive, lorsque le moment de boire a sonné pour ces malheureuses, elles oublient tout pour satisfaire leur abjecte passion. A un verre d'alcool, les plus sobres sacrifient leur dignité de femme, leurs devoirs d'épouse et de mère. Leurs ressources épuisées, elles vendent jusqu'à leurs vêtements ; les plus honnêtes foulent aux pieds leurs principes, n'ont point honte de voler et vont jusqu'à faire métier de leur corps pour se procurer quelque argent. On a vu des mères vendre leurs enfants pour quelques verres d'eau-de-vie.

L'orage calmé, elles ont conscience de leur état, prennent des résolutions, se fortifient contre l'assaut à venir ; mais c'est en vain qu'elles résistent : leur constitution l'emporte, et, à l'approche ou pendant une nouvelle attaque, honteuses de leur conduite et pleines de mépris pour elles-mêmes, ces malheureuses, impuissantes contre leur passion, cherchent souvent un suprême refuge dans les bras de la mort.

« Bois donc, misérable ; bois donc ivrogne, vilaine femme qui déshonore ta famille. » Ainsi s'invectivait une dipsomane de Trelat, et, ce disant, elle mêlait des excréments à son breuvage alcoolique... et elle buvait !

[1] Voir Cullerre. *Les frontières de la folie.* Paris, 1888, p. 105.

On ne saurait nier ici le rôle de la menstruation.

La première attaque coïncide souvent avec la première éruption des règles ; la maladie cesse alors complètement avec la crise pubérale pour se reproduire quelquefois à la ménopaùse, ou persiste plus ou moins longtemps avec des accès revenant régulièrement à chaque époque.

D'autres fois, c'est pendant la période active ou à l'âge critique qu'on note le début. Bouchardat et Delasiauve[1] sont les premiers à avoir observé qu'à la ménopause se révélait tout à coup un goût très prononcé pour les boissons : Royer-Collard en rapporte plusieurs exemples.

M. le professeur Ball admet le rôle de la menstruation dans l'étiologie de la dypsomanie. « Chez la femme, dit-il, (loc. cit., p. 676), il faut tenir compte de tous les antécédents de la vie génitale : la menstruation est souvent l'occasion de pareils désordres ; la ménopause à son tour peut marquer le début de la dypsomanie. »

On a vu des femmes qui, pour réagir contre leur penchant, portaient la sobriété jusqu'à ne boire que de l'eau pendant toute la période intermenstruelle et qui, à l'époque de leurs règles, vaincues par l'impulsion, se livraient aux derniers accès de l'alcoolisme.

Le Dr Decaisne de Paris a lu au Congrès des *Sociétés savantes*, dans la séance du 25 mai 1888, un très curieux mémoire sur la dypsomanie chez la femme[2]. L'auteur a poursuivi ses études sur l'alcoolisme pendant vingt-cinq ans ; il a pu recueillir cinquante-quatre observations de femmes dipsomanes. Or, sur ce nombre, plus de la moitié subirent l'influence menstruelle : 24, âgées de quarante-cinq à cinquante-quatre ans, eurent leurs premiers accès à l'époque

---

[1] Delasiauve. *Journal de médecine mentale*, juillet 1864, p. 245.

[2] Je remercie M. Decaisne de l'obligeance avec laquelle il a mis son manuscrit à ma disposition : je lui emprunte les observations 87, 88, 89.

de la ménopause ; 7, âgées de quatorze à dix-sept ans, à l'occasion de l'établissement plus ou moins irrégulier ou difficile de la menstruation. Les observations qui suivent sont des plus concluantes.

OBSERVATION LXXXVII. — Mlle B..., pensionnaire dans une des grandes institutions de Paris, éprouva à l'âge de quinze ans, au moment de l'établissement des époques, des troubles digestifs contre lesquels on employa vainement toutes sortes de remèdes. Son sommeil était agité et elle éprouvait une difficulté très grande pour le travail intellectuel.

Les vacances de janvier lui permirent de retourner dans sa famille. Quelques jours après, on reçut une lettre de la supérieure du couvent avertissant les parents que certaines révélations des compages de Mlle B... et d'une infirmière portaient à croire que la jeune fille buvait depuis deux mois du rhum, de l'eau-de-vie, de l'eau de mélisse et même de l'eau de Botot qu'elle se procurait par toutes sortes de moyens.

Les parents établirent une surveillance active et découvrirent bientôt la vérité.

Des aveux de la jeune fille même, on put établir qu'au couvent elle avait eu, en deux mois, deux accès de dipsomanie, qui avaient duré chacun huit jours. En dehors de ses accès, elle avait un dégoût prononcé pour les boissons fortes. Avec le retour régulier des époques Mlle B... recouvra une santé parfaite et une aversion profonde pour les liqueurs alcooliques.

OBSERVATION LXXXVIII. — Mlle C..., d'un tempérament franchement lymphatique, n'était pas encore réglée à seize ans.

A cette époque, elle éprouve les préludes de la menstruation, et l'on eut pour sa poitrine des inquiétudes qui cessèrent avec les premières apparitions des règles. A partir de ce moment, l'humeur de Mlle C... changea tout à coup. Elle devint triste et irritable, aimant à rester seule et pleurant souvent. En même temps, elle présentait tous les symptômes de l'intoxication alcoolique. Deux fois, au moment de ses époques, elle avait eu de véritables métrorrhagies.

Mlle C..., que j'interrogeai, m'avoua que, depuis longtemps, elle avait de véritables accès de dipsomanie qui duraient cinq ou six jours, au moment des époques, pour reparaître régulièrement à l'époque suivante.

J'ai suivi cette malade pendant deux ans. Les accès de dipsomanie finirent par ne se représenter que tous les deux mois, puis
tous les quatre mois, et ils disparurent complètement au bout de
dix-huit mois, époque à laquelle M{ᴵˡᵉ} C... se maria.

OBSERVATION LXXXIX.. — M{ᵐᵉ} B..., quarante-trois ans, est une
femme d'une bonne constitution. Elle a été réglée à quinze ans ;
mariée à vingt ans, elle a eu deux enfants.

Au moment de la première apparition des règles dont l'établissement a été laborieux, elle a été prise d'un goût très prononcé
pour les boissons alcooliques, surtout pour l'anisette et le kirsch,
dont elle buvait sept à huit petits verres par vingt-quatre heures,
pendant cinq à six jours, à chaque époque menstruelle, malgré
toutes les remontrances de ses parents et la surveillance dont elle
était l'objet.

Dans l'intervalle d'une époque à l'autre, honteuse de sa passion,
elle ne buvait que de l'eau.

A partir de la huitième époque, elle rompit tout à fait avec cette
habitude. Depuis l'âge de seize ans, jusqu'à quarante-trois ans, elle
n'a jamais bu de liqueur et avait même un dégoût prononcé pour
le vin.

A quarante-trois ans, M{ᵐᵉ} B... éprouva dans la menstruation les
troubles ordinaires qui indiquent la cessation de cette fonction.
C'est alors que se réveilla chez elle le goût pour les boissons fortes
qu'elle avait éprouvé dans sa jeunesse.

Bientôt elle ne s'appartint plus, elle buvait de tout et partou
avec tout le monde. Son humeur de douce qu'elle était, devint
acariâtre et sombre. Tout à coup, un mois juste après cet accès
de dipsomanie, M{ᵐᵉ} B... se remit au régime de l'eau, demandant
pardon à son mari de ses excès de boisson. On put croire que tout
était définitivement rentré dans l'ordre. Trois mois après, elle présentait les symptômes de l'alcoolisme : crampes d'estomac, pituite,
tremblement des mains, fourmillement des pieds, hallucinations,
cauchemars, terreurs sans motif, etc., etc. Elle eut en quinze
jours deux pertes utérines fort abondantes, des vomissements de
sang et plusieurs poussées d'éruptions cutanées.

Je fus appelé en consultation. M{ᵐᵉ} B..., après bien des hésita-
tions et des réticences, me confessa qu'elle était revenue à sa malheureuse passion. Dans la vie de famille, elle ne buvait que de
l'eau, mais en cachette, elle absorbait chaque jour jusqu'à dix ou
douze petits verres d'absinthe, de rhum ou d'eau-de-vie.

Cinq mois plus tard, je revis Mme B... en parfaite santé. La ménopause s'était définitivement établie, et tous les accidents avaient disparu. Elle avait renoncé à toute espèce de boissons fortes et « elle se croyait, disait-elle, dans un autre monde ».

OBSERVATION XC. — Une veuve de trente et un ans, éprouve du changement dans le flux menstruel : aussitôt elle s'abandonne à un usage copieux du vin et présente les symptômes de l'hystéro-épilepsie. Plusieurs médicaments furent employés sans succès. Un second mariage lui est alors conseillé : elle choisit un mari jeune et très amoureux, devient bientôt enceinte et se rétablit parfaitement. (Lanzonius, *Ephémérides des curieux de la nature,* 1691.)

OBSERVATION XCI. — Mme B..., trente-cinq ans; antécédents héréditaires et personnels.

Le premier accès de dipsomanie s'est produit à la puberté, lors de l'éruption menstruelle, et s'est renouvelé à diverses reprises au moment des règles.

Un jour, sans avertissement d'aucun genre, on la voyait ivre, hargneuse, s'abandonnant à la violence ; dans la nuit, les règles arrivaient, et le lendemain elle était guérie.

D'habitude, pendant ses accès, elle cesse tout travail et se cache le plus possible. Depuis la puberté, les crises dipsomaniaques n'ont cessé de se produire. Elle s'est mariée à dix-huit ans : pendant le cours de ses grossesses, les accès se suspendaient d'une façon complète, mais se reproduisaient quelques jours après l'accouchement.

On reconnaît l'imminence de la crise à ses yeux égarés ; elle devient triste, absorbée, somnolente : elle est méchante et frappe brutalement ses enfants. Elle se met à boire, surtout de l'eau-de-vie, mais au besoin, tout ce qui lui tombe sous la main. Même sans argent, elle réussit à se procurer de l'alcool. Elle a volé plusieurs fois. Il lui est arrivé de dire : « Si vous m'empêchez de boire, je me ferai du mal. » Elle est souvent ivre au point de rouler dans les rues et les chemins. (Cullere, *Les frontières de la folie,* p. 105, Paris, 1888.)

OBSERVATION XCII. — Madame a toujours été sobre et d'une conduite régulière. A quarante-deux ans, elle éprouve les premières anomalies de la menstruation : elle a des maux d'estomac et des lassitudes spontanées. Dans l'espoir de se fortifier, elle boit du vin, elle augmente peu à peu la quantité et finit par boire à l'insu de son mari et de sa famille. Plus tard, elle se procure de l'eau-de-vie, elle s'enivre, et l'ivresse l'oblige à rester couchée une grande partie de la journée. Cette dépravation a persisté pendant six ans. Les menstrues ont cessé de couler : peu à peu, madame s'est bien portée, a pris en aversion les liqueurs fortes, même le vin, est rentrée dans ses habitudes de sobriété, et jouit d'une excellente santé, jusqu'à l'âge de soixante-douze ans. (Esquirol, *Maladies mentales*, t. II, p. 75.)

OBSERVATION XCIII. — Femme L..., cinquante-deux ans, aucun antécédent héréditaire ni personnel. Réglée à quatorze ans et demi, depuis menstruation tous les mois, toujours très régulière et durant cinq à six jours. Caractère gai, aimant à plaisanter, elle s'est toujours bien entendue avec son mari qu'elle affectionnait.

En 1885, à l'âge de cinquante ans, ses règles deviennent irrégulières et plus abondantes, durent sept à douze jours. Elle est alors prise de dégoût de la vie, dit-elle, toujours triste, rien ne pouvait la distraire : elle s'ennuyait partout, surtout dans son intérieur, dont elle s'occupait très peu. Elle eut plusieurs discussions avec son mari qu'elle accusait de la négliger et de sortir pour aller *s'amuser*. Les voisins lui en veulent, la regardent passer dans la rue, disent à son mari de la quitter.

Au commencement de 1887, elle s'est mise à boire. Elle ne buvait que du vin et plutôt à certaines époques qu'à d'autres. A son entrée dans l'asile, elle présentait des symptômes très nets d'alcoolisme aigu, occasionné par ses accès de dipsomanie. Les règles n'ont plus reparu depuis six mois, et la malade est calme. (Bruant, Thèse de Paris, 1888, p. 49.)

Voir également les observations : 64, 97, 158.

CHAPITRE IV

Monomanie homicide.

Henriette Cornier, domestique, âgée de vingt-sept ans, avait porté toute son affection sur la petite fillette d'une de ses voisines et se plaisait à la combler de caresses. Un jour, le 4 novembre 1826, elle obtint de la mère la faveur de la garder quelques instants. Aussitôt, elle l'amène dans sa chambre, l'étend sur un lit, dispose un vase pour recevoir le sang ; puis, s'armant d'un couteau de cuisine, elle lui tranche la tête. La tête tombée, elle l'enveloppe d'un linge et l'envoie rouler dans la rue à travers la fenêtre. Cet incident fait rumeur et porte l'effroi dans le quartier ; la police judiciaire arrive et trouve Henriette assise d'un air tranquille et sans la moindre émotion auprès du cadavre de son innocente victime.

Rien ne put expliquer ce crime atroce : Henriette était d'un caractère très doux et aimait beaucoup les enfants ; il n'existait entre elle et sa voisine aucune inimitié, ni jalousie. A toutes les questions qui lui furent faites, elle répondit : « Je ne sais, j'ai eu une idée subite, quelque chose de plus fort que moi m'a poussée. »

Une pléiade d'hommes illustres écrivirent sur le procès d'Henriette Cornier. Forts de l'enseignement récent de Pinel sur la *manie sans délire*, ils essayèrent de démontrer qu'en dehors de tout dérangement de la raison, il peut se développer accidentellement, chez la personne la plus honnête, une impulsion aveugle, un penchant irrésistible à des actes de férocité et de barbarie.

Une des plus belles études fut sans contredit celle de Marc, membre de l'Académie et expert près la Cour royale de Paris [1]. Elle se terminait par ces paroles : « Il est une circonstance physique qui a immédiatement précédé et accompagné l'événement funeste du 4 novembre : elle mérite l'attention la plus sérieuse. Henriette Cornier était alors à l'époque de l'évacuation menstruelle : elle avait ses règles. Ce fait, selon moi, est d'une importance extrême, et pour prouver que mon opinion de l'influence qu'il a pu exercer sur l'acte commis par Henriette, résulte de mon intime conviction et non du désir de chercher péniblement des possibilités en faveur de l'accusée, il suffira de rapporter textuellement ce que j'ai consigné, il y a quatorze ans, comme principe de doctrine sur ce sujet [2]. Après ce qui vient d'être dit, je m'abstiens de tout autre raisonnement, de toute autre réflexion, *je répète seulement que, le 4 novembre dernier, Henriette Cornier avait ses règles.* »

L'intervention de la science ne fut vraiment pas heureuse dans cette affaire. Le ministère public fut sourd à sa voix, et, loin de trouver dans la coïncidence signalée par Marc une cause d'acquittement ou une circonstance atténuante, n'y vit au contraire qu'une nouvelle preuve contre l'accusée. « Elle n'a éprouvé aucun trouble, dit-il, puisque ses règles n'ont pas été supprimées et ont continué leur cours », et Henriette Cornier fut condamnée aux travaux forcés à perpétuité et à la marque infamante des lettres T. P.

Le cas de cette malheureuse femme n'est pas un fait isolé dans la science et les observations que j'ai réunies m'auto-

---

[1] *Consultation médico-légale sur H... C. femme Berton*, par C.-H. Marc, Paris, 1827.

[2] In *Dictionnaire des sciences méd.* en 60 vol., art. *Aliéné*, p. 66.

risent à dire que le tribunal aurait dû accorder plus de crédit à la parole autorisée de Marc.

Dans cette affaire, le célèbre aliéniste s'était inspiré d'un procès retentissant qui, quelques années auparavant, avait occupé le monde scientifique en Danemarck.

Le 8 novembre 1821, la nommée Marie-Anne Lorentzen se présente devant la justice de Copenhague et demande qu'on l'arrête pour avoir maltraité sa maîtresse. Cette fille est sujette aux maux de tête, à l'insomnie et à des interruptions des règles qui exagèrent ces accidents. Chaque fois qu'elle entend parler d'un assassinat, elle éprouve un sentiment d'horreur. Au mois de juillet, les règles subissent de plus grandes irrégularités : les vertiges, la céphalalgie augmentent. Au mois de septembre, les règles cessent de paraître ; la mémoire s'égare quelquefois, et la malade, pendant ses heures d'insomnie, est prise de mélancolie, de cauchemars, d'envies homicides. Le 8 novembre, elle essaie de tuer sa maîtresse contre laquelle pourtant elle n'a aucun grief. Elle se raisonna longtemps avant de tenter son action criminelle, réfléchit sur la peine capitale qui l'attendait, se lamenta d'être la cause du déshonneur qui allait retomber sur sa famille ; mais rien ne put l'arrêter, elle dut céder à son impulsion, et, si le crime ne réussit pas, ce ne fut certes pas mauvaise volonté de sa part. Un instant, avant de se constituer prisonnière, elle avait songé à se donner la mort, et c'est dans cette intention qu'elle s'était sauvée à travers champs : chemin faisant, elle changea d'avis [1].

Le professeur Wendt, le professeur Lund, tous les membres éminents du Collège de santé de Copenhague, consultés par le parquet, se déclarèrent nettement et formellement en faveur de l'influence menstruelle et conclurent à l'irresponsabilité. Plus heureuse qu'Henriette, Anne-Marie fut acquittée.

[1] *Annales de Henke*, 1827, 3° cahier, Copenhague.

La connaissance de la monomanie homicide d'origine menstruelle est, du reste, aussi ancienne que la médecine. Elle est signalée dans les livres hippocratiques[1] et les auteurs qui suivirent, n'étant que les commentateurs d'Hippocrate, lui donnèrent tous une part dans leur enseignement.

Lacaze et Bordeu considèrent comme « centre primitif d'où peut se propager le délire impulsif des actes, les organes de la reproduction, surtout ceux de la femme dont l'empire est si grand ».

Les auteurs d'aujourd'hui n'ont pas d'autres doctrines, et M. Cullerre[2], se faisant l'écho de la science moderne, pouvait écrire récemment : « La forme paroxystique des impulsions à l'homicide ressort de beaucoup d'observations. Diverses circonstances physiques, comme l'époque de la puberté, l'éruption des règles, coïncident avec le retour de l'accès. »

Nous avons vu que les folles deviennent souvent homicides à l'époque de leurs règles. Mais inutile d'insister, laissons parler les faits.

OBSERVATION XCIV (*bis* et *ter*). — Une bonne, âgée de quinze ans, égorge un enfant de deux ans dont on lui avait confié la garde. On reconnaît que, le même jour, elle avait ses règles pour la première fois. Le rapport des médecins fut favorable à la non-responsabilité.

Une fille, réglée sur le tard, tue l'enfant de sa voisine. On l'arrête, elle ne se rappelle rien et affirme avoir perdu la mémoire. Dans la prison, elle a une deuxième époque menstruelle qui se caractérise, cette fois, par un état de mélancolie avec refus des aliments. Elle ne se rappelle toujours rien de la première menstruation. (Brouardel. *État mental des femmes sous l'influence des fonctions génitales*, Gazette des hôpitaux, 28 mars 1888.)

Une jeune fille de quatorze ans, très bonne et très douce jusque-là, tue son père, lui ouvre la poitrine et lui mange le cœur. Cette observation est extraite d'un opuscule de Wendt dans lequel se

[1] Hippocrate. *Maladies des jeunes filles*, t. VII, p. 467.
[2] Cullerre. *Les frontières de la folie*. Paris, 1888, p. 101.

trouveut plusieurs autres observations de perturbation mentale, au moment de l'évolution pubérale, perturbation accompagnée d'actes homicides et incendiaires.

OBSERVATION XCV. — Le 16 avril 1874, Héloïse-Désirée, veuve D..., âgée de trente et un ans, sortit dans la soirée accompagnée de ses deux enfants. Arrivée auprès d'une mare, elle prit sous son bras sa petite fille âgée de cinq ans et, tenant fortement par la main son petit garçon âgé de huit ans, elle se jeta violemment dans la mare en entraînant ses enfants. Elle fut retirée, mais les deux enfants furent noyés [1]. M. Legrand du Saule, qui fut chargé d'examiner cette femme, constata dans son rapport que la veuve D... était au deuxième jour de l'apparition de l'époque menstruelle lors de sa crise et qu'elle présentait de la céphalalgie et des troubles momentanés de la raison presque à chaque époque menstruelle. Elle fut placée à l'asile de Vaucluse. (Legrand du Saule, *Les hystériques*, p. 480, Paris, 1883.)

OBSERVATION XCVI. — Une femme de bonne santé habituellement a quelques démêlés légers avec son mari, devient mélancolique, puis, au bout de quelques jours, coupe le cou à ses trois enfants et se blesse elle-même avec un rasoir.

Elle répond à l'interrogatoire qu'elle n'a aucun souvenir de son crime, que le sang lui est monté à la tête parce que les règles, attendues depuis huit jours n'avaient pas apparu. Diverses circonstances, l'apparition des règles trois semaines plus tard, firent conclure aux médecins que cette femme avait commis le crime en pleine connaissance de cause.

Cependant elle entra dans le service d'aliénés de Westphal. Pendant dix mois, la menstruation resta suspendue; en même temps, l'accusée présentait un état de mélancolie assez prononcé avec un peu d'abattement et d'anorexie. Tous ces symptômes disparurent brusquement au moment où l'écoulement menstruel se rétablit.

En conséquence Westphal conclua que cette femme ne jouissait pas de sa raison au moment de l'infanticide; elle fut acquittée par le jury. (Westphal, *Charité annalen*, III Jahrg., 1878, p. 370.)

---

[1] Depuis quelque temps, il existe une véritable épidémie de pareils drames. Trop souvent les journaux nous racontent l'histoire lamentable d'une femme qui s'est détruite avec tous ses enfants. La publicité de pareils faits devrait être interdite : elle nous paraît malsaine et n'est certainement pas pour rien dans la détermination funeste de certaines prédisposées.

Observation XCVII. — Agnès Paterson, âgée de vingt-huit ans, a des prédispositions héréditaires, surtout du côté de sa mère.

Au mois d'août 1871, elle a été fortement éprouvée par la perte de deux de ses enfants ; le 3 janvier, elle égorge son troisième enfant, Marie-Anne, âgée de six ans sept mois, le seul qui lui reste et qu'elle aime vivement.

Le matin de ce jour-là, elle était avec la petite Marie-Anne chez un voisin, le nommé David : il était 9 heures. Peu de temps après qu'elle fut rentrée chez elle, David entendit des cris partant de la maison d'Agnès. A 10 heures, la fille de ce témoin, une jeune camarade de Marie-Agnès, va la chercher pour aller à l'école, et, en ouvrant la porte, elle trouva le corps de sa petite amie gisant sur le sol, baignant dans le sang. Les blessures sont affreuses, le corps a été frappé avec une fureur aveugle : on ne compte pas moins de douze entailles dans la région du cou, l'une d'elles a divisé les vertèbres. La mère est là, debout, un rasoir à la main, contemplant sa victime.

David, appelé par sa fille, accourt, voit le corps de l'enfant, mais la mère est partie. Où est-elle ? Dans la boutique d'un cabaretier voisin. Elle explique froidement, sans qu'aucune question lui ait été faite, qu'elle a les mains couvertes de sang parce qu'elle a coupé de la viande : elle achève tranquillement un verre de wiski.

Ainsi que l'a révélé l'enquête, elle avait déjà fait dans le même cabaret, le matin de bonne heure, de copieuses libations. David revient bientôt accompagné d'une voisine, et, cette fois, l'accusée est dans son lit. La physionomie ne décèle aucune émotion, elle paraît être dans l'ignorance de ce qui vient de se passer. Pendant les deux jours suivants, sa seule préoccupation est de demander de l'eau-de-vie à sa gardienne. Elle fait à cette femme une déclaration compromettante en affirmant que c'est son mari qui est l'auteur du meurtre de l'enfant. A la prison, elle essaie de se suicider et fait dans la suite au Dr Batty Tuke des aveux complets [1].

Or, le jour du meurtre, Agnès était en pleine période menstruelle ce dont on s'est assuré) ; elle fut prise d'une véritable attaque de dipsomanie : elle avait absorbé dans la matinée un décilitre de wiski et avait ordonné à l'enfant d'aller encore en acheter au

[1] A l'époque où elle faisait ces révélations, elle n'était plus folle et avait toute sa raison.

débit. C'est sur le refus de sa fille, qu'emportée par une fureur inconsciente, elle l'avait massacrée. Elle s'avouait coupable et s'attendait à être exécutée. Le jury de Perthe a prononcé un verdict d'acquittement. (*Mental science*, 1872, p. 198, et *Ann. méd. psych.*, 1876, t. XV, p. 289 [1].)

OBSERVATION XCVIII. — Une mère tue son enfant en le jetant à l'eau. Elle est arrêtée et mise en jugement. Pour se défendre, elle prétendit qu'à l'époque de ses règles, elle éprouvait toujours un malaise extrême de corps et d'esprit, et c'était sous l'influence de cet état pathologique qu'elle avait commis son crime. Comme elle paraissait absolument saine d'esprit, elle fut renvoyée en prison pour y être soumise à une observation rigoureuse. On put alors constater qu'à chaque époque menstruelle, elle subissait, en effet, une crise d'aliénation mentale. En conséquence elle obtint un verdict d'acquittement. (Hitzig, *Arch. für Psychiatrie* de Westphal, t. VIII, p. 65, citée par Ball, *loc. cit.*, p. 379.)

OBSERVATION XCIX. — Une malade était prise, à chaque période menstruelle, d'impulsions homicides. Sous l'influence de cette triste disposition, elle avait tué ses trois enfants. (Dagonet, *Traité des Maladies mentales*, Paris, 1862, p. 216.)

OBSERVATION C. — Une femme âgée de trente-cinq ans est prise subitement de monomanie homicide : elle égorge deux de ses enfants, le troisième, étant à l'école, put lui échapper. Aussitôt sa soif du sang assouvie, elle va se jeter dans une mare pour se noyer.

Sauvée à temps, elle est traduite devant la cour d'assises de Versailles et condamnée aux travaux forcés à perpétuité. Les règles chez cette femme étaient irrégulières; mais aucun des trois médecins qui furent chargés de l'expertise et qui conclurent du reste à l'irresponsabilité, ne rechercha et ne nota dans son rapport la coïncidence de l'époque menstruelle avec l'accès de monomanie homicide. (Voir *Assises de Versailles*, 20 avril 1827, et Georget, *Discussion sur la monomanie*, etc., p. 75.)

OBSERVATION CI. — A l'âge de quatorze ans, Mme B..., jouissait d'une très bonne santé apparente ; elle avait de l'embonpoint et

---

[1] L'enquête nous apprend que *trois semaines au moins avant le meurtre*, c'est-à-dire à l'époque où elle était sous l'influence menstruelle, Agnès avait commis la même débauche de boisson en avalant une quantité considérable de wisky.

tous les signes de la puberté très prononcés. Mais elle n'était pas encore réglée ; tous les mois, à chaque époque où elle aurait dû l'être, elle se plaignait de céphalalgie ; elle était inquiète, irascible, sombre. Bientôt la face s'injectait fortement ainsi que les yeux, tout était pour elle une contrariété, un motif d'irritation. Elle cherchait dispute à sa mère, l'injuriait, la menaçait, la maudissait, et, se saisissant d'un couteau, se précipitait sur elle ou faisait des tentatives de suicide. Au plus haut période de l'accès, le sang s'échappait par la bouche, par le nez, quelquefois par les yeux, alors survenaient des pleurs, un tremblement général, des douleurs convulsives dans les membres, des regrets suivis d'un long affaissement. A l'âge de seize ans, les accès de colère furent remplacés par des convulsions hystériques, la maladie diminua progressivement et ne cessa qu'à dix-sept ans, époque où les règles parurent quoiqu'en très petite quantité. Le mariage a fait disparaître tous les accidents nerveux. (Esquirol, *Maladies mentales*, t. II, p. 814.)

OBSERVATION CII. — Une femme, à l'époque de la menstruation, éprouve le désir de tuer son mari et ses enfants ; le désir est plus vif lorsqu'elle les voit endormis. (Esquirol, *Maladies mentales*, t. II, p. 101.)

OBSERVATION CIII. — Une cuisinière bien portante, mais mal réglée, dont le caractère était habituellement doux, à l'approche de l'époque menstruelle, tombait dans un état de manie furieuse. Il lui était arrivé, plusieurs fois, de poursuivre, un couteau à la main, les personnes qui lui déplaisaient ou lui avaient fait éprouver la plus légère contrariété. Dès que les règles coulaient, toute exaltation maniaque cessait, et elle était la première à reconnaître l'extravagance de sa conduite. (Marc, *loc. cit.*, t. I, p. 317.)

OBSERVATION CIV. — Jeune personne qui, pendant longtemps, à l'époque des règles, fut poursuivie par l'idée de faire du mal ; dès qu'elle apercevait sur la table une fourchette, un couteau, cette idée se réveillait avec une très grande force. Il lui semblait alors que ses mains étaient rouges de sang et elle les lavait à chaque instant, sans que personne dans la famille connût le motif de cette propreté que l'on trouvait excessive. (Brierre de Boismont, *Ann. méd.*, t. II, 1858, p. 386.)

OBSERVATION CV. — Une jeune paysanne fut conduite dans les premiers jours d'août 1829, à l'hôpital Beaujon. Elle était en proie à une mélancolie profonde et répondait en fondant en larmes, qu'elle était tourmentée du désir violent de tuer quelqu'un. C'était surtout sur son mari et ses enfants qu'elle aurait voulu assouvir sa passion. Aucun antécédent ni personnel, ni héréditaire. Cet instinct meurtrier l'avait prise tout à coup, il coïncidait avec un dérangement des menstrues. Les accès avaient lieu surtout aux époques menstruelles. La menstruation fut régularisée et les accidents cessèrent aussitôt. (Brierre de Boismont. *Traité de la menstruation*, Paris, 1842, p. 531.)

Observation CVI. — Femme atteinte d'accès de monomanie homicide. En dehors de ses accès, elle est souvent *poussée à faire du mal* selon son expression, surtout aux époques menstruelles; mais alors la conscience de ses mauvais desseins s'éveille vivement, elle réagit avec force, et, si elle sent que la réaction soit impuissante, elle a assez de raison pour demander la camisole de force et sa translation dans le quartier des agités. (Falret, *Des Maladies mentales*, Paris, 1864, p. 159.)

Observation CVII. — Une dame de trente ans, passant près d'un fossé, tomba dans l'eau. Ses règles qui coulaient s'arrêtèrent. Elle sentit quelques coliques qui se calmèrent; mais, peu à peu, elle fut prise de chlorose et du désir de tuer ses enfants. N'ayant pas eu de chagrin, elle ne savait à quoi rapporter cette affreuse manie. — Le mois suivant, les règles vinrent, tout se passa convenablement. (Dussourd, *Traité pratique de la menstruation*, Paris, 1850, Obs. CXLIX.)

Observation CVIII. — Parchappe rapporte, dans les *Annales médico-psychologiques*, l'histoire d'une dame qui, à la suite d'un retard de la menstruation, fut tourmentée de l'idée fixe de tuer son mari qu'elle soupçonnait de la tromper. Cette malheureuse pensée se reproduisait fatalement à chaque période menstruelle. (Berthier. *Névroses menstruelles*, Paris, 1874, p. 126.)

Observation CIX. — En 1785, une femme *âgée de quarante-cinq ans*, en proie à des chagrins domestiques très violents, *commença à ressentir des maux de tête*, durant lesquels elle ne savait ce qu'elle faisait; elle priait souvent sans savoir ce qu'elle disait. Elle forme le projet de quitter son mari et d'emmener avec elle ses deux enfants. La détresse qui l'afflige et la crainte de ce qui pourrait arriver à ses enfants si elle venait à mourir, en même temps que son ardent désir de mettre un terme à sa propre existence, toutes ces choses réunies lui font former et exécuter le projet de noyer ses deux enfants. Aussitôt elle retourne au village et raconte ce qui s'est passé. (Georget, *Archives générales de méd.*, juillet 1825, t. VIII, p. 336.)

OBSERVATION CX. — Femme à la ménopause, cinquante et un ans, tombée depuis plusieurs semaines dans une morosité indéfinissable. Elle cherche à se noyer dans une baignoire ; coupe la gorge à une enfant de trois ans qui est une fille de son mari. Acquittée par le jury. (*Journal des Débats*, 2 juin 1826.)

Voir également les observations : 1, 26, 60, 70, 128, 139, 161, 164, 180, 223.

CHAPITRE V

Monomanie suicide.

Dans l'ancienne jurisprudence, le suicide était regardé comme un crime. La loi, ne pouvant s'attaquer à la personne du mort, se vengeait sur le cadavre en lui faisant subir les derniers outrages. La sentence était ordinairement conçue ainsi [1] : « Déclarons le défunt X... coupable de s'être défait et homicidié soi-même. Pour réparation de quoi, condamnons sa mémoire à perpétuité, et sera le cadavre dudit défunt attaché par l'exécuteur de la haute justice au derrière d'une charrette; traîné sur une claye, la tête en bas et la face contre terre, par les rues de cette ville jusqu'à la place de... où il sera pendu par les pieds à un poteau, qui, pour cet effet, sera placé audit lieu et, après qu'il y aura demeuré vingt-quatre heures, sera jeté à la voirie. Déclarons tous et chacun ses biens confisqués. »

Grâce aux progrès de la civilisation ou plutôt de la science qui a démontré que ces criminels n'étaient le plus souvent que des malades, ces mœurs barbares ont disparu de notre pays. L'Eglise cependant prive le suicidé des honneurs de la sépulture religieuse, et, en Angleterre, le Code ordonne encore que son cadavre soit ignominieusement enterré entre trois chemins; mais hâtons-nous d'ajouter que, presque toujours, l'exécution de la loi ecclésiastique et civile est éludée par une

[1] Voir Desmaze, *Les pénalités anciennes* (années 1449-1499), p. 95.

déclaration du médecin attestant que le défunt était atteint d'aliénation mentale.

De l'aveu d'un grand nombre d'auteurs, il existe un rapport entre la monomanie du suicide et la menstruation ; de nombreuses observations démontrent que ce rapport est très intime et certain.

En parlant de l'exacerbation périodique des troubles psychiques chez les aliénés, j'ai dit combien il est fréquent de constater chez celles-ci des idées de suicide pendant la période menstruelle. Les aliénistes le savent bien ; c'est pourquoi ils recommandent tous de surveiller à ce moment les malades avec le plus grand soin, surtout celles qui sont atteintes d'accès de manie. Rien n'est plus commun que de voir celles qui ont essayé de se suicider, renouveler alors les mêmes tentatives et les recommencer à chaque époque menstruelle.

OBSERVATION CXI. — Ces jours-ci, à la Salpêtrière, dans le service de M. Legrand du Saule, une femme épileptique a essayé de se pendre : elle était à la veille de ses règles, époque où les crises redoublent chez les malades. (Clamant, Thèse de Paris, 1883, p. 13.)

Les aliénées refusent alors de manger et prient qu'on les tue au plus vite. « Il n'est pas rare, dit Brierre de Boismont [1], de voir des femmes qui, pendant le flux menstruel, cherchent tous les moyens imaginables de se détruire, et qui perdent de vue cette idée pendant tout le reste du mois. »

Le suicide éclate quelquefois chez les femmes sous forme épidémique. Plutarque nous a laissé le récit d'une épidémie de suicide qui régna chez les filles de Milet et menaça de dépeupler la ville. Un fait de ce genre s'est produit, il n'y a pas longtemps, à Lyon, où de nombreuses jeunes filles se jetèrent dans les flots du Rhône, choisissant toutes le même point de la rive pour faire le saut fatal, et en Artois, où une mare fût également choisie comme un lieu de prédilection par

[1] Brierre de Boismont. *Du suicide et de la folie suicide.* Paris, 1865, p. 206.

plusieurs jeunes filles qui vinrent y chercher la mort. Mais ce fut surtout au moyen âge que ces épidémies, s'étendant comme de véritables fléaux, firent leurs plus grands ravages ; et, d'après Delasiauve, l'influence de la menstruation ne fut pas pour rien dans leur apparition.

Suivant le même auteur [1], les désordres de la menstruation concourent évidemment dans une foule de circonstances aux morts volontaires attribuées à la misère ou à l'abandon.

Rien de plus précis et de plus net que le texte d'Hippocrate, sur la fréquence du suicide, parmi les jeunes filles, au moment de la première éruption des règles, et plus spécialement parmi celles dont la menstruation est laborieuse. « Elles éprouvent un certain plaisir, dit-il (t. VIII, p. 469), à rechercher la mort comme quelque chose de bon. »

Brierre de Boismont, dans son *Traité du suicide*, donne plusieurs observations de jeunes filles qui se suicidèrent vers l'âge de la puberté. Je lui emprunte le fait suivant, p. 443 :

Observation CXII. — Une demoiselle, élevée dans les principes religieux et qui n'avait jamais quitté ses parents, devint sombre et taciturne quelque temps avant la première menstruation. Aux demandes répétées qui lui furent faites, elle répondit que la vie l'ennuyait et qu'elle éprouvait le plus vif désir de la quitter. Tout désir de la mort cessa avec l'apparition des menstrues.

Un rien, la moindre contrariété, la plus petite menace suffit pour faire naître alors dans la tête d'une jeune fille des idées de suicide.

Observation CXIII. — Pendant mon passage à l'hôpital du Pharo, j'ai été témoin du suicide d'une jeune fille de quatorze à quinze ans, qui se tua, sous prétexte qu'elle était à charge à sa famille, et que, par sa mort, elle permettrait à sa mère de quitter l'hôpital pour se faire soigner chez elle.

Observation CXIV. — Une jeune fille de quinze ans, pour éviter des reproches qu'elle avait encourus de la part de sa mère pour sa

[1] Delasiauve. *Journal de médecine mentale.* Juillet 1864, p. 243.

gourmandise, résolut de se précipiter dans la rivière. Sauvée à temps, elle dissimula, sous des promesses trompeuses, son idée bien arrêtée et s'empoisonna quelque temps après avec de l'arsenic. (Paul Moreau, de Tours, *La folie chez les enfants*, Paris 1888, p. 246.)

OBSERVATION CXV. — Alphonsine Richard, quatorze ans et demi, s'est donné la mort, en faisant preuve d'une énergie incroyable, parce que sa mère l'avait grondée pour être sortie seule avec une voisine. (Voir la chronique des journaux de Paris du 10 mars 1889.)

OBSERVATION CXVI. — Joséphine V..., âgée de treize ans, ayant perdu une jeune sœur qu'elle aimait avec idolâtrie, écrivit à ses parents que, ne pouvant supporter la mort de sa sœur, elle allait la rejoindre en mettant fin à son existence. Quelques jours après, le corps de Joséphine, retiré du canal Saint-Martin, gisait sur une dalle de la Morgue. (*Le Droit*, 3 juin 1847.)

OBSERVATION CXVII. — A Northampton, une jeune fille de treize ans se jette à l'eau. La veille, elle avait été réprimandée par son père, qui lui reprochait d'aller jouer avec d'autres enfants à la sortie de l'école. (*Gazette des Tribunaux*, octobre 1843.)

Si nous consultons la statistique, voici les résultats que nous obtenons. Les matériaux du travail de Brierre de Boismont embrassent la période décennale de 1834 à 1844 et forment un total de 4,595 suicidés se divisant en 3,215 hommes et 1,380 femmes, soit 3 hommes pour 1 femme. Or, de quatorze à seize ans, l'auteur compte 32 garçons et 34 filles, alors que le chiffre de ces dernières, si aucune cause particulière ne fut venue changer la proportion, aurait dû être 9 et une fraction.

Petit, dans ses *Recherches statistiques sur l'étiologie du suicide* (Thèse de Paris, 1850), arrive aux mêmes conclusions et donnent des chiffres qui militent en faveur de l'influence menstruelle.

Tout aussi concluants sont les chiffres que nous donne l'étude de la statistique publiée par l'administration de la justice criminelle en France. J'ai fait le relevé de tous les suicides portés à la connaissance des procureurs de la République de 1876 à 1885, et voici dans quelle proportion se trouvent les hommes et les femmes. Sur 100 suicidés de tout âge et de tout sexe, je trouve 79 hommes et 21 femmes ; mais, au-dessous de vingt et un ans, la proportion n'est plus la même : sur 100 suicidés, je compte, de 1876 à 1880, 69 femmes pour 31 hommes ; de 1880 à 1885, 62 femmes pour 38 hommes. A quoi attribuer une pareille différence pour cette seule époque de la vie, si ce n'est à l'influence pubérale beaucoup plus prononcée chez la fille que chez le garçon.

Après la puberté, l'influence génitale la plus prépondérante est celle de la ménopause. C'est l'avis de Krugelstein, médecin à Ohrdruff en Saxe, qui a écrit un très beau mémoire sur le suicide [1]. « Ces deux périodes de la vie, dit-il, amènent souvent une espèce d'aliénation mentale et *c'est pendant leur durée que la plupart des femmes se suicident.* » L'influence de la ménopause s'expliquerait par cette espèce de spleen, de tristesse profonde, qui s'empare alors de la femme et lui fait prendre la vie en dégoût : le suicide ne serait qu'un épisode fatal et tragique de la mélancolie ménopausique.

Pour être plus prononcée aux deux périodes extrêmes de la vie sexuelle, l'influence de la menstruation ne se fait pas moins sentir pendant la période active des fonctions ovariques.

Le professeur Coste a pu réunir, au musée du Collège de France, une belle collection de matrices et d'ovaires ayant appartenu à des femmes de tout âge qui s'étaient suicidées pendant leurs époques menstruelles. Brierre de Boismont et tous ceux qui se sont occupés de l'étiologie du suicide, signalent les troubles de la menstruation comme s'accompagnant souvent d'idées noires et de propension au suicide. Au dire de Petit (*loc. cit.*, p. 26), des idées de suicide peuvent naître

---

[1] *Annalen der Staats-Arzneikunde*, Freiburg, 1840, t. V, p. 203 et *Annales d'hyg. et de méd. lég.*, 1841, t. XXV, p. 171.

pendant l'époque de la menstruation, alors même que *la fonction paraît normalement s'accomplir.*

M. Archambault a observé le fait chez une dame traitée à Mareville. (Obs. CXVIII.)

« Il est fréquent, a écrit Esquirol (t. I, p. 634), de voir des femmes qui, pendant l'écoulement menstruel, désirent se détruire, font des tentatives pour cela et n'y pensent plus dès que les menstrues ont paru ou ont cessé de couler. »

Les troubes de la menstruation peuvent rappeler des idées de suicide qui ont disparu depuis longtemps, et qui s'en vont de nouveau, dès que la menstruation redevient régulière.

Il se développe quelquefois, sans motif réel ni imaginaire, un désir violent et bientôt irrésistible de la mort, s'accompagnant d'anxiété et de tristesse ; c'est ce qu'on appelle le suicide anxieux. Ses accès sont irréguliers et, chez la femme, leur recrudescence coïncide souvent avec l'époque des règles[1].

Pour la période active, comme pour la puberté, l'accident le plus insignifiant est motif à suicide pendant la menstruation.

OBSERVATION CXIX. — Une femme pendant ses règles était d'une irritabilité telle, qu'une contrariété la mettait hors d'elle-même : pour le motif le plus futile, elle se serait tuée, elle avait des envies de toute espèce. (Brierre de Boismont, *Ann. méd. psych.*, 1851, p. 581.)

Voici textuellement la phrase que je copie dans le travail de Krugelstein : « *Chez toutes les suicidées que j'ai eu l'occasion de voir, l'acte avait été accompli pendant la période menstruelle.* » Et, de fait, cette coïncidence est notée dans de nombreux rapports de médecins légistes.

La monomanie du suicide peut se trouver unie à la kleptomanie, à la pyromanie, à la nymphomanie et autres monomanies d'origine menstruelle : elle s'explique, dans ce cas,

[1] Voir Paul Moreau de Tours, art. *Suicide* in *Diction.* de Jaccoud, vol. XXXIV.

par le remords qu'éprouve la femme d'avoir succombé à sa fatale passion et par le désespoir de ne pouvoir en triompher.

OBSERVATION CXX. — Domestique de dix-huit ans, qui, deux fois, pour des motifs futiles, avait, à l'époque des règles, voulu se détruire et qui réussit dans une troisième tentative. (Van Holbeck, *Bulletin de l'Acad. de Belgique*, 1869, p. 1021.)

OBSERVATION CXXI. — Dame de dix-huit ans. Les règles, survenues à seize ans seulement, avaient paru à des intervalles inégaux, puis s'étaient supprimées. La santé, dès lors, avait langui : lypémanie avec propension au suicide. Sous l'influence d'un traitement, les règles se rétablissent et la guérison survient. (Duckworth Wiliam, ext. *Journal of Mental Science*, octobre 1864. *L'aménorrhée cause de la folie*.)

OBSERVATIONS CXXII et CXXIII. — Corolan Pison parle d'une jeune fille qui se pendit à l'époque de ses règles, et Bohnius, d'une autre jeune fille qui se tua aussi pendant ses règles, dans un village, près d'Iéna. (Extrait de Berger : *De natura humana*, p. 253.)

OBSERVATION CXXIV. — Une fille de dix-neuf ans, appartenant à une famille dans laquelle trois personnes s'étaient suicidées, était à l'époque de ses règles, lorsqu'elle se jeta par une fenêtre d'un quatrième étage et s'enfonça le crâne. (Gendrin, *Traité philosoph. de médecine pratique*, 1839, t. II, p. 18 et suiv.)

OBSERVATION CXXV. — Une femme de Paris, ayant depuis trois mois une suppression des règles qui lui causait des douleurs de tête continuelles et la jetait dans un état permanent de mélancolie, forma le projet de se donner la mort en se précipitant dans la Seine, au delà du pont de Sèvres. Elle ne choisit cet endroit, dit-elle, que pour n'être pas exposée à la risée du public, quand on viendrait à la ramasser dans les filets destinés à retirer les noyés. Elle allait pour exécuter ce dessin lorsque, chemin faisant, ses règles parurent ; elle sentit aussitôt ses idées se modifier ; elle renonça à son projet et revint guérie chez elle. (Vering, *Nasse Zeitsch*, 1822, cité par LOISEAU, Thèse de Paris, 1856, p. 54.)

OBSERVATION CXXVI. — Une jeune femme avait tenté, plus de dix fois, de se donner la mort. Sa maladie était due à une dysménorrhée : on eut recours à la saignée et à dix applications de sangsues, répétées chaque mois à l'époque des règles. Les menstrues reprirent bientôt leur abondance, leur régularité normale, et tous les accidents disparurent. (Landouzy, *De l'hystérie*, p. 299.)

OBSERVATION CXXVII. — Femme hystérique, trente-quatre ans, suppression brusque des menstrues : manifestations de l'hystérie plus intenses que jamais, s'accompagnant de lypémanie avec idées de suicide et refus de prendre des aliments. Cette tendance à se donner la mort cesse complètement deux mois après le retour de la menstruation. (Taguet, Thèse de Paris, 1872, p. 34.)

OBSERVATION CXXVIII. — Femme de vingt-six ans, éprouvant à chaque époque menstruelle la tentation affreuse de se détruire et de tuer son mari et ses enfants, qui lui étaient infiniment chers. Lutte terrible entre ces sentiments et cette impulsion irrésistible. (GALL, t. I, p. 457, cité par Georget, *Archives de médecine*, juillet 1825, t. VIII, p. 333.)

OBSERVATION CXXIX. — Une dame voit apparaître, à quinze ans, les signes précurseurs de l'évolution menstruelle ; l'écoulement est douloureux, difficile, irrégulier. Avec eux, se manifeste un vif désir de se donner la mort. Tendresse des parents, soins éclairés, surveillance incessante, rien n'est épargné. Le malheureux penchant persiste pendant toute la durée du flux, s'affaiblit et cesse avec lui pour reparaître à chaque époque. Esquirol est consulté ; après un an de traitement, l'idée s'affaiblit, cesse complètement.

Trente années s'écoulent sans qu'aucun symptôme ne réveille le souvenir du passé. Survient le temps critique, les mêmes idées de suicide reparaissent. Madame est de nouveau conduite dans une maison de santé. Son raisonnement est parfait sur tous les autres points, mais elle ne peut chasser la pensée de mort qui l'obsède, elle se sent, dit-elle, poussée fatalement à se tuer ; elle ne le voudrait pas, elle fait tous ses efforts pour ne pas succomber, et ne cesse de répéter qu'elle ne pourra résister. (Brierre de Boismont, *Ann. d'Hyg. et de Méd. lég.*, 1858, t. X, p. 381.)

OBSERVATION CXXX. — Anne, dont la mère a été aliénée et s'est suicidée, était d'une constitution robuste et avait toujours joui d'une excellente santé.

La puberté s'était accomplie dans de très bonnes conditions, et la menstruation, arrivée en temps opportun et sans malaise, avait toujours suivi une marche régulière. Elle était revendeuse, veuve depuis un an et avait un enfant.

Un jour, revenant au marché après une courte absence, elle

trouve sa place occupée par une concurrente ; une vive colère en fut la conséquence et ses règles, qui coulaient depuis vingt-quatre heures, s'arrêtèrent brusquement.

Dès ce moment, notre malade éprouva tous les symptômes d'une congestion grave et devint d'une tristesse exagérée ; tout était pour elle une cause de désespoir ; dans son esprit étaient déjà décidées sa perte et celle de son enfant. En même temps, surgirent des idées de suicide, si bien que, le 13 juillet 1864, elle s'ouvrit les veines des deux bras ; trois jours après, elle se précipitait par une fenêtre, et plus tard encore, elle cherchait à s'étrangler avec son mouchoir.

C'est à la suite de ces nombreuses tentatives qu'elle fut conduite à Mareville, le 26 juin 1864. Elle n'en sortit que le 10 septembre 1865 avec un certificat du médecin constatant que la fonction menstruelle, longtemps suspendue, avait repris son cours, et que, à dater de cette époque, il s'était manifestée chez elle une amélioration qu'on avait vu grandir chaque jour et aboutir à une guérison complète. (Dauby, Thèse de Paris, 1866, p. 47.)

OBSERVATION CXXXI. — Mᵉ R..., vingt-six ans, hystérique, réglée à quatorze ans, dysménorrhée. Agitation et délire pendant la durée des règles ; en dehors, elle est absolument lucide. Elle se montre violente, frappe son mari et ses enfants, se dit inutile sur la terre et a fait au moment de ses époques plusieurs tentatives de suicide. (Combes, cité par Chabrum, Thèse de Paris, 1878, p. 22.)

OBSERVATION CXXXII. — Une femme de trente ans, chez laquelle on avait remarqué un certain degré de dérangement des facultés intellectuelles, aux époques des règles, fut trouvée pendue à la tringle de son lit. Son mari déclara qu'elle était en pleine période menstruelle. (Gendrin. *Traité philosoph. de médecine prat.*, 1839, t. II, p. 18 et suiv.)

OBSERVATION CXXXIII. — Jeune femme dont l'observation est rapportée par Grégoire Horst, chez laquelle éclataient chaque mois des accès de fureur utérine et d'envie de se tuer qui finissaient toujours par des coliques. (*Ann. d'hyg. et de méd. légale*, t. XXV, p. 177.)

OBSERVATION CXXXIV. — Dans le même recueil et à la même page, il est question d'une jeune veuve sujette à des accès momentanés de catalepsie, qui se pendit sans cause connue. Or, on trouva ses parties génitales irritées et baignées de sang ; il est à supposer que c'était du sang menstruel, car l'auteur fait remarquer que cette femme jouissait d'une excellente santé.

OBSERVATION CXXXV. — Mlle..., trente-six ans, a toujours eu une menstruation dérangée et accompagnée d'orages. Les jours qui précèdent les règles, se font remarquer par une hilarité insolite, un bien-être extraordinaire ; puis, subitement, survient un air sombre, triste, rêveur ; le pouls s'accélère, le corps s'agite, une chaleur monte du ventre à la tête, l'imagination se pervertit, et Mlle... se sent prise d'un penchant à la fureur et d'une envie excessive de se détruire. (Amart, *Traité analy. de la folie*, 1807, p. 23.)

OBSERVATION CXXXVI. — A seize ans, Sophie commença à éprouver certaines douleurs vagues, erratiques et une nonchalance peu conforme à ses habitudes antérieures. A dix-neuf ans, l'apparition des règles cause chez elle une telle révolution, qu'il s'ensuivit un accès nerveux dont nous ne saurions préciser ni la forme ni la durée. Quoi qu'il en soit, à partir de cette époque jusqu'à l'âge de trente-sept ans, la menstruation restant toujours très pénible et se présentant souvent d'une façon irrégulière et incomplète, s'accompagna souvent de névralgies variables, de douleurs abdominales et de bizarreries de caractère dont la durée restait limitée à quelques jours. Il y a cinq mois à peu près que les règles cessèrent, et bientôt on s'aperçut d'un changement plus marqué et continu dans le caractère et les habitudes de Sophie. Elle devint incohérente dans ses paroles et ses actes ; quoique n'ayant jamais été bigote, elle fit preuve d'une religiosité exagérée et se laissa aller à des idées de suicide qu'elle essaya de mettre à exécution en s'ouvrant les veines du bras. On essaya de ramener l'écoulement menstruel, mais ce fut en vain ; les règles ne parurent plus et l'état mental de Sophie ne présenta aucune amélioration. (Dauby, Thèse de Paris, 1866, p. 43.)

OBSERVATION CXXXVII. — Mlle..., âgée de trente-trois ans, grande, belle de forme et de figure. Tout, dans la physionomie remarquable de cette femme, révélait des passions énergiques. Sa beauté, le charme de ses yeux surtout l'avaient perdue ; elle voulut les en punir, et, dans un délire frénétique, complètement nue, sur un balcon, armée de ciseaux, elle tailla cent fois ses seins, son ventre, sa figure ; elle creva ses yeux, et, dans cet état, muette et sanglante, elle fut apportée à l'hospice de la ville, où elle vécut encore quatre jours. Avant d'expirer, ses réponses étaient justes elle parla peu. Au moment du suicide, Mlle..., était au dernier jour d'une époque menstruelle. (Négrier, *Recueil de faits pour servir à l'histoire des ovaires*, 1858, p. 20.)

L'autopsie de cette malheureuse femme que l'auteur regarde comme une victime de son organisme, dévoila l'immense influence que dut exercer sur elle la puissance de ses fonctions menstruelles : les ovaires étaient d'un volume plus qu'ordinaire. Ils mesuraient de 6 à 7 centimètres de longueur sur 5 de hauteur et d'épaisseur.

OBSERVATION CXXXVIII. — La femme M..., âgée de quarante-quatre ans, de petite taille, mais d'une constitution forte, d'un tempérament sanguin, est entrée à la Salpêtrière, le 24 octobre 1842. Quelques jours après son entrée, elle essaya de s'étrangler avec un mouchoir. La malade avait alors ses règles. Cependant la raison revint presque immédiatement; et, dans les premiers jours de novembre, cette femme était tout à fait bien. Sa famille la fit alors sortir malgré l'avis du médecin, et son délire ayant reparu peu de temps après, elle fut ramenée à la Salpêtrière. Le lendemain de son entrée, étant encore dans ses règles, elle fit une nouvelle tentative de strangulation. Le 27 décembre, les règles parurent et coulèrent plus abondamment qu'aux époques précédentes. La malade, surveillée avec soin, ne manifesta aucune idée de suicide. (*De la Stupidité*, par Baillarger, *Ann. méd. psych.*, 1843, t. I, p. 256.)

OBSERVATION CXXXIX. — Marie B..., vers l'époque de la ménopause, assiste à une exécution capitale ; elle est vivement émue et, dès lors, ses règles ne paraissent plus. Elle ressent une grande pesanteur dans le bassin, des ardeurs dans les organes génitaux, présente d'abondantes pertes blanches et des douleurs lombaires. Pensant avoir le diable dans le corps et se croyant frappée de réprobation éternelle, elle a cherché à se tuer ; elle a même été tourmentée de l'idée d'assassiner son fils. La crise dura six mois. (Azam, *Folie sympathique*, Bordeaux, 1858, p. 13.)

OBSERVATION CXL. — Mme M..., est âgée de quarante-cinq ans. Depuis quelques mois, l'irrégularité de la menstruation annonce, chez cette malade, la ménopause. Ses dernières règles ont été excessivement abondantes et accompagnées de trouble mental avec hallucinations terrifiantes. Elle a essayé de se pendre; à l'asile elle a voulu s'étrangler. Depuis plusieurs mois, le cours de ses règles étant tout à fait suspendu. Mme M..., n'a pas tardé à entrer en convalescence. (Taguet, Thèse de Paris, 1872, p. 32.)

Observation CXLI. — Mme..., a joui d'une bonne santé jusqu'au moment de la ménopause. Depuis un an, elle voit irrégulièrement, et se trouve affectée d'une tristesse morbide. Elle fuit la société, les plaisirs ; elle qui, auparavant, était très vive et très recherchée dans sa mise, a un négligé insoutenable. Plusieurs fois, cette dame a essayé d'attenter à ses jours. (De Gardanne, *De la Ménopause*, 1821, p. 215.)

Voir également les observations : 1, 22, 34, 57, 60, 81, 82, 97, 101, 109, 110, 130, 149, 172, 183, 184, 185, 188.

CHAPITRE VI

Excitation génésique.

Érotomanie. — Nymphomanie.

De tous les troubles d'origine menstruelle, ceux de la sphère génitale sont certainement les plus fréquents. Ils peuvent varier depuis la simple excitation dépa sant à peine les limites physiologiques, jusqu'à la nymphomanie, véritable accès de fureur utérine, transformant en bacchante la fille la plus timide et la vierge la plus chaste en Messaline éhontée dont n'approche même pas l'effronterie des plus basses prostituées.

La nymphomanie doit être distinguée de l'érotomanie. La nymphomane veut, envers et contre tout, la satisfaction des besoins qui la tourmentent. Tous ses sens respirent la volupté, rien ne saurait l'arrêter ni la rassasier ; l'épuisement physique seul est capable de mettre un frein à ses débordements : Manget [1] parle d'une jeune fille noble et très honnête qui, en proie à la nymphomanie, *homines et canes ipsos ad congressum provocabat*.

Les jouissances de la chair, au contraire, n'entrent pour rien chez l'érotomane. Elle reste chaste et pure dans la contemplation amoureuse de celui qu'elle a choisi et qui n'est le plus souvent qu'un être imaginaire ; elle ne vit et ne pense qu'en vue de lui être agréable : c'est l'amour idéal, dégagé de tout désir sexuel, l'amour parfait capable d'être poussé jus-

---

[1] Manget. *Dict.* en 60 vol., art. *Nymphomanie*, vol. XXXVI, p. 580.

qu'au dernier dévouement ; en un mot, c'est la folie de l'amour.

Chez la première, les troubles semblent partir des organes de la génération ; chez la seconde, c'est le cerveau qui tout d'abord parait frappé. Quel que soit du reste l'organe primitivement atteint, en vertu des lois de la sympathie, l'autre entre immédiatement en jeu, en sorte que la variété de la folie instinctive qui en résulte, peut, d'après Foville, présenter à la fois les caractères réunis, mais inégalement développés de l'éroto-manie et de la nymphomanie. C'est du moins ce que l'on observe sous l'influence de la menstruation. Rarement, en effet, les deux types sont nettement tranchés. Presque toujours, c'est la nymphomanie qui domine, si ce n'est à la puberté et dans certaines formes de délire extatique où l'éro-tomanie semble tenir le premier rang ; dans ce cas, néanmoins, il y a toujours une légère teinte de nymphomanie.

Les rapports de la menstruation avec le sens génital sont de toute évidence. Nous avons déjà vu que, dans les asiles, une recrudescence s'observe à chaque époque dans l'état des nymphomanes et des érotomanes. Or, celles-ci ne sont pas les seules chez qui l'influence menstruelle se manifeste par de l'excitation génésique : pareil trouble, en effet, est constaté chez la plupart des aliénées quel que soit d'ailleurs le genre de leur folie. « Chez la femme aliénée, dit Morel [1], l'époque de la menstruation est doublement critique. Il est des malades épileptiques, hystériques et autres, soumises à des crises d'agitation périodique et qui, avant et pendant l'accès, se signalent par leur tendance érotique. »

Voyez les idiotes et les imbéciles : le plus souvent elles sont régulièrement et abondamment menstruées. Chez elles plus d'instincts, si ce n'est celui de la génération : elles semblent ne vivre que pour l'onanisme. Leur puberté, généralement

[1] Morel. *Traité des maladies mentales.* Paris, 1860.

un peu tardive, est une époque très grave, tant est violente l'excitation vénérienne qui l'accompagne. Elles se livrent alors à leur penchant honteux avec une impudence sans égale. Chez certaines, ces mauvaises habitudes sont de tous les jours; chez d'autres, les organes génitaux ne semblent accuser de la vie qu'au moment de la menstruation. L'expérience démontre que, chez ces malades, la suppression des règles ne peut être que salutaire.

Une croyance vulgaire, qui a cours dans le monde, c'est que la femme, lorsqu'elle a ses règles, est plus facile à tenter et oppose une moins grande résistance. Et de fait, interrogez une femme, et, si vous êtes assez habile et assez délicat pour en obtenir des aveux, vous aurez toujours à noter, dans le tracé graphique de sa vie génitale, une brusque ascension coïncidant avec la période menstruelle, la dévançant ou la suivant de quelques jours. Michelet, qui n'était pas physiologiste, il est vrai, mais qui parlait suivant ce qu'il avait vu et entendu de lui-même, insiste sur ce point à plusieurs reprises dans son livre sur l'*Amour*. Ce qui domine tout à ce moment-là, serait, d'après lui, un surcroît de tendresse et d'amour même. La langueur de la femme semble dire : « Je souffre et c'est pour toi : je t'aime encore plus quand je suis malade. » A la page 162, je lis : « Cette crise qui n'est, chose aujourd'hui démontrée, que la crise de l'amour qui permet la fécondation, c'est pour l'amour même qu'elle vient. » Et plus loin, parlant de la femme qui succombe, Michelet considère l'*orage du sang*, comme une occasion très fréquente de chute. « Un point grave à noter, dit-il encore à la page 285, c'est l'amie qui, livrant son amie, savait d'elle-même des circonstances de vie, de tempérament, d'*époques mensuelles* qui lui faisaient apprécier ce qu'on pouvait oser, la situation, les moments où la femme est toujours plus faible et plus facile à troubler d'émotion quelconque, de surprise ou même de frayeur. »

Et certes, si je voulais m'adresser aux auteurs compétents, ce ne saurait pas leur autorité qui me ferait défaut.

Haller a noté que l'utérus se gonfle pendant la menstruation, et que la femme à cette époque est plus portée aux plaisirs vénériens. Il cite, à l'appui de son opinion, le témoignage de Riedlinus, lequel observa directement les organes génitaux pendant la période cataméniale et constata la turgescence du clitoris [1].

Emet [2] était si convaincu de l'existence des relations que j'essaie d'établir, qu'il avait basé sur elles toute une théorie pour expliquer la physiologie de la menstruation, théorie acceptée du reste par Lecas [3] et Aubert et que nous pourrions appeler : *la théorie de la phlogose amoureuse.*

Suivant ces auteurs, le flux menstruel ne serait qu'une incommodité acquise, ayant pris sa source dans les institutions sociales qui empêchèrent la femme de se livrer aux plaisirs de l'amour aussitôt que le besoin s'en faisait sentir. Ils enseignent que la femme, comme les animaux, est soumise périodiquement à l'orgasme vénérien et que, sous son influence, la matrice et tous les autres organes de la génération entrent en érection à la manière des corps caverneux chez l'homme. Si les désirs ne sont pas satisfaits, s'ils persistent, la stase sanguine continue, la congestion augmente et les vaisseaux de l'utérus, regardés par eux comme les plus friables de l'organisme, finissent par se rompre, d'où hémorrhagie. C'est pourqu i Emet disait (p. 37) que les femmes libidineuses sont sujettes au flux menstruel plus tôt et plus abondamment

---

[1] « Hinc vulgo nata eo tempore ad venerem proclivitas, etiam anatomico experimento confirmata cùm Riedlinus turgentem clitoridem viderit. » Notes de Haller in Boerrhaave *Prælectiones Academiæ*, etc., etc., Gottingæ, 1739-1744, t. V, IIe part., p. 58.

[2] *Tentamina medica de mensium fluxu*, etc. London, 1752. Trad. franç., 1754.

[3] Lecas. *Nouveau système sur la cause de l'évacuation périodique.* Rouen, 1770.

que les femmes d'un tempérament froid qui se soucient peu des rapports sexuels. De Gardane partage dans une certaine mesure l'opinion de ces auteurs; il rapporte (*loc. cit.*, p. 38), l'observation d'une femme à passions ardentes et qui ne pouvait se rassasier du commerce des hommes : or, cette femme était réglée toute l'année en petite quantité, il est vrai, n'avait aucune affection de l'utérus et jouissait d'une très bonne santé.

D'autres, au contraire, parmi lesquels Bordeu [1], Roussel [2], Duffieux [3], J. Arnould [4], considèrent la menstruation comme un moyen établi par la Providence pour maintenir l'équilibre de l'économie. Elle serait destinée à éliminer les matériaux de la génération lorsque ceux-ci ne seraient pas employés, deviendrait ainsi la sauvegarde de la virginité, une sorte d'exonération naturelle équivalente aux évacuations séminales spontanées chez l'homme, et aurait pour but d'aider la femme à conserver sa continence sans danger jusqu'au moment où il lui sera permis de céder à sa vocation naturelle d'être épouse et mère. D'où pléthore amoureuse, excitation génésique dans les cas d'aménorrhée et d'insuffisance menstruelle.

Dans le traité de la nymphomanie de Th. de Bienville [5], se trouve longuement décrite l'observation d'une nymphomaniaque de seize ans, qui ne put être guérie de sa nymphomanie que par une menstruation abondante. « D'où nous pouvons conclure, ajoute l'auteur, que la fureur utérine peut se guérir d'elle-même par un flux immodéré des menstrues, ce qui est

---

[1] Bordeu. *Œuvres complètes.* Paris, 1818, t. II, p. 963.

[2] Roussel. *Du système physique et moral chez la femme.* Paris, 1860.

[3] Duffieux. *Nature et virginité.* Examen par Diday, in *Gaz. méd.* de Paris, 1854.

[4] J. Arnould. *Traité d'hygiène.* Paris, 1881, p. 1014.

[5] Th. de Bienville. *Traité de la nymphomanie.* Amsterdam, 1771, p. 64 à 75.

confirmé par le rapport de plusieurs médecins qui ont observé la même chose dans d'autres sujets. »

D'après Tardieu[1], la folie nymphomaniaque se déclare soit dans le temps du veuvage, soit à l'approche des règles. Brierre de Boismont a parfaitement défini et décrit l'excitation plus grande de la femme à cette époque. Voici ce qu'il en dit[2] : « Menstruantes fœminas acrior flamma sœpius occupat : oculi languent, libidinum pleni : vultibus insidet nescio quid mollius. Sic compositæ, viri amplexus ultrò excipiunt; imo menstruantes non nullas furor agit stupendum in modum. »

Stolz[3] fait la même remarque et nous apprend que la femme est beaucoup plus prédisposée aux rapprochements sexuels, qu'elle est *plus amoureuse* à ce moment-là qu'à toute autre époque du mois.

Alexis Meyer[4] déclare pouvoir affirmer avec tous ceux qui ont voulu ou voudront diriger leur attention sur ce point, que l'appétence génitale atteint alors son paroxysme, « que telle femme, ordinairement étrangère à ces impressions, ne sent jamais qu'immédiatement après le tribut mensuel poindre en elle des sensations qui l'étonnent ».

« Il est des femmes, dit le professeur BALL (*loc. cit.*, p. 580), qui, à chaque apparition des règles, ont un accès de nymphomanie. »

D'après Guibout[5], le nervosisme menstruel à la région génitale affecte deux formes.

La première est la forme douloureuse ou névralgique : elle a pour siège toute la vulve, les grandes et les petites lèvres,

[1] Tardieu. *Traité de médecine légale des maladies mentales*. Paris, 1822.

[2] Brierre de Boismont. *Traité de la menstruation*. Paris, 1842, p. 101.

[3] Stolz. In *Diction*. de Jaccoud, art. *Menstruation*, vol. XXII.

[4] Alexis Meyer. *Des rapports conjugaux considérés*, etc., 7ᵉ édition, Paris, 1882, p. 180.

[5] Guibout. *Traité clinique et pratique des maladies des femmes*. Paris, 1886, p. 370 et 371.

le clitoris, le méat urinaire, les plis génito-cruraux, la face interne et supérieure des cuisses. Deux ou trois jours avant l'écoulement, toute la région génitale externe commence à présenter une légère tuméfaction et une chaleur plus ou moins vive s'étendant jusqu'au col. Bientôt c'est une hypéresthésie agaçante, énervante, douloureuse ; ce sont des démangeaisons, des élancements très pénibles qui portent les personnes qui en sont atteintes « à se gratter et souvent d'une manière irrésistible avec une sorte de rage dont elles ne sont pas maîtresses ».

La seconde forme est encore une hypéresthésie, mais une hypéresthésie qui porte tout spécialement sur le sens génésique ; hypéresthésie, excitation aphrodisiaque qui éveille des besoins, des désirs sexuels, et qui porte fatalement à des actes érotiques réprouvés par la conscience et tout à fait en désaccord avec les habitudes ordinaires. « Il y a des femmes naturellement froides, dit-il, insensibles en tout autre temps aussi bien aux pensées, aux désirs qu'aux excitations génésiques, et qui, aux époques menstruelles, deviennent très fortement possédées d'inclination érotique. C'est à ce moment que celles qui vivent dans le désordre, s'y abandonnent avec plus d'ardeur et de débordement. C'est à ce moment que l'onanisme s'exerce, même chez les personnes auxquelles ce vice n'est pas habituel, et qui, malgré leurs efforts pour y résister, y succombent cependant. C'est à ce moment surtout que les mères doivent exercer sur leurs filles la plus délicate, la plus difficile de toutes les surveillances. Combien est grand, en effet, le nombre des jeunes filles qui, à leurs époques menstruelles, se laissent aller aux tentations de l'onanisme. On les voit souffrantes, fatiguées, nonchalantes, sans entrain, les yeux cernés, la figure tirée, paresseuses à se lever, aimant à rester au lit ; tout cela passe sur le compte des règles qui, sans doute, peuvent bien y être pour quelque chose ; mais tout cela aussi n'est que trop souvent la conséquence de la masturbation à laquelle ces jeunes filles s'abandonnent sous l'influence de l'excitation génésique dont elles subissent les atteintes. »

Maintes fois, Guibout a reçu des confidences et il se croit en droit d'affirmer que parmi les femmes veuves, les femmes non mariées et tout à fait chastes, nombreuses sont celles qui, à toutes leurs époques menstruelles, se sentent très malheureuses par la lutte qu'elles ont à soutenir contre elles-mêmes, celles encore qui succombent malgré leurs efforts de résistance ou chez qui, pendant le sommeil, se produisent des soulagements voluptueux salutaires, soit sous l'influence de rêves érotiques, soit spontanément, sans rêves et comme par l'effet d'un trop-plein dont la nature se débarrasse elle-même.

Rossignol, dans son travail sur les prostituées de la prison de Saint-Lazare, nous dit que, parmi ces femmes, il y en a un certain nombre qui sont hystériques et dont les accès coïncident souvent avec l'époque menstruelle. Chez quelques-unes, on observe pendant les jours qui précèdent l'hémorrhagie utérine, une excitation particulière : elles s'agitent, deviennent loquaces et turbulentes, en même temps elles accusent, vers les parties génitales, une sensation de chaleur, de douleur qui les porte parfois à s'adonner à une masturbation effrénée.

Négrier [1], qui, pendant plus de vingt ans, s'est livré à des recherches laborieuses sur les ovaires, leur fonction et l'influence qu'ils exercent sur le cerveau, raconte le fait suivant. Les salles d'accouchement de l'Hôtel-Dieu d'Angers reçoivent chaque année de 112 à 130 femmes. Sur ce nombre, plus de la moitié proviennent de la population des campagnes. Ce sont des domestiques de fermes ou des journalières habitant

---

[1] Négrier. *Recueils des faits pour servir à l'histoire des ovaires.* Paris, 1888, p. 83.

le village ; elles sont pour la plupart jeunes, le plus ordinairement primipares. L'auteur n'a consigné dans ses observations
que les réponses de celles qui n'avaient eu qu'un seul rapport,
ayant soin de rejeter celles des filles-mères inculpant leurs
maitres ou les fils de leurs maitres, parce qu'en pareil cas
les rencontres avaient dû être multiples. « Toute pudeur, dit-
il, n'a pas abandonné nos malheureuses campagnardes ; leurs
yeux sont baissés, leur attitude est des plus humbles et souvent, répondant à nos questions à huis clos, une larme ou un
sanglot venait suspendre leur réponse. Ces femmes disaient
vrai. » Quelque variées que fussent les questions et les
réponses, l'interrogatoire peut se résumer en ceci : *Vos rapports avec celui qui a causé votre malheur, ont-ils été nombreux ? — Oh ! non, Monsieur ! — A quelle époque faites-
vous remonter votre grossesse ? — Deux jours après la
Saint-Jean*, ou : *Aux jours gras*, ou : *Aux jours de la Noël.*
— Aviez-vous vos règles ? — Elles coulaient encore, ou bien :
J'en étais quitte depuis deux jours, ou encore : *Je devais les
avoir bientôt.* De ce fait, certes, je ne vais pas conclure que
toutes les filles qui se laissèrent surprendre au milieu des joies
enivrantes d'une fête, étaient sous l'influence menstruelle ;
mais je n'en constate pas moins que, pour les malheureuses
observées par Négrier, l'époque de leur chute, *de leur unique
chute*, coïncida avec l'époque de la menstruation.

Et du reste, les observations ne sont-elles pas là nombreuses et probantes, nous montrant des femmes dont la
vertu, éprouvée en maintes circonstances, est toujours sortie
saine et sauve et qui, au moment de leurs époques, perdent
toute réserve et toute retenue ? Il en est qui se contentent de
rechercher les occasions, de faire quelques avances ou de
déguiser leur consentement sous les apparences d'une résistance toute de convention ; d'autres vont jusqu'à men-
dier la satisfaction de leurs sens et provoquent le premier
venu.

OBSERVATION CXLII. — TAGUET déclare avoir connu une dame qui, à chaque époque menstruelle, demandait à entrer dans une maison de prostitution. (Thèse de Paris, 1879, p. 23.)

La crise passée, ces femmes retournent pleines de honte à leur honnêteté première ; le remords et le désespoir ont été si violents chez certaines qu'elles sont tombées dans la mélancolie et ont fini par le suicide.

La menstruation et l'ovulation jouent si bien un rôle dans l'excitation vénérienne, que leur suppression physiologique a suffi quelquefois pour faire disparaître les troubles nymphomaniques. *Ex utero furentes, si concipiunt, sanæ fiunt,* a dit Hippocrate. C'est si vrai que, dans certains cas, le retour des règles, après l'accouchement, amène infailliblement le retour des accidents. J'ai déjà rapporté plusieurs faits de ce genre, j'ajoute le suivant.

OBSERVATION CXLIII. — Jeune imbécile, qui mettait en réserve tout ce que lui rapportait son travail de chaque jour et qui, lorsqu'elle avait amassé une petite somme, la portait à un ouvrier pour qu'en échange, il lui prodiguât ses caresses. Chaque fois qu'elle était enceinte, on constatait la disparition des symptômes de nymphomanie. Le retour des règles amenait infailliblement les mêmes symptômes. (Esquirol. *Traité des Maladies mentales,* p. 101.)

L'exagération de l'instinct génésique coïncide souvent avec l'exagération des fonctions menstruelles. C'est ainsi que, dans presque tous les cas de menstruation précoce qui ont été publiés, on a noté la précocité du tempérament sexuel. Telle est, pour n'en citer qu'une seule, l'observation de Cormarmond [1]. Il s'agit d'une petite fillette qui, réglée sur le troisième mois, présentait un développement exagéré des seins et avait les parties génitales ainsi que les aisselles couvertes de poils. Lorsque l'auteur la vit pour la première fois, elle avait

---

[1] *Dictionnaire des sciences méd.,* en 60 vol., art. : *Puberté.*

sept mois ; il fut étonné de l'expression du visage, dont les traits fortement prononcés n'avaient rien d'enfantin, et surtout de la vivacité des yeux qui semblaient exprimer des désirs. A vingt-sept mois, elle offrait tous les signes physiques de la puberté, lesquels avaient commencé à se manifester dès la naissance [1]. Dans les pays chauds, les femmes, plus tôt et plus abondamment réglées, sont généralement plus tôt et plus enclines aux plaisirs de l'amour que dans les pays froids et tempérés. Hérodote attribuait une ardeur vénérienne excessive aux femmes d'Egypte, et la plupart des voyageurs ont signalé le même fait pour les pays tropicaux. Comment expliquer la coïncidence de ces deux phénomènes, si ce n'est en disant qu'ils reconnaissent l'un et l'autre une seule et même cause : le développement exagéré de l'appareil ovarique ?

Plus l'ovaire est développé, plus la menstruation est abondante et plus les besoins génésiques sont puissants. C'est ce qui semble nettement ressortir des faits suivants.

Négrier rapporte plusieurs observations de jeunes filles qui se livrèrent à la masturbation dès l'âge de dix ans. Or, ces jeunes filles furent réglées de bonne heure (douze à treize ans), très abondamment (six à huit jours), et à l'autopsie pré-

---

[1] Carus parle également dans ses écrits d'une enfant qui fut réglée à 2 ans et devint enceinte à 8 ans; Molitor, d'une autre enfant qui, réglée à 4 ans, devint aussi enceinte à 8 ans. Le Dr Diamant a décrit dans la *Internat. Klin Rundschau*, 1889, le cas d'une petite fille qui a été réglée à l'âge de 2 ans. La menstruation avait lieu régulièrement tous les mois, et durait chaque fois 5 jours. Vers le douzième mois de son existence, l'enfant, qui est né en 1882, avait déjà toutes ses dents. La tête et les extrémités supérieures sont formées comme chez les enfants de son âge, tandis que les extrémités inférieures, surtout les régions lombaires, fessières et les cuisses, présentent un développement qui ne s'observe que chez les sujets pubères. Les seins sont très développés, le pubis et les aisselles sont garnis de poils, l'enfant a une voix de basse. Depuis janvier 1887, les règles ne viennent plus, mais sont remplacées à chaque époque par des accès épileptiques dont le nombre va en augmentant chaque mois. Voir aussi l'observation de Velpeau et les suivantes : Otto Stocker (de Lucerne), in *Cor. Bl. f. Schweiz. Aerzte*, n° 9, p. 261, 1ᵉʳ mai 1879. David Drumond in *Brit. méd. joun.*, 12 juillet 1879, p. 47.

sentèrent des ovaires très hypertrophiés. Comme contre-partie, le même auteur ajoute plusieurs autres observations de jeunes filles, qui, réglées très tardivement et peu abondamment, ne furent presque jamais sollicitées par des désirs vénériens ; l'autopsie démontra que leurs ovaires étaient très peu développés, et Négrier conclut non sans raison que « l'influence des ovaires et l'activité de leur fonction sont en raison directe de leur volume ».

Rossignol parle de 58 jeunes filles qui commencèrent leur vie de prostitution entre neuf et onze ans. Or, toutes ces jeunes filles étaient déjà sous l'influence du travail ovarique, lorsqu'elles eurent leurs premiers rapports sexuels ; chez 33, en effet, ce fut après quelques rapports seulement qu'apparut la menstruation ; chez les autres, ce fut après quelques mois, 27 furent réglées avant dix ans, 19 avant onze ans, 10 avant douze ans, 2 avant 13 ans. Il est probable que l'abus prématuré des plaisirs vénériens avait contribué pour quelque chose à la précocité de la menstruation ; mais ce qui me porterait à considérer ces malheureuses comme les victimes de leur puissante organisation ovarique, c'est que la plupart, âgées de dix-huit à vingt-cinq ans, à l'époque où Rossignol les observait, présentaient, à chaque période menstruelle, des phénomènes qui ne laissaient aucun doute sur le rôle important que la menstruation avait dû jouer dans leur existence.

Louyer-Villermay rapporte également plusieurs observations de nymphomanes chez lesquelles, à l'autopsie, on trouva des ovaires très fortement développés. M. le professeur Ball[1], après avoir invoqué le témoignage de cet auteur, donne une autre preuve empruntée à l'art vétérinaire. Certaines génisses peuvent être atteintes de véritables accès de nymphomanie. On les voit alors chercher ardemment le mâle et lorsqu'elles entrent dans une étable où se trouve un taureau, elles causent

---

[1] Ball. *La folie érotique.* Paris, 1888, p. 19 et 89.

un épouvantable tumulte par leurs mugissements furieux et leurs mouvements désordonnés. Privées du mâle, elles cherchent à satisfaire leurs désirs sur leurs compagnes elles-mêmes, d'où le nom de *vaches taurelières* qui leur a été donné. « Il est un moyen aussi simple que radical de les apaiser et de les guérir, dit le professeur, c'est de leur enlever les ovaires, » et on constate que ces organes sont visiblement rouges, tuméfiés, hypertrophiés.

L'ablation des ovaires non seulement tarit la source du sang menstruel, mais éloigne aussi les désirs vénériens et détruit peu à peu l'instinct génital. Wiers et de Graaf citent un châtreur de porcs qui, irrité du libertinage de sa fille, lui extirpa les ovaires. Autrefois, en Arabie, lorsqu'il était d'usage d'employer des femmes comme eunuques, on avait soin, avant de les introduire dans le sérail, de les castrer pour leur enlever tout appétit vénérien.

Il se passe chez la femme, sous l'influence du molimen menstruel, ce que nous constatons, tous les jours, chez les animaux sous l'influence du rut. Nous avons vu que les parties de la génération chez les femelles sont alors le siège d'une irritation bien marquée, caractérisée par du gonflement, une augmentation des sécrétions, un écoulement séreux, souvent sanguinolent, quelquefois même par une véritable hémorrhagie rappelant à merveille l'écoulement menstruel de la femme. « Un nouveau besoin, celui de l'amour, dit Moreau [1], répond constamment à cette disposition des organes. Un phénomène de même ordre et non moins lié à des circonstances d'amour physique, se manifeste chez la femme à l'époque de la puberté, et, se renouvelant ensuite avec régularité, revient périodiquement tous les mois. »

Suivant les zoologistes, les femelles des singes, qui reçoivent fréquemment le mâle en tout temps, deviennent

[1] Moreau. *Loc. cit.*, vol. II, p. 144.

alors très avides de leurs approches. Hill[1], médecin de
l'armée néerlandaise à Surinan, possédait une guenon qui, à
chaque renouvellement de lune, était sujette à un flux sanguin
abondant dont la durée était de trois jours environ, et pendant lequel l'animal donnait des signes d'une excessive lubricité. Ce n'est pas là un fait exceptionnel et propre seulement
à l'espèce simienne : pour toute espèce et toute race, l'époque
du rut est une époque d'ardeur génésique. On dit alors de la
femelle qu'elle est en chaleur, et, si ses désirs restent inassouvis, elle présente quelquefois de violentes crises de
fureur génésique.

Les génisses courent à travers les prairies avec une sorte
d'anxiété, comme si elles étaient effrayées du changement qui
s'est opéré en elles ; leurs yeux deviennent brillants, et on les
voit s'approcher du taureau avec des démonstrations câlines
et affectueuses, exagérant la dépression naturelle de leurs
lombes pour se donner des poses lascives et provocantes. La
chienne elle-même, d'ordinaire si fidèle et si attachée, oublie
volontiers son maître et quitte le logis pour aller satisfaire
l'instinct qui domine tout alors. Mais, dès que la période ovarique est terminée ou que la femelle se sent pleine, loin de
rechercher le mâle, elle le fuit, et résiste avec force et obsti-
nation à tous ses assauts amoureux. C'est ce qui semble aussi
s'observer chez la femme : d'une manière générale, en effet,
la femme enceinte est moins portée aux rapports conjugaux,
et, si elle s'y soumet, ce n'est certainement pas pour donner
satisfaction à ses désirs sexuels.

Ne nous étonnons pas de rencontrer chez la femme la
même excitation génésique que chez les animaux ; elle est le
résultat du même travail ovarique et a le même but physiologique, à savoir : la perpétuité de l'espèce. Chez la femme
sans doute, elle est moins ostensible ; elle existe plus cachée,

[1] Hill, cité par Longet. *Traité de physiologie*, t. II, p. 723.

plus dissimulée ou rendue plus ou moins impuissante par les efforts énergiques de la volonté, mais elle n'en existe pas moins.

La femelle n'a qu'à se laisser guider par l'instinct, tandis que la femme, supérieure par la raison, se trouve arrêtée par mille considérations de morale, d'honneur, d'intérêt, par les principes de son éducation et par toutes les entraves que la société moderne apporte aux mouvements les plus impérieux et à la réalisation des aspirations les plus naturelles. Elle conserve généralement assez d'empire sur elle-même pour résister aux sollicitations de l'instinct ou tout au moins pour laisser ignorer le combat qu'elle soutient contre ses sens dans le secret de son être, combat terrible se terminant quelquefois par le désespoir et le suicide ou par une défaite qui la livre tout entière et sans résistance à la fougue de ses passions et alors

> Ce n'est plus une ardeur en ses veines cachée,
> C'est Vénus tout entière à sa proie attachée.

La période active des fonctions sexuelles est la plus féconde en troubles génésiques ; on les constate cependant au moment de la puberté et plus souvent encore à l'époque critique.

Le Talmud appelle la puberté l'*âge du devoir :* à ce moment, en effet, s'éveille l'instinct génital, et alors seulement commence le véritable rôle de la femme. « Il se développe, dit Muller dans sa *Physiologie*, instinctivement et confusément des idées ayant trait aux rapports des sexes, qui s'emparent de l'imagination et qui exercent leur influence sur l'esprit tout entier, mettant en jeu les plus nobles facultés pour la glorification de l'amour. » Suivant Osiander, jamais une jeune fille n'éprouve un amour plus pur, plus délicat et plus tranquille ; jamais elle n'est plus mystique et plus enthousiaste et, en même temps, plus portée aux plaisirs sensuels, plus séduisante et plus passionnée que dans le début de la période de développement, ordinairement même avant que le flux menstruel ait commencé son cours ou qu'il ait reçu une organisation régulière.

Il semblerait que l'ovulation, en disparaissant, dût éteindre à jamais l'appétit génital. Il n'en est rien, et bon nombre d'auteurs des plus autorisés ont constaté que les troubles nerveux ménopausiques se rattachent surtout à l'instinct de la reproduction. On dirait que les sens, endormis jusque-là, se réveillent tout à coup par suite de la cessation du stimulus mensuel. Est-ce coquetterie de la part de la femme qui, se sentant vieillir, voudrait donner le change en laissant deviner des désirs que l'on est habitué à rencontrer dans un âge plus jeune, ou plutôt ne devons-nous pas voir dans cette recrudescence comme le chant du cygne, l'agonie agitée d'une fonction toute-puissante qui ne peut se résoudre à abandonner son empire. « Il nous est arrivé plusieurs fois, écrit Raciborski[1], d'être consulté par des femmes qui, se trouvant à l'époque de la ménopause ou l'ayant même dépassée, étaient tourmentées par des désirs vénériens. Dans ce nombre, il y en avait qui nous ont déclaré n'avoir jamais rien éprouvé de pareil dans leur jeunesse. La passion peut devenir si forte qu'elle finit par égarer la raison et nous avons vu des femmes qui commettaient des actes blâmables et ridicules, qu'elles n'auraient jamais commis, étant plus jeunes. Nous en connaissons qui avaient vécu toujours rangées et tranquilles dans leur ménage, attachées à leur famille et à leurs devoirs conjugaux, et qui, sous l'influence du trouble provoqué par la pléthore nerveuse ménopausique, allaient briser tout d'un coup toutes ces conditions de leur bonheur passé, pour suivre des jeunes gens de rien dont elles s'étaient prises d'amour. »

---

[1] Raciborski. *Traité de la menstruation*, p. 271.

Il est assez fréquent de voir des femmes, devenues veuves quelques années après leur mariage, vivre paisiblement dans leur veuvage jusqu'à l'époque critique, et, à ce moment éprouver un irrésistible besoin de contracter de nouveaux liens. De Gardane nous dit que la nymphomanie est moins rare qu'on ne pense à la ménopause : la pratique lui en a offert de nombreux exemples.

Gueneau de Mussy a décrit[1] sous le nom d'*érotisme à la ménopause*, un trouble de l'instinct génésique qu'il a observé, un certain nombre de fois, à l'âge critique. Il rappelle sept à huit observations de femmes qui, jusqu'à la ménopause, supportèrent le plus facilement du monde leur veuvage ou l'indifférence de leur mari, et qui alors éprouvèrent des désirs violents insurmontables aboutissant à des troubles physiques et psychiques fort graves. Il dit avoir vu souvent, dans les hôpitaux comme dans la clientèle civile, des femmes qui éprouvaient un singulier plaisir à se faire sonder tous les jours, pendant des semaines entières, ou encore d'autres malades qui simulaient une affection de matrice et venaient sans cesse consulter le médecin pour réclamer un examen au spéculum.

Depaul, Gueniot, Brierre de Boismont parlent aussi des excitations génésiques, des désirs vénériens, qui apparaissent ou augmentent d'intensité à la ménopause. « Il peut survenir alors, disent-ils, une véritable fureur utérine. » Il suffit, du reste, d'aller dans un asile d'aliénées pour voir des femmes âgées de quarante à cinquante ans qui présentent du délire génésique coïncidant avec la ménopause.

Il arrive quelquefois qu'une femme, après avoir cessé d'être réglée pendant un certain nombre d'années, voit repa-

---

[1] Gueneau de Mussy. *Clinique médicale.* Paris, 1875, t. II, p. 343, et *Gazet. hebdomadaire*, 1870.

raître l'écoulement sanguin et, avec lui, des désirs qu'elle croyait à jamais éteints.

OBSERVATION CXLIV. — Une femme de cinquante-deux ans, qui n'était plus réglée depuis dix ans, ayant vu reparaître ses menstrues, fut prise d'un délire érotique très tranché. Elle se croyait enceinte, et avait entre autres hallucinations celle de sentir son enfant remuer.

A la suite de cette observation communiquée par Baillarger, le 28 juin 1852 à la Société médico-psychologique, une petite discussion s'engagea entre différents membres sur les rapports de la menstruation et de la folie amoureuse chez les personnes âgées. Calmeil déclara que cette vésanie est très fréquente chez les vieilles aliénées ; Gerdy fit observer qu'un fait certain était le retour des règles dans la vieillesse ; Pinel raconta qu'il avait connu la femme d'un général, qui fut en proie à la passion la plus désordonnée pour les hommes, passion qu'elle avouait elle-même en disant qu'elle avait la *rage de l'amour*. Or, cette femme n'était point aliénée, mais depuis l'âge de soixante-ans éprouvait des pertes sanguines.

Esquirol a signalé une femme de soixante-quatre ans, affectée d'érotomanie, et qui, pendant les deux ans que dura cette maladie, vit reparaître le flux menstruel. Un cas de ce genre est rapporté par Legrand du Saule (*loc. cit.*, p. 502) : il s'agit d'une femme de quatre-vingt-quatre ans qui se mit à aimer passionnément un jeune homme, et assurait que la menstruation s'était rétablie chez elle.

Le délire génésique d'origine ménopausique peut débuter brusquement ou progressivement. Dans ce dernier cas, il y a gradation successive dans l'intensité et le mode d'évolution. Du simple trouble fonctionnel, la femme passe à l'illusion ; de celle-ci, à l'hallucination confuse d'abord, puis devenant peu à peu nette, précise, distincte et s'imposant bientôt comme la réalité. Sous l'influence de cet état hallucinatoire on voit des femmes accuser des hommes tout à fait étrangers à leurs troubles, de dresser des embûches à leur vertu et de leur procurer, contre leur gré, par toutes sortes de maléfices les *jouissances de la nature*.

Ces troubles génésiques, pour n'être pas toujours patents et ne pas constituer une vésanie franche qui nécessite d'urgence l'admission de la malade dans un asile, n'en constituent pas moins un état morbide caractérisé par des désordres intellectuels et des anomalies instinctives échappant au contrôle et à la domination de la force morale. « Ces malades, dit Ricard[1], souffrent en silence, et c'est à l'insu de tout le monde, après une longue lutte entre leur conscience et l'instinct qui les tourmente, qu'elles cèdent la rougeur au front à leurs instincts génésiques. »

Gneneau de Mussy pense que cette excitation des sens est beaucoup plus commune que n'autorise à le croire le silence des gynécologues. On comprend d'ailleurs combien de motifs, peuvent engager les femmes à garder le secret sur un point aussi délicat.

Pour Brantôme, qui n'était pas médecin, il est vrai, mais qui, très curieux de tout ce qui touchait au beau sexe, a beaucoup observé la femme, les désordres génésiques constatés à la ménopause ne seraient que le résultat d'un calcul machiavélique. « Estant âgées et venues sur les cinquante ans, et lors ont plénière et toute ample liberté de se jouer et recueillir les arréages des plaisirs que, possible, aucunes n'ont osé prendre de peur de l'enflure de leur traistre ventre. » Cette explication, bonne peut-être pour l'époque de Brantôme, ne saurait nous suffire aujourd'hui où l'abominable science des fraudes conjugales est connue des plus ignorantes et ne permet que trop souvent à la femme de se livrer à ses appétits désordonnés sans craindre l'*enflure de son traistre ventre*.

---

[1] Ricard. *Etude sur les troubles de la sensibilité génésique à l'époque de la ménopause*. Thèse de Paris, 1879.

Observation CXLV. — Jeune fille d'une précocité extraordinaire, bien avant l'âge de la puberté, mais qui, au moment de la
première menstruation, sentit se développer en elle des besoins
précis et mieux déterminés. Dès qu'elle put se soustraire à la surveillance de ses parents, elle saisit la première occasion qui se
présenta de goûter un plaisir qui suivant sa propre expression
dépassa de beaucoup ce qu'elle s'en était promis. (Renaudin,
Archives cliniques, 1862.)

Observation CXLVI — Jeune fille de douze ans qui, sortant le
soir sous prétexte d'aller chez des amis de sa famille, se tenait sur
le trottoir pour arrêter et provoquer les passants. Elle les condui-
sait dans une maison qu'une autre jeune fille lui avait fait connaître. (Legrand du Saule, *La folie devant les tribunaux*, p. 510,
Paris, 1864.)

Observation CXLVII. — Une enfant de quinze ans, soignée à
la Salpêtrière dans le service de M. Trélat, honnêtement élevée
par ses parents, appelait par la fenêtre les soldats qu'elle voyait
passer, pendant que son père, resté veuf, était occupé hors de chez
lui. (Legrand du Saule, *loc. cit.*, p. 510.)

Observation CXLVIII. — Une jeune fille, âgée de quinze ans et
non encore menstruée, fut atteinte de convulsion avec fureur utérine. Une saignée de pied modéra les symptômes, mais elle ne fut
parfaitement guérie qu'avec l'apparition des règles. (Louyer-
Villermay, in *Dict. en 60 vol*, vol. 30, art. *Nymphomanie*, p. 591.)

Observation CXLIX. — Mlle L..., née dans l'aisance, fut élevée dans
les principes religieux les plus rigides : à l'âge de seize ans, elle
devient nymphomane et se fait prostituée *gratis*. Deux ans après
de désespoir, elle mit fin à ses jours. (Louyer-Villermay, *loc. cit.*,
p. 584.)

Observation CL. — Mlle X..., appartenant à une honorable famille d'Angers, âgée de dix-sept ans, de petite taille, traits du
visage expressifs, grands yeux bruns, humides, lèvres épaisses,
réglée et déjà formée à quatorze ans, fut atteinte de symptômes
nerveux hystériformes qui coïncidèrent avec les dérangements de
la menstruation. Un délire érotique la poussait irrésistiblement
aux actions les moins chastes. Des propos obscènes, des expressions d'une trivialité repoussante surprenaient autant qu'elles
épouvantaient sa famille.

Elle fut renfermée dans une loge de l'hospice : presque nue, provoquant sans cesse à l'union sexuelle et par ses paroles et par ses gestes, elle ne mourut pas. Réduite au marasme, elle parut enfin tranquille, elle rentra dans sa famille et sembla commencer une nouvelle vie. Sans doute une révolution favorable s'était opérée dans le système génital, l'esprit resta calme, l'embonpoint revint et la menstruation se rétablit. (Négrier, *loc. cit.*, p. 79.)

OBSERVATION CLI. — Lucile, âgée de seize ans, à sa sortie du couvent où elle avait été élevée, est prise d'un violent amour pour un domestique qu'elle y avait vu : mort du domestique.

La fureur utérine fait des progrès : presque toute nue, elle court dans la chambre d'un chevalier qu'elle savait être encore au lit et lui fait les propositions les plus déshonnêtes. Apparition abondante des règles qui, selon toute apparence, n'arrivaient pas depuis longtemps, mariage et guérison. (D. T. de Bienville. *La nymphomanie* ou *Traité de la fureur utérine*, Amsterdam, 1771, p. 64 à 75).

OBSERVATION CLII.— Une jeune fille de vingt ans, dans le service de M. Voisin, à la Salpêtrière, présente, à chaque époque menstruelle, des troubles érotiques très prononcés et qui jurent avec l'éducation morale qu'elle a reçue. M. Voisin l'hypnotise à l'époque des règles et la laisse endormie pendant toute leur durée : suggestion de sentiments et de pensées plus honnêtes ; succès. (*Cours de la Salpêtrière*, année 1888.)

OBSERVATION CLIII. — Une jeune personne, âgée de vingt ans, grande et bien constituée, soutenue par des principes religieux, n'ayant connu ni les lectures érotiques ni les conversations lubriques, resta jusqu'à l'âge de seize ans en parfait état de santé. A cette époque, elle reçut les confidences d'une amie, qui l'entretenait de ses rapports avec un amant. Peu à peu un trouble léger se produit dans l'entendement. A dix-sept ans, les règles s'annoncent, mais ne coulent que peu... Depuis, à chaque période, aberration de l'intelligence, qui progresse avec le temps : elle s'abandonne aux mouvements les plus désordonnés, parlant sans cesse d'un beau jeune homme, prenant des attitudes lascives, le regard égaré, la bouche brûlante. (Louyer-Villermay, *Dictionnaire des sciences médicales*, v. XXX, p. 563, art. *Nymphomanie*.)

OBSERVATION CLIV. — Adèle, née d'une union illégitime, recueillie à l'hospice des Enfants-Trouvés. Elle n'a été réglée qu'à l'âge de vingt ans et les premiers symptômes de son délire ont coïncidé avec la première apparition des menstrues. Ses idées sont incohérentes et revêtent une forme lubrique. Depuis, tous les mois, à chaque période menstruelle, l'excitation renaît et avec elle ses tendances érotiques; dans l'intervalle, son esprit reste calme et lui permet de s'occuper aux services de la maison. (Dauby, Thèse de Paris, 1866, p. 24.)

OBSERVATION CLV. — Marie O..., domestique, vingt-six ans, grande et vigoureuse fille; menstruée régulièrement à douze ans, cheveux noirs, peau brune, grands yeux humides et lascifs, mamelles très développées, transpiration fortement odorante, réglée de vingt-cinq en vingt-cinq jours avec abondance et pendant une semaine entière. A chaque époque menstruelle et dès le début de la fonction, fatigue générale, sentiment de gonflement dans le bas-ventre et les reins, fourmillement sur le devant des cuisses, excitations sexuelles insoutenables. Un écoulement blanc succède à toutes les hémorrhagies fonctionnelles. La fille X... devint grosse à vingt-deux ans. Sa grossesse et son accouchement n'offrirent rien d'anormal; elle n'allaita pas son enfant.

Moins d'un mois après la parturition, une perte sanguine très abondante signala le retour de la fonction ovarienne, et, dans la suite, chaque époque ramena les mêmes phénomènes généraux et locaux produits par l'énergique fonction des ovaires : « *Au temps des règles*, dit-elle, *je suis tellement tourmentée par des désirs que rien ne pourra m'empêcher de succomber.* »

La fille X... n'a pas tardé à devenir enceinte pour la seconde fois. (Négrier. *Recueil de faits pour servir à l'histoire des ovaires*, 1858, p. 13.)

OBSERVATION CLVI. — Junior quædam, optimis artibus ad modestiam instituta, si menstruaret, viri in amplexus ruebat audacissimè, et cùm in ætate vigeret et viribus, insatiatam tamen deserebat. Die quadam, in libidines femina cùm indesinenter insurgeret, ille, irà amens, dirreptam dejecit, jacentemque verberat; verberibus tacta statim, quasi jubente deo, deferbuit furor, nec visus est toto mense recrudescere. Quò autem exacto, similem tumultum similis vis compescuit. Et jam pridem mos ille domi invaluerat, cùm forté superveni, et rei novitate perculsus, tum presertim obstupui, cùm feminam tales injurias non modo marito condonantem sed etiam sibi gratulantem audivi. (Brierre de Boismont. *De la menstruation*, Paris, 1842, p. 101.)

OBSERVATION CLVII. — Une veuve, devenue folle par suite de rétention des règles, entre, en errant dans la ville, dans un corps de garde où elle se livre à quinze hommes. Ses règles, ayant coulé abondamment ensuite, amenèrent la guérison du délire. (Benedictus de Lignano, *De curandis morbis*, lib. I, cap. xxviii, *De insania*, t. II, ch. xxxiii.)

OBSERVATION CLVIII. — Eléonore R..., vingt-sept ans, sans profession, entrée à l'asile le 29 août 1854. Tous les renseignements sont bons pour cette fille, jusqu'à l'âge de la puberté.

Ce fut à quinze ans que se manifestèrent les premiers signes de la menstruation ; mais l'hémorrhagie fut pénible, difficile, douloureuse, et, au bout d'un an, elle s'arrêta complètement. Depuis, son caractère se modifia du tout au tout ; elle devint triste, rêveuse, paresseuse, extravagante. Fuyant la société, détestant sa famille, elle recherchait la solitude, et, une fois seule, elle se livrait avec fureur aux manœuvres les plus honteuses.

Souvent, elle simula de vouloir se tuer, et entre autres tentatives, elle se jeta dans la rivière ; mais, ainsi qu'elle le raconte, elle eut soin de choisir l'endroit le moins creux et de s'y allonger assez pour qu'on n'y vît que la tête. Cet état, véritable incubation cérébrale chronique, dura pendant douze ans ; on se contenta de renfermer la malade quand on pouvait la saisir. Au mois de mai dernier, elle boit un litre d'eau-de-vie : un violent accès de délire se déclare.

Ce ne fut qu'à vingt-sept ans, après un traitement rationnel et méthodique, qu'on put rendre cette femme à la raison. Sa guérison morale coïncida avec sa guérison physique : en même temps, en effet, parurent les règles qui n'avaient pas coulé depuis onze ans. (Rousseau, Thèse de Paris, 1857, p. 37.)

OBSERVATION CLIX. — Hystérie chez une femme de trente ans. Suppression brusque des règles à l'annonce de la mort de son mari. Paroxysmes compliqués de nymphomanie. Redoublement des accès aux époques menstruelles. Guérison à dater du second mariage. (F. Hoffmann. *De epilepsia*, Obs. IX.)

OBSERVATION CLX. — Hystérie compliquée de nymphomanie ; dysménorrhée. Accès aux époques menstruelles. (Nicolaï, *Journal de Vandermonde*, 1758, t. IX, p. 114.)

OBSERVATION CLXI. — Mme Cécile, âgée de trente-six ans, a été mariée fort jeune, à un instituteur ; elle n'a pas trouvé dans le ménage toute la félicité dont s'était bercée son imagination de fille. Son caractère est devenu difficile, bizarre. Depuis la puberté jusqu'à vingt-cinq ans, cette malade a eu une crise hystérique à chaque période menstruelle. Elles ont disparu alors pour faire place à des symptômes de nymphomanie qui ont poussé cette malheureuse femme à des actes déplorables. Elle a essayé à plusieurs reprises de tuer son mari, d'autres fois, et sans provocation aucune de la part de ce dernier, elle ameutait tout le quartier par les cris : « Au meurtre, à l'assassin ! » Elle provoque les passants à prendre sa défense au moyen d'affiches apposées à ses fenêtres. Elle poursuivait en même temps de ses lettres et de ses obsessions amoureuses, un ecclésiastique qu'elle prenait pour un bâtard de la famille impériale ; elle espérait l'épouser lorsque le divorce aurait été autorisé et le mariage des prêtres décrété par le Concile. Non seulement ce prêtre ne répondit pas à sa flamme, mais encore informa le mari en lui envoyant la correspondance de sa femme. Cet état des choses durait déjà depuis quelques mois, Mme Cécile A... ne se décourage pas et porte son affection sur un jeune homme qui ne tarda pas à la rendre enceinte. Depuis que la menstruation a disparu par suite de l'état de grossesse, Mme A... a complètement recouvré son bon sens. (Taguet, Thèse de Paris, 1872, p. 26.)

OBSERVATION CLXII. — Une dame anglaise, âgée de quarante-huit ans, et mère de huit enfants, vint me consulter. Elle avait souffert quelques années auparavant d'une métrite catarrhale et, chez elle, l'écoulement menstruel ne venait plus que d'une manière irrégulière.

Depuis sa maladie, elle avait cessé de cohabiter avec son mari. Cette dame se plaignit d'abord de dyspepsie, de constipation, mais au bout de quelques jours, elle m'avoua que sa maladie principale consistait en spasmes érotiques qui se répétaient plusieurs fois par jour, sans aucune provocation de son imagination et sans qu'elle pût même les repousser. Un jour, étant avec elle et une de ses amies, je fus témoin d'une de ses crises. Elle marchait dans la chambre, elle s'arrêta tout à coup, rougit : ses yeux devinrent fixes ; un léger tremblement agita ses membres et sous elle s'échappa une sécrétion liquide, sécrétée par les glandes vulvo-vaginales. Cette malade n'était qu'accidentellement à Paris. Cette affection lui inspirait une tristesse profonde. Entourée d'une famille respectable, de filles déjà mères, elle n'avait osé en confier le secret à son médecin habituel qui, ne voyant là qu'un état nerveux, lui avait conseillé de voyager sur le continent. Chez cette

S. ICARD. 14

dame, il y avait non seulement des désirs, mais de véritables pollutions diurnes. (Guesneau de Mussy, t. III, p. 343 et suiv.)

OBSERVATION CLXIII. — Une femme de quarante-sept ans est condamnée à deux ans de prison pour excitation à la débauche. Bien que sa conduite eût été régulière pendant toute sa vie, elle eut successivement dans les deux ou trois années qui précédèrent sa condamnation plusieurs amants, et, en même temps, recevait chez elle des filles mineures. En prison, elle présenta bientôt des signes évidents de folie : elle se figurait que les différents employés de la maison centrale voulaient avoir des rapports avec elle. Tous les bruits qu'on entendait autour de la prison, étaient des voix de jeunes gens qu'elle avait connus. A l'asile, son délire roule complètement sur des idées de ce genre et des idées de persécution. S'il y a des personnes qui veulent la sauver, il y en a d'autres qui cherchent à lui nuire, et ce sont celles avec lesquelles elle a refusé d'avoir des relations. (Boyer, Thèse de Montpellier, 1880, p. 35.)

OBSERVATION CLXIV. — Le même auteur rapporte à la p. 34, l'observation d'une femme dont la vie avait été très honnête et qui, à la ménopause, sous l'influence de l'excitation utérine, avait tué son mari dont la présence la gênait dans les rapports fréquents qu'elle avait avec son fils : elle fut condamnée aux travaux forcés à perpétuité.

OBSERVATION CLXV. — Femme arrivée à la ménopause : l'érotisme domine si bien dans son délire, qu'elle saisit les internes et cherche à les attirer dans sa chambre. (Dauby, Thèse de Paris, 1866, p. 54.)

Voir également les observations : 21, 39, 46, 51, 54, 60, 62, 127, 172, 174, 186, 232, 249.

CHAPITRE VII

Délire religieux.

Le délire religieux n'est pas aujourd'hui ce qu'il fut autrefois. Il varie essentiellement avec les époques, suivant pas à pas la marche des idées religieuses, de nos croyances vis-à-vis de Dieu et des puissances infernales. Tout délire, en effet, n'est que le reflet des pensées et des sentiments qui nous occupent à l'état sain ; et, plus que tout autre encore, le délire religieux demande pour se développer un terrain préparé. Les personnes qui en sont le plus facilement atteintes, sont celles qui, par leur naissance, leurs dispositions naturelles, leur éducation, leur profession, le milieu qu'elles fréquentent, sont le plus soumises à l'influence de l'action religieuse.

Nous commencerons par étudier le rôle de la menstruation dans le délire religieux, tel que nous le voyons aujourd'hui ; et, après avoir constaté combien ce rôle est important, nous nous demanderons si la menstruation ne joua pas aussi un certain rôle dans l'apparition des maladies religieuses qui affligèrent les siècles passés.

§ 1. — DÉLIRE RELIGIEUX AUJOURD'HUI

Les formes les plus communes qu'affecte le délire religieux, lorsqu'il se développe sous l'influence de la menstruation, sont la forme mélancolique et la forme hallucinatoire.

1. — La forme mélancolique est caractérisée par des scrupules, des idées de culpabilité, des craintes de damnation, etc. Pour échapper aux cris de la conscience, qui leur reproche sans cesse les crimes les plus affreux, les mélancoliques religieuses se livrent à la pénitence la plus rigoureuse, allant jusqu'à accomplir sur leur propre corps des mutilations épouvantables, et, si elles ne parviennent pas à étouffer leurs remords, se croyant à jamais réprouvées, elles mettent souvent fin à leurs jours par le suicide. On a vu des mères de famille qui, pour soustraire leurs enfants à la corruption du monde et leur procurer les joies éternelles du paradis, ont immolé en holocauste le fruit de leurs entrailles, renouvelant ainsi le sacrifice d'Abraham et croyant par là se rendre très agréables à Dieu. Témoin la femme Lombardi, qui tua ses quatre enfants pour les envoyer au ciel et les mettre à l'abri de la perdition qui les eût menacés, s'ils fussent restés plus longtemps sur terre.

2. — Les illusions et les hallucinations que présentent les malades dans la seconde forme, sont des plus intenses et afférentes presque toujours à la sphère génitale.

Le diable intervient pour se livrer sur elles à des pratiques voluptueuses et leur faire goûter les *plaisirs de la chair*. Ce n'est pas toujours le diable, c'est quelquefois Dieu lui-même, la sainte Trinité, qui, dans ses trois personnes, se transforme en époux charnel ; et l'on voit ces pauvres hallucinées se déclarer enceintes de leur commerce divin ou diabolique. Elles basent leur déclaration sur l'absence des règles, et, si celles-ci reviennent, elles trouvent toujours un motif pour expliquer la disparition du produit de la conception.

Les hallucinations de l'ouïe offrent chez la mystique, au point de vue médico-légal, une gravité tout exceptionnelle. Celle-ci, en effet, ne se contente pas toujours de catéchiser ou de faire part des révélations dont elle se dit favorisée. Elle s'efforce aussi d'obéir aux voix qu'elle entend, et, si ces voix lui désignent un ennemi de la religion, elle s'acharne après lui, le menace des foudres vengeresses de la colère divine, elle va même jusqu'à le frapper.

D'autres fois, c'est sous la forme mixte que se développe le délire, surtout à la ménopause « où la forme mélancolique à tendance suicide apparaît presque toujours, et quelquefois aussi la nymphomanie », chez celles surtout qui à l'époque de la puberté ont présenté des troubles psychiques en rapport avec la menstruation (Brouardel).

« Très souvent, dit le savant doyen de la Faculté, entre quinze et dix-huit ans, la jeune fille qui avait des sentiments religieux plus ou moins développés, est prise d'une exaltation religieuse extrême. Elle perd le sommeil, témoigne une loquacité excessive, a des hallucinations de la vue et de l'ouïe, sous la forme de spectacles et de concerts célestes. Généralement cet état mental disparaît au bout de quelques mois et ne revient pas jusqu'à la ménopause. »

Observation CLXVI. — Dans un cas que l'auteur a vu, la jeune fille a dit pendant six semaines, sans s'arrêter : « Je suis perdue, je suis perdue ! » Il y avait un peu de fièvre et de photophobie. Le premier médecin avait diagnostiqué une méningite ; mais Lasègue vint ensuite et affirma que la maladie durerait six mois et guérirait. C'est ce qui arriva. (Cours de la Faculté. État mental de la femme sous l'influence des fonctions génitales. *Gazette des hôp.*, 27 mai 1888, p. 346.)

C'est à la puberté que, bien souvent, des jeunes filles élevées dans les principes sévères de la religion, subissent l'affreuse torture morale des *mauvaises pensées*. C'est ainsi qu'on désigne en théologie des pensées ordinairement érotiques et toujours fort bizarres, se transformant maintes fois en véritables hallucinations, tant est puissante et vivace la ténacité avec laquelle elles s'imposent à l'esprit. Pour chasser la mauvaise pensée, la jeune fille lutte de toute la force de son âme et comme corps à corps avec le diable qu'elle invective publiquement et en termes les plus drôles et les plus originaux ; elle se livre ouvertement à toute une gymnastique de signes de croix, à toutes sortes de grimaces et de contorsions, et, à chaque instant, croyant avoir succombé, on la voit courir chez son confesseur. Et celui-ci, soit dit en passant, peut être d'un grand secours thérapeutique, si ses conseils savent s'inspirer des circonstances physiologiques ou morbides qui sont la cause réelle de l'état pathologique de sa pénitente.

OBSERVATION CLXVII. — Une jeune fille que nous avons eu occasion de voir récemment, s'accuse en pleurant d'avoir des mauvaises pensées qu'elle ne peut chasser. Pressée des questions, elle finit par avouer qu'elle a des hallucinations qui lui présentent toujours les parties sexuelles de l'homme. Nous avons tout lieu de la croire parfaitement chaste et même ignorante. Il s'agit chez elle d'une sorte d'érotisme inconscient. (Ball, *De la folie à la puberté; Encéphale*, 1884, p. 7 et suiv. [1].)

OBSERVATION CLXVIII.— Une jeune fille éprouve dès l'âge de quinze ans des scrupules de conscience. « Elle a ri le jour de sa première communion ! Elle a dû aussi cacher un péché à son confesseur ! Elle n'est donc pas en état de grâce ? Que peut-il en résulter ? Qu'est-ce qu'un sacrilège ? Comment racheter un sacrilège ? Serait-elle pardonnée, si pendant un an elle ne mangeait que du maigre ? » Cette jeune fille, on le voit, était atteinte de la folie du doute à forme religieuse. (Legrand du Saule, *La folie du doute*, Paris, 1875.)

OBSERVATION CLXIX. — Une jeune fille, depuis quatorze jusqu'à dix-huit ans, c'est-à-dire pendant tout le temps à peu près que dura l'évolution pubérale, fut poursuivie par la crainte d'avoir une mauvaise pensée ; elle s'imposait aussitôt l'obligation de la rétracter. Lorsque la mauvaise pensée survenait alors qu'elle était en présence de sa mère, il fallait que cette dernière répétât plusieurs fois : *Oui, oui, oui*, sinon, la malade devenait anxieuse et passait des heures entières à faire de rétractations. (Baillarger, cité par Cullère, *Les frontières de la folie*, Paris, 1888, p. 70.)

OBSERVATION CLXX. — Célina M..., âgée de quinze ans, n'était

---

[1] Le même auteur signale la forme religieuse comme la forme la plus commune du délire menstruel chez certaines femmes. (*Maladies mentales*, p. 588.)

pas encore réglée. Cette jeune fille était d'un caractère doux et facile, avait beaucoup d'intelligence et menait une vie très régulière; sa piété était donnée comme exemple aux enfants du village. Malgré sa dévotion et la rigidité de ses mœurs, le curé, pour des raisons qu'on n'a pu connaître, refusa de l'admettre à la première communion. L'enfant fut tellement affectée qu'elle cessa brusquement ses occupations, ses exercices religieux, ses habitudes régulières. Son père et sa mère ne furent plus dès lors l'objet d'aucune attention de sa part, et des idées de réprobation, d'enfer, de crimes, de tortures vinrent l'assiéger nuit et jour. On a remarqué aussi chez elle des hallucinations de l'ouïe et de la vue. *Il n'y a pas d'influence héréditaire.* (Rousseau, *Folie à la puberté*, Thèse de Paris, 1857, p. 44.)

OBSERVATION CLXXI. — Une jeune fille du peuple, âgée de quatorze ans, atteinte de folie à la suite d'une mission, discourait sur des objets religieux comme si elle se fût livrée à l'étude de la théologie. Elle parlait comme un prédicateur sur Dieu, sur les devoirs du chrétien, et savait résoudre avec sagacité les objections qu'on lui faisait pour l'éprouver. (J. Frank, cité par Paul Moreau (de Tours), *La folie chez les enfants*, Paris, 1888, p. 68.)

OBSERVATION CLXXII. — Une jeune fille à peine âgée de seize ans, intelligente, laborieuse et douce, mais adonnée à des habitudes secrètes, se jette dans les bras de la religion, espérant trouver dans l'accomplissement des devoirs religieux un frein contre ses passions. Un jour, quittant la table de la communion, elle se persuade qu'elle a communié en état de péché et qu'il y va du salut de son âme. A partir de cet instant, elle a renoncé au travail, passe sa vie à gémir et prend la résolution de se laisser mourir de faim. A tous ceux qui tendent de la consoler, elle répond en hochant la tête : « Mon Dieu, mon Dieu, pourquoi un aussi terrible châtiment ! » Ce n'est qu'en la nourrissant malgré elle qu'on parvint à soutenir ses forces et à pourvoir à sa conservation. (Sandras, *Maladies nerveuses*, Paris, 1851, t. I, p. 68.)

OBSERVATION CLXXIII. — Julienne, dix-neuf ans, antécédents héréditaires. Dès l'âge de treize ans, elle s'occupe des problèmes relatifs à la sainte Trinité, et des bouffées d'idées délirantes surviennent d'emblée, par séries, et disparaissent de même. La menstruation s'établit tardivement, à dix-huit ans; avec elle, légère rémission psychique. Les règles cessent, aussitôt les obsessions religieuses deviennent plus actives; délire ambitieux, folie du doute, délire du toucher, peur des poisons, inversion du sens génital. (Krafft-Ebing, cité par Dupain, *Le délire religieux*, Thèse de Paris, 1888, p. 72.)

Observation CLXXIV. — Une jeune fille, menstruée à dix-sept ans et avec beaucoup de peine, subit à vingt-trois ans une nouvelle perturbation dans la fréquence et l'intensité du flux. Concurremment avec ces anomalies et la puberté, survinrent des crises hystériques se compliquant peu à peu de troubles sensoriels à teinte mystique. Elle se jeta dans une dévotion extrême, le travail fut délaissé, le caractère changé, l'irritation à son comble. Sortie d'une maison en apparence guérie, elle se montra arrogante, impérieuse, orgueilleuse, et se fit un rôle de persécutée : symptômes unis à un érotisme contenu et coïncidant avec les désordres menstruels. On la mit dans un asile. Les sentiments affectifs se pervertirent complètement, l'érotisme déborda, et s'organisa un délire mystique dans lequel elle était enceinte par des œuvres toutes secrètes. Cet ensemble morbide était lié à une exagération des fonctions menstruelles, devenues irrégulières et accompagnées soit de douleurs abdominales très vives, soit de vrais accès hystériques. (Renaudin, *Archives cliniques des maladies mentales*, 1862, Obs. XCIX.)

Observation CLXXV. — Arrêt de la menstruation chez une fille de vingt ans qui a des prédispositions héréditaires. Elle éprouve alors des chagrins, des remords de conscience ; elle devient triste, inquiète, recherche la solitude et finit par délirer. Elle s'imagine être poursuivie par l'obsession déshonnête de jeunes gens de son pays. Hallucinations de la vue : visions effrayantes. L'amélioration mentale suit l'amélioration utérine, et la guérison de l'une amène la guérison de l'autre. (Berthier, *Clinique de l'asile d'Auxerre*, 1853.)

Observation CLXXVI. — Enthousiasme religieux, hallucinations, envies d'entrer au couvent, et autres troubles psychiques revenant périodiquement chez une dame qui avait été réglée à dix-huit ans, et dont les menstrues, d'abord peu abondantes, cessèrent complètement un an plus tard. L'application prolongée de courants d'induction sur l'utérus amena, à la fois, le retour des règles et la bonne santé antérieure. (Shramm, in *Revue du Hayem*, cité par Boyer, Th. de Mont., 1880, p. 24.)

Observation CLXXVII. — Mme M..., tempérament nerveux, ne compte pas d'aliénés dans sa famille. Mariée à l'âge de vingt-deux ans, elle fut bonne épouse, excellente mère ; elle eut six enfants et sa santé ne souffrit nullement de ces couches nombreuses et rapprochées. A trente-cinq ans, elle fut obligée de vivre avec une belle-mère dont le caractère et les exigences ne tardèrent pas à la rendre impatiente et à exalter son impressionnabilité. Un jour à la suite d'une vive querelle de ménage, ses règles se supprimèrent et elle donna aussitôt des preuves d'aliénation. Elle devint méfiante, emportée, et cessa de s'intéresser à ce qui naguère faisait l'objet de ses préoccupations constantes. Sans cesse exaltée par des idées religieuses, elle passait des journées entières à prier ; elle alla même, dans son délire, jusqu'à se figurer que ses enfants étaient des dieux ; et, s'emparant des deux plus jeunes, elle quitta son domicile pour parcourir les campagnes voisines et entrer dans les églises, sans négliger de déposer ses enfants sur l'autel, prétendant que c'était là le seul lieu digne de les recevoir. (Dauby, Thèse de Paris, 1866, p. 50.)

OBSERVATION CLXXVIII. — Une fille de vingt ans, après une suppression totale des menstrues, tomba dans l'exaltation religieuse et devint très agitée. Avec un traitement approprié, le flux sanguin reparut et la guérison s'effectua progressivement. (Duckworth, *Journal of mental science*, octobre 1864.)

OBSERVATION CLXXIX. — Mme B..., âgée de trente-sept ans, éprouve des irrégularités menstruelles ; aussitôt, il lui semble voir le diable en personne à ses côtés. Suppression, aggravation ; retour des règles, cessation de l'hallucination. (Duckworth, *Journal of mental science*, octobre 1864.)

OBSERVATION CLXXX. — Une fille de vingt-sept ans éprouve des affections tristes qui amènent des dérangements dans la menstruation. Incohérence dans les idées à chaque époque périodique, actes de fureur dans l'un desquels la malade tente d'étrangler sa mère, puis mélancolie sombre avec idées de possession. Elle court les églises pour se faire exorciser, elle porte des reliques pour empêcher que le diable ne l'enlève, etc. Conduite à la Salpêtrière, les menstrues se régularisèrent et cette fille sortit peu de temps après parfaitement rétablie. (Foderé, *Traité du délire*, 1817, t. II, p. 191.)

OBSERVATION CLXXXI. — Femme de vingt-huit ans. Suppression des règles par le froid ; léger trouble des idées, monomanie religieuse. Au mois suivant, absence des règles, exacerbation. L'aliénation ne cesse qu'au retour des règles, provoqué par des traitements. (Bouchut, *Ann. méd. psych.*, 1844, t. IV, p. 337.)

OBSERVATION CLXXXII. — Anne, a toujours joui d'une bonne santé, n'a aucun antécédent ni héréditaire, ni personnel. A l'âge de seize ans, n'étant pas encore réglée, elle commença à éprouver des lourdeurs de tête, des étouffements et des épistaxis. Elle perdit en même temps un peu de son activité, et, moins soucieuse de son travail habituel, elle s'adonna aux pratiques religieuses d'une façon inaccoutumée. Son excentricité ne fit que s'accroître et aboutit bientôt à un accès de manie aiguë. Sa crise ne fut pas de longue durée et cessa avec la première apparition des règles. Pendant six ans où la menstruation s'exerça régulièrement, rien ne troubla la régularité de son existence, lorsque son père lui imposa un mari pour lequel elle professait une répugnance bien marquée. Anne n'osa résister à une volonté impérieuse et consentit au mariage ; mais, peu de jours après ce sacrifice, la menstruation fit défaut, un nouvel accès éclata qui l'obligea à rentrer à l'asile de Maréville. Elle est plongée dans la tristesse la plus profonde, elle se croit maudite, possédée du démon, condamnée aux feux de l'enfer pour les sacrilèges qu'elle a commis. Elle ne cesse de se lamenter, de crier qu'elle est Judas, l'Ante-Christ, qu'elle doit brûler éternellement. Elle reproche à Dieu de l'avoir fait naître, jure, blasphème et vomit des imprécations contre lui. Cet état dura six mois et ne disparut qu'avec le retour des règles. (Dauby, Thèse de Paris, 1866, p. 26.)

OBSERVATION CLXXXIII. — La fille X... perdit ses règles à l'âge de quarante ans. Depuis certains mois, elle rendait une grande quantité de sang par la vulve, mais si cet écoulement venait à cesser, elle tombait dans une profonde tristesse et se livrait alors à des actes de piété exagérés. Puis elle en vint à s'occuper des supplices des âmes et à craindre les peines éternelles ; elle se serait donné la mort si on ne s'y fût opposé. Elle fut guérie par des saignées multiples. (Obs. XCI, de Chambon de Montaux, cité par Chauffé, Thèse de Paris, 1794.)

OBSERVATION CLXXXIV. — Femme à la ménopause, quarante-quatre ans, pratiques religieuses exagérées ; communiait tous les jours, quelquefois trois fois par jour, sans jamais se confesser. Un jour, elle rencontre, dans la rue, un beau jeune homme blond, le prend pour le Christ et cohabite avec lui. Elle lui confie des obligations, le Christ les emporte et ne revient plus. Quelques jours après, elle reconnaît, dans la rue, Dieu le Père à ses cheveux grisonnants. Elle l'emmène chez elle, puis celui-ci s'esquive et dis-

paraît. Quinze jours plus tard, elle a des rapprochements conjugaux avec le Saint-Esprit sous les apparences d'un homme brun
d'un âge intermédiaire entre Dieu le Père et Dieu le Fils. Les
fonctions utérines s'arrêtent, les règles cessent ; plus de doute
dans son esprit, elle va enfanter un nouvel enfant Jésus et remplacer la sainte Vierge sur la terre. (Dupain, Thèse de Paris, 1888,
p. 123.)

OBSERVATION CLXXXV. — Catherine, quarante ans, est en proie à
une lutte imaginaire avec le diable ; insomnie, agitation, idées de
suicide. Amélioration avec le traitement ; mais bientôt, peu avant
les règles, retour du délire. Les bains tièdes font reparaître les
règles et le mieux devient stable, puis la convalescence survient.
(H. Girard, *Ann. méd. psych.*, 1844, t. IV, p. 329.)

OBSERVATION CLXXXVI. — Erotisme survenant à l'occasion de la
ménopause et jetant la malade dans la confusion et les scrupules
désolés. (Cullère, *Les frontières de la folie*, Paris 1888, p. 257.)

OBSERVATION CLXXXVII. — Jeannette, âgée de quarante-huit
ans, célibataire, a toujours été bien réglée. Depuis quatre mois,
les menstrues ne sont plus arrivées, et un accès de lypémanie
s'est manifesté avec des hallucinations religieuses. (Sauvet, *Ann.
méd. psych.*, t. XII, p. 178.)

OBSERVATION CLXXXVIII. — B..., religieuse, quarante-trois ans.
Pertes abondantes, puis suppression des règles qui ne reparurent
qu'une seule fois trois mois après. Elle se croyait possédée du
démon, se disait être elle-même le démon et parlait souvent de la
bête de l'Apocalypse, etc. Elle répétait souvent que Dieu l'avait
abandonnée, qu'elle était perdue, et alors, pour échapper à cette
cruelle alternative, elle eut plusieurs fois l'idée d'attenter à ses
jours, de se jeter dans un puits ou dans une rivière. Elle sortit
guérie après huit mois de séjour à l'asile. (Bruant, *De la mélancolie survenant à la ménopause*, Thèse de Paris, p. 72 [1].)

On voit par ces quelques observations combien est varié le
délire religieux sous l'influence de la menstruation, et combien il serait difficile de lui assigner un caractère particulier
pour chaque époque de la vie sexuelle de la femme. D'une
manière générale pourtant, ce qui domine à la puberté, c'est

[1] Voir également les observations : 34, 61, 136, 139, 212, 232, 234
et 258.

l'extase jointe à la nymphomanie et à la mélancolie ; pendant la période active, ce sont les scrupules et les hallucinations, quelquefois aussi l'excitation génésique ; à la ménopause, nous voyons l'érotisme s'associer volontiers au mysticisme, et, comme conséquence, apparaître des remords qui jettent la malade dans des craintes perpétuelles pour le salut de son âme.

§ 2. — DÉLIRE RELIGIEUX AUTREFOIS

Le moyen âge et les siècles qui suivirent, sont inscrits en lettres d'or dans les annales de l'Église. La foi brilla alors dans tout l'éclat de sa splendeur, mais elle tourna bien souvent à la superstition, et les croyances de nos pères, il nous faut l'avouer, ne furent pas toujours marquées au coin de la sagesse et de la saine raison. C'est ce qui explique pourquoi les troubles psychiques affectèrent si fréquemment à cette époque la forme religieuse.

Je ne viens point faire ici le procès du surnaturel : ce serait aller contre mes idées les plus chères ; mais dans l'intérêt de la religion même comme dans celui des fidèles, il convient de distinguer le naturel du surnaturel, et de ne pas aller chercher une intervention divine ou diabolique dans ce qui n'est que la simple manifestation d'un état pathologique. La maladie peut s'allier à la vertu ; une grande sainte peut être une grande malade : ne les confondons pas l'une avec l'autre et donnons à chacune la part qui lui revient. Sainte Catherine de Sienne prétendait qu'elle n'avait pas de cœur : son confesseur lui-même était le premier à en rire, mais toutes les plaisanteries et les raisons de celui-ci ne purent la convaincre qu'elle était faite comme toutes les autres femmes, et elle persista dans sa croyance erronée. Evidemment, ce qui parlait en elle, en ce moment-là, ce n'était pas la sainte, mais la malade, et, si elle eût dit quelque chose de moins absurde, raconté, par exemple, une apparition, un entretien divin, les plus sérieux de son temps, faute d'établir la différence sur laquelle j'insiste, l'auraient crue sur parole et enregistré à son acquit un miracle de plus. L'abbé Gaufredi (1611), prêtre bénéficié en l'église des Acoules, à Marseille, l'abbé Urbain Grandier (1632), les abbés Boullé et Picard (1642), accusés, le premier par les Ursulines d'Aix, le second par les religieuses de Loudun, les deux autres par les filles de Sainte-Élisabeth à Louviers, ne sont-ils pas morts sur le bûcher, victimes des hallucinations génésiques de nonnes hystériques?

La menstruation doit-elle entrer pour une part dans la genèse des maladies religieuses de cette époque?

Marc [1] enseigne que l'extase, les visions, les hallucinations et les illusions de toutes sortes peuvent naître d'une cause menstruelle.

Delasiauve pense que les désordres de la menstruation ne furent pas étrangers aux différentes épidémies de folie convulsive et religieuse observées dans les communautés de nonnes et parmi les populations aux croyances trop faciles.

D'après Loyseau, il existe une liaison étroite entre la folie religieuse et les anomalies du système sexuel; l'auteur se demande si cela ne tiendrait pas à ce que beaucoup de personnes cherchent dans la religion la consolation d'un amour malheureux ou non satisfait. Berthier partage cet avis et ajoute que, parmi les religieuses, le délire génésique est peut-être le plus fréquent. Cette remarque s'applique avec plus d'exactitude encore aux religieuses d'autrefois, dont un grand nombre entraient au cloître, contraintes par la naissance et non appelées par leur goût et leur vocation. Nous avons vu combien est précaire l'état de la menstruation chez les religieuses; la vie monacale n'ayant pas changé, il est à sup-

[1] Marc. *Annales d'hyg. et de med. légale*, t. X, 1833, p. 456.

poser qu'il ne fut pas plus florissant dans les couvents des temps passés.

Régis[1] considère comme offrant plus de prise à la folie religieuse les personnes vouées aux ordres mystiques et contemplatifs, et, parmi celles-ci, plus particulièrement celles qui subissent la crise pubérale ou ménopausique : « On sait, d'ailleurs, ajoute-t-il, qu'il existe un lien étroit entre les idées mystiques et les idées érotiques et que, le plus souvent, ces deux ordres de conceptions se trouvent associés dans la folie. »

Voici quelques faits à l'appui ; nous les rangeons sous trois catégories :

1. LES MYSTIQUES. — Les plus célèbres écoles de mysticisme au moyen âge furent les couvents d'Unterlinden, de Schönensteinbach, d'Adelhausen, de Thoss, tous couvents de femmes. Les extatiques y étaient en grand nombre : Elisabeth Steiglin, du monastère de Thoss dans la Turgovie suisse, a laissé un manuscrit duquel Steill a extrait la vie d'une dizaine de sœurs, la plupart extatiques, ou dans un état approchant de l'extase. L'institution des Béguines fut celle qui produisit le plus et mérite à juste titre le nom de pépinière du mysticisme qui lui a été donné.

L'extase, la catalepsie et toutes les autres formes merveilleuses du mysticisme peuvent avoir une origine menstruelle. Bonet guérit par la saignée une fille qui avait des mouvements convulsifs fréquents et des extases : elle croyait voir Dieu, les anges et toute la gloire du Paradis. Raulin[2], à qui j'emprunte le fait, ajoute qu'il n'y a pas de médecin praticien qui n'ait eu lieu d'observer des cas semblables ; d'après lui, ces accidents arrivent ordinairement aux femmes enceintes et à celles qui ne sont pas réglées.

OBSERVATION CLXXXIX. — Elisabeth Delvigne, âgée de vingt-

---

[1] Régis. *Manuel pratique de médecine mentale.* Paris, p. 31.
[2] Raulin. *Traité des affections vaporeuses du sexe.* Paris, 1758, p. 309.

cinq ans, vit ses ordinaires se supprimer dans le mois de novembre 1708, de sorte que, dans la suite, n'étant plus réglée, sa santé commença à se déranger. Elle présenta des attaques de catalepsie dans lesquelles elle gardait les positions les plus bizarres qu'il prenait envie aux assistants de lui donner. A la fin de l'accès, elle faisait des signes de piété : tantôt elle portait le bout du drap à son menton, comme si elle eût reçu la sainte communion, tantôt elle faisait un cercle sur sa tête comme si on eût dû la couronner, *ce qui faisait dire au peuple qu'elle était une sainte, qu'elle était en extase et que tout ce qui se passait ne pouvait se faire sans miracle.* Cette fille fut conduite, par ordre du lieutenant de police, dans la maison des religieuses hospitalières de la place Royale. Plusieurs des plus célèbres médecins de la Faculté consultèrent ensemble sur cette maladie, qui, voyant qu'elle venait d'une abondance de sang par une suppression des ordinaires pendant huit mois, convinrent de la nécessité qu'il y avait de la saigner. Le jour même de son entrée chez les hospitalières, Elisabeth eut son accès de catalepsie, le soir, ces ordinaires survinrent ; le lendemain l'accès revint, mais beaucoup moins fort : du reste ce fut le dernier. Les règles coulèrent abondamment pendant six jours. Cette malade a été observée par plusieurs académiciens, par un ministre et le préfet de police. (Dionis, *Dissertations sur la catalepsie*, Paris, 1718, p. 43.)

OBSERVATION CXC. — Une jeune fille de treize ans, nommée Gorardin, perdit tout à coup la parole et l'usage de tous ses sens, le mal fut court et l'accès passa vite. L'enfant paraissait bien, quand, au bout de quatre jours, il survint un nouvel accès qui la saisit debout au même instant qu'elle était occupée à prendre un sac suspendu à un mur, dont l'élévation la mettait dans la nécessité d'étendre le bras droit et de lever le pied gauche, en sorte, qu'elle demeura dans cette position, sans connaissance, sans parole, sans sentiment, sans mouvement et dans un parfait équilibre. L'accès fut assez long et se renouvela assez fréquemment pour que les assistants le crussent l'effet d'un sort. La malade ne fut parfaitement guérie que par l'éruption des règles qui arrivèrent à quinze ans. (Delatour, *Journal de Médecine*, juillet 1756, t. VI, p. 40.)

OBSERVATION CXCI. — Hélène Renault (de Saint-Malo), âgée de dix-neuf ans, à la suite d'une suppression des règles, tomba dans une véritable et parfaite catalepsie. Les doigts, les phalanges, le poignet, l'avant-bras, le bras, les yeux, la tête, tout restait immobile dans la situation où l'on s'avisait de les mettre ; l'odorat présentait une excessive délicatesse. Il arrivait aussi, de temps en temps, qu'elle rêvait durant ses accès de catalepsie ; il était alors assez plaisant de voir cette jeune fille assise dans son lit, sourire agréablement avant de parler, comme une statue à ressorts, susceptible de toutes sortes de mouvements. (Bourdin, *Traité de la catalepsie*, Paris, 1841, p. 69.)

OBSERVATION CXCII. — Fille âgée de vingt-deux ans. Les règles ne parurent qu'à dix-huit ans ; à plusieurs reprises, elles se suspendirent et revinrent spontanément ; depuis huit mois, elles sont régulières, abondantes, et durent ordinairement de dix à douze jours. A l'époque de l'établissement de la fonction menstruelle, cette fille fut atteinte d'une affection extraordinaire, qui appela l'attention de la famille et des médecins. Cette affection était intermittente : la malade raconte qu'elle mangeait avec avidité tout ce qu'on lui mettait dans la bouche. Actuellement elle est atteinte de somnambulisme : elle se lève la nuit et travaille à des ouvrages de couture délicate, qu'elle ne saurait faire lorsqu'elle est éveillée. Entrée dans le service de M. Fouquier, elle présente des attaques de catalepsie. Les premiers accès se montrèrent en même temps que les règles, lorsqu'elles apparurent pour la première fois, depuis qu'elle était dans le service. Ils se renouvelèrent périodiquement : elle perdait alors complètement connaissance, ignorait tout ce qui se passait autour d'elle et restait insensible à toutes les épreuves qu'on lui faisait subir. (Bourdin, *ut suprà*, p. 81.)

OBSERVATION CXCIII. — Jeune fille de vingt-deux ans, cataleptique : ses crises sont mensuelles. Deux jours avant ses époques, elle tombe dans une torpeur toute spéciale : la malade se tient assise et peut marcher quand on l'entraîne ; mais elle est insensible à la douleur ; ses yeux sont fixes, ses membres conservent les positions qui leur sont données ; elle ne mange que par force et ne sait plus satisfaire ses besoins naturels. Cet état bizarre dure tout le temps des règles, plus deux jours et, jusqu'au mois suivant, la malade est en parfaite santé. (Azam, *De la folie sympathique*, etc., Bordeaux, 1858, p. 48.)

L'influence menstruelle est ici évidente et ne laisse aucun doute. Ces faits cependant, en apparence, ne tiennent-ils pas

du merveilleux ? Et si, au lieu de les observer à leur époque
et dans le monde, on les eût observés dans un couvent et à la
belle époque du mysticisme, n'aurait-on pas de toutes parts
crié au miracle et à l'intervention divine. Les bonnes sœurs,
fières du choix que Dieu aurait fait de leur communauté pour
manifester sa grâce et jalouses de posséder un trésor qui les
aurait rendues célèbres parmi les autres, auraient-elles été
plus sages que le peuple décernant à Elisabeth Delvigne le
titre de sainte, parce qu'elle était en extase et que tout cela
ne pouvait se faire sans miracle ? Celle-ci pouvait être une
personne très pieuse, et les phénomènes extraordinaires dont
elle était l'objet, n'ajoutaient ni ne retranchaient rien à sa
vertu ; il n'en est pas moins vrai pourtant que ce qui la
faisait valoir comme sainte, n'était qu'un trouble nerveux
mal interprété et si bien engendré par une aménorrhée
passagère qu'il disparut avec le retour de la menstruation.

Certains écrivains ont pensé que l'absence du flux menstruel, chez Jeanne Darc, ne fut pas sans influence sur l'exaltation et le patriotique mysticisme de cette héroïne.

OBSERVATION CXCIV. — C'est à l'âge de treize ans, c'est-à-dire
vers l'époque de la puberté, qu'elle commença à entendre *ses voix*
et à être visitée par l'archange saint Michel, par l'ange Gabriel et
plus souvent encore par sainte Catherine et sainte Marguerite,
auxquelles elle avait voué une dévotion toute particulière. Lorsqu'elle fut brûlée à Rouen, en 1431, elle avait dix-neuf ans, et
l'historien Villaret rapporte que « par un phénomène particulier
« qui semblait se lier à sa haute destinée, elle n'était pas sujette à
« ce tribut périodique que les dames paient à l'astre des nuits ».
Ce détail de la vie intime de Jeanne Darc a pu être connu, puisque plusieurs fois, de par l'autorité ecclésiastique, elle fut soumise
à l'examen direct d'une matrone [1].

[1] On croyait à cette époque que lorsque le diable prenait possession
d'une femme, il commençait toujours par lui enlever sa virginité ; et
ces examens auxquels fut soumise Jeanne Darc, démontrent la méfiance
que ses révélations éveillèrent tout d'abord auprès des autorités ecclésiastiques et civiles. Ce qui a fait dire, non sans raison, au vénérable
Calmeil que, si notre héroïne n'avait pas cessé d'appartenir à la vie

Une autre preuve en faveur de l'influence menstruelle dans le délire des mystiques, c'est la forme même qu'affectait ce délire. Nous savons, en effet, que de tous les troubles psychiques engendrés par la menstruation, les plus communs sont ceux de la sphère génitale. Or, si nous consultons les auteurs ascétiques et si nous analysons les portraits qu'ils nous ont laissés des extatiques les plus renommées, nous voyons que ces religieuses présentèrent le type le plus achevé, le type parfait de l'érotomanie. De toute leur personne, s'exhalait ce parfum exquis de l'amour chaste, délicat, dégagé de tout désir honteux, plein de poésie et de surnaturel qui caractérise cette maladie. D'après Gorres [1], les phénomènes de la vie mystique prenaient chez les extatiques un caractère particulier de fraîcheur, *surtout lorsqu'elles étaient jeunes encore*. Bien souvent, alors, on voyait se produire entre elles et Dieu un mariage mystique, qui, presque toujours, était précédé par des fiançailles de même genre. Aucune n'a mieux représenté cette union que l'extatique du couvent de Briken : dans ses extases, elle parlait souvent et longuement de ses fiançailles, de son union avec le Seigneur et des sept enfants qui naquirent de son commerce divin, à savoir : l'abstinence, la pauvreté, etc., etc.

2. LES STIGMATISÉES. — Elles nous intéressent, non par leur étrange écoulement sanguin, mais par leur état psychique qu'accompagnent le plus souvent des hallucinations de l'ouïe et de la vue.

De l'aveu des livres ascétiques eux-mêmes, la stigmati-

---

privée, elle eût été exposée à périr également sur le bûcher comme possédée. Ce fut du reste le sort réservé à une autre jeune fille qui se disait être appelée à continuer l'œuvre de Jeanne Darc. Deux autres aussi, contaminées par l'exemple, s'étant attribué une mission divine, ne durent leur salut qu'à une haute protection et en furent quittes pour une simple excommunication. (Consulter Calmeil, t. I, p. 129, et *Notice et Extraits* des manuscrits de la Bibliothèque nationale concernant le procès de Jeanne Darc.)

[1] Gorres. *La mystique divine, naturelle et diabolique*, éd. 1854, t. V, p. 157.

sation n'est pas toujours d'œuvre divine. Nous y lisons que
« l'esprit de l'abîme essaie de faire tomber l'âme dans le piège
en apparaissant tantôt sous la forme ténébreuse qui lui est
propre, tantôt sous le masque d'un ange de lumière[1] ».
N'étant pas compétent en la matière, je serais mal venu de
m'immiscer dans une discussion purement théologique. Je
respecte et laisse intacte la classification des traités ascétiques
en stigmatisées divines et en stigmatisées diaboliques; je me
permets simplement de faire remarquer que cette classification me paraît incomplète et qu'elle a le tort de ne pas
admettre les stigmatisées d'ordre pathologique.

Nous avons vu que le sang emmagasiné dans les vaisseaux
par une suppression des règles ou une menstruation insuffisante, peut faire éruption par tous les points de l'organisme. Il est des femmes qui, sous l'influence de cette cause
morbide, ont présenté des phénomènes de prime abord aussi
étranges et merveilleux que ceux de la stigmatisation.
Certaines ont eu des sueurs de sang abondantes et cela périodiquement, tous les mois, au moment de l'époque cataméniale. Il y a quelques années, on aurait pu voir à la Salpêtrière, une hystérique qui pleurait du sang : le linge dont
elle se servait pour essuyer ses larmes était tout rouge et tout
humide d'un sang vermeil et rutilant. (Voir l'Obs. CI.)

Et dans de pareilles conditions, pourquoi l'hémorrhagie
ne se manifesterait-elle pas aux endroits privilégiés de la
stigmatisation, chez une mystique aménorrhéique qui serait
aussi hystérique et dont la dévotion particulière serait la Passion? Elle s'exalte à la pensée des souffrances du Christ, elle ne
cesse de se les dépeindre, elle voudrait souffrir à la place de

---

[1] Dans tous les livres de sorcellerie se trouvent des exemples de
possédées qui présentèrent tous les signes de la stigmatisation. Sœur
Lacadière (1728), célèbre par ses accusations calomnieuses contre le
Père Girard, était stigmatisée. Elle n'en fut pas moins condamnée par
le tribunal ecclésiastique d'Aix, qui déclara mensongères toutes ses
assertions et acquitta le Père Girard.

son divin Maître, et, dans cet ardent désir de souffrance, elle endure ses douleurs, elle sent ses plaies sans les avoir. C'est ainsi qu'il se fait en ces régions, par suite d'un trouble vaso-moteur, un point faible, un point de moindre résistance favorable à l'éruption du sang dont regorge l'organisme.

Les auteurs ascétiques eux-mêmes ne peuvent s'empêcher de dire que le système nerveux et le système vasculaire ressentent d'une manière spéciale les effets de l'action surnaturelle. Sans aller à l'encontre d'une telle proposition, je fais observer qu'elle peut ne pas être vraie dans tous les cas : les troubles nerveux et vasculaires, en effet, loin d'être toujours secondaires, ont pu dans certains cas être la cause primitive et engendrer un état psychique qui, faussement interprété, a paru d'origine surnaturelle aux yeux de personnes ignorantes des choses de la médecine et trop portées vers le mystérieux.

Quoi qu'il en soit, c'est surtout chez les femmes que se remarque la stigmatisation : d'après le calendrier des stigmatisés, on compte 122 femmes et 21 hommes. La biographie des premières démontre également qu'elle est surtout fréquente pendant la période active des fonctions sexuelles. Voici à l'actif de l'influence menstruelle deux observations, que je choisis à dessein d'époques fort différentes, afin de pouvoir les comparer et juger de ce qui fut autrefois par ce que nous voyons aujourd'hui.

OBSERVATION CXCV. — Christine de Stombelle, naquit en 1242. Elle fut célèbre par ses extases, ses stigmates et ses luttes avec le diable qui durèrent de quinze à quarante-six ans, c'est-à-dire de la puberté à la ménopause. Cet état extraordinaire la fit passer pour folle et épileptique chez les Béguines de Cologne qui la rendirent à ses parents. La même raison l'empêcha d'être admise aux Béguines de Stombelle. Ses actes, publiés par les Bollandistes, à la date du 22 juin et écrits par Pierre de Dacie, prieur des Dominicains, confident et consolateur de la vierge, signalent les stigmates dès l'année 1257 et n'en font plus mention à partir de 1288. Elle mourut en 1312.

Une des plus célèbres stigmatisées de notre siècle et qui a passionné au plus haut degré le monde religieux et scientifique, est Louise Lateau, née à Bois-d'Haine, dans le Hainaut, le 30 janvier 1850. De nombreux volumes ont été écrits sur cette femme ; je n'entrerai pas dans toutes les discussions qui partagèrent en deux camps les médecins et les théologiens. Je me contente de narrer le fait, laissant au lecteur le soin de l'apprécier.

OBSERVATION CXCVI. — Louise Lateau a deux sœurs dont l'une a trois ans, l'autre un peu plus de deux ans qu'elle. Toutes les deux sont calmes, pieuses, et n'ont pas d'accidents hystériformes. L'aînée, Rosine, a été réglée à dix-huit ans ; la cadette, Adeline, à seize ans. Louise est une âme simple, droite ; elle aime la solitude et le silence, son caractère est d'une grande tranquillité. Un trait saillant de cette nature, c'est la charité. Elle a montré dès son enfance une piété exceptionnelle. La Passion de N.-S. était sa pensée familière, habituelle ; elle s'y sentait portée soit en faisant le chemin de la croix, soit autrement, et ses méditations lui faisaient comprendre de plus en plus la nécessité de souffrir. Louise va avoir dix-sept ans, mais la puberté tarde à venir. Elle est très peu développée pour son âge. « Il n'est pas difficile de reconnaître, dit Lefèbvre, qu'elle traverse cette phase de chlorose si commune chez la jeune fille vers l'époque de la puberté. » Au commencement de 1858, elle eut une lumière intérieure qui lui fit comprendre que quelque chose d'extraordinaire allait se passer en elle. Son désir de souffrances s'accroît, et « dès lors elle commença à éprouver dans son corps les sensations douloureuses des stigmates qu'elle devait bientôt recevoir ». Dans le mois de mars, douleurs névralgiques violentes, perte d'appétit, *rejet de sang par la bouche à diverses reprises durant une quinzaine de jours*. Le 15 avril, l'enfant Jésus lui apparaît. Ce jour-là, Louise était d'une faiblesse extrême, Le curé l'administra et aussitôt après, l'interrogea sur son état. Elle affirma ne plus souffrir ; puis elle retomba dans une espèce d'extase, parlant continuellement de choses édifiantes : elle voyait la sainte Vierge, saint Roch, sainte Thérèse et sainte Ursule. Cet état extraordinaire se continua, par intervalles, jusqu'au 21 avril. Les personnes qui l'approchèrent pendant ce temps-là, racontent d'elle des choses toutes plus merveilleuses les unes que les autres. Or, tous ces phénomènes précédèrent de trois jours et accompagnèrent l'éruption des premières règles qui apparurent le 19 et se prolongèrent jusqu'au 21 avril. La crise menstruelle passée, tout rentra dans l'ordre, et, le 21, Louise put aller à pied assister à la messe à l'église paroissiale distante d'environ un kilomètre. Trois jours plus tard, le 24 avril, elle eut une hémorrhagie par le côté gauche de la poitrine, hémorrhagie dont elle ne parla à personne, pas même à sa mère. A partir de là, les phénomènes névropathiques allèrent bon train ; elle présentait bientôt les troubles somatiques de la grande hystérie et devenait stigmatisée. Nous devons ajouter que Louise était d'un tempérament puissamment ovarique : quoique réglée sur le tard, la fonction menstruelle chez elle était très régulière, très abondante et se faisait remarquer par sa longue durée. (Voir sur Louise Lateau les ouvrages des D⁀ʳˢ Lefebvre, Imbert-Goubeyre et Bourneville.)

3. LES POSSÉDÉES. — On sait combien nombreuses et terribles furent les épidémies de démonopathies au moyen âge et aux siècles derniers. Les quelques chiffres que j'ai donnés au début de ce travail, tous tirés des Annales judiciaires de l'époque, nous ont dit avec quelle rigueur étaient poursuivies les malheureuses possédées. La croyance aux malins esprits était telle qu'un grand nombre finissaient par se convaincre elles-mêmes de leur propre possession, confessaient ouvertement leur participation au sabbat, leur abominable liaison avec le diable, et expiaient sur le bûcher le crime d'être folles.

C'était surtout dans les couvents de femmes que le diable régnait en maître. Suivant Wiers[1], « lorsqu'il y a plusieurs ensorcelées ou démoniacles en un lieu, on les voit advenir ès monastères principalement de filles còme estâs les còmodes organes des tromperies de Satan ».

Maurice Macario, dans son étude clinique sur la démono_ manie[2], considère l'âge critique, la suppression des règles comme une cause fréquente de cette maladie.

---

[1] Wiers. *De l'imposture et de la tromperie des diables*, traduit par Grévin. Paris, 1567, p. 336.

[2] Maurice Macario. *Annales médico-psychologiques*, t. I, p. 440.

Bien avant lui, du reste, l'influence menstruelle avait été signalée par les auteurs. Paul Jacchias, médecin du pape Innocent X, avait déclaré que les femmes mal réglées, qu'on tenait pour possédées, étaient des mélancoliques, des folles à idée fixe. Des faits nombreux et observés de nos jours viennent donner raison au médecin juif.

OBSERVATION CXCVII. — Une pensionnaire de quinze ans, mal réglée et hystérique, poussait des hurlements lorsqu'elle entendait sonner la cloche de la maison. Bientôt plusieurs jeunes filles de ses camarades furent prises de la même manie et ce fut dans le pensionnat une véritable épidémie, rappelant exactement l'épidémie d'aboiement de Krintorrp en 1552, l'épidémie de bêlement au couvent de Sainte-Brigitte et celle de Dax en 1613. (Itard cité par Legrand du Saule, *Les hystériques*, Paris 1882, p. 121.)

OBSERVATION CXCVIII. — En 1878, une épidémie d'hystéro-démonopathie éclata dans une petite commune d'Italie. Durant leurs accès, les malades parlaient du démon qui les possédait, indiquaient la date de la prise de possession, les noms des personnes qui avaient été possédées avant elles. Quelques-unes se vantaient d'être prophètes et clairvoyantes, d'avoir le don des langues ; pour faire preuve de ce don, elles prononçaient des paroles incohérentes qu'elles affirmaient être des phrases latines ou françaises. Le plus souvent l'accès était déterminé par le son des cloches et la vue de prêtres. Le zèle trop ardent de certains prédicateurs, la fréquence, la solennité exceptionnelle et la publicité des pratiques d'exorcisme aggravèrent l'affection et contribuèrent à la généraliser. L'épidémie avait débuté par une nommée Marguerite : on crut au diable. Les personnes présentes aux premières pratiques d'exorcisme furent vivement impressionnées et convaincues de la réalité de la possession démoniaque. De là l'épidémie se répandit, n'attaquant que les femmes de seize à vingt ans, sauf trois âgées de quinze, cinquante-cinq et soixante-trois ans. (*Giornale della società italiana d'Igiene*, 1879, n° 4, p. 397.)

OBSERVATION CXCIX. — Sous ce titre : *Un singulier cas pathologique*, les journaux de juillet 1889 rapportaient une curieuse histoire que l'on aurait dit tirée d'un vieux livre de sorcellerie et qui avait cependant pour héroïne une jeune fille de quinze ans, du service du professeur Charcot. Mlle M... était à l'époque de sa formation. Conduite à la clinique du Dr P., celui-ci se disposait à lui examiner les yeux, lorsque tout à coup on la vit se précipiter à terre et marcher à quatre pattes, sa figure douce et même charmante devint dure, les traits se déformèrent, la bouche se crispa. Puis elle fit entendre des miaulements, cherchant à mordre les personnes qui se trouvaient auprès d'elle et jetant l'effroi parmi les assistants. Après les miaulements, la malade poussa des aboiements plaintifs, imita le cri particulier du chat en furie. Ensuite, après un laps de temps assez long, la crise se passa et la malade reprit sa physionomie et son allure habituelles. Un autre crise du même genre se produisit en présence du professeur Charcot. Une boule de papier fut lancée à la jeune fille, qui la flaira, tourna autour, la saisit avec sa main, la fit sauter et vint se frotter contente contre les assistants. Mais le mécontentement succéda bientôt à cette joie apparente, et le professeur en eut la preuve par une morsure que la malade lui fit au mollet. Il se proposait de l'étudier attentivement quand elle disparut subitement de la Salpêtrière, on ne sait comment.

Tantôt c'est la femme elle-même qui se croit et se dit possédée, comme dans l'observation suivante, tantôt ce sont les assistants qui, peu instruits, superstitieux et frappés des phénomènes étranges que présente la malade, croient à la possession, à l'intervention d'un sort ou du diable.

Observation CC. — P..., cinquante-trois ans, religieuse, n'était plus réglée depuis six mois, lorsque tout à coup, sans cause connue, ses règles reparurent pour couler même avec plus d'abondance que précédemment. En même temps, elle ressentit de violentes douleurs à la tête, accompagnées d'une tristesse périodique, reparaissant à chacune de ses époques. P... se croyait possédée du démon qui dirigeait tous ses actes, refusait d'aller à l'église, prétendant qu'elle ne faisait qu'y blasphémer. Avec cela elle manifestait des tendances au suicide et avait même fait plusieurs fois des tentatives, en essayant tantôt de se pendre, tantôt de se jeter à l'eau ou par la fenêtre, disant que c'était le démon qui lui ordonnait de se donner la mort. Longtemps elle refusa toute nourriture. (Bruant, *De la mélancolie à la ménopause*. Thèse de Paris 1888, p. 72).

Observation CCI. — A l'âge de vingt-un ans, Constance de Vingue, s'étant mise dans une colère furieuse à l'approche de ses règles, tomba malade : ses mois ne parurent plus et furent remplacés par des vomissements noirs accompagnés d'autres troubles du corps et de l'esprit qui la firent prendre pour une possédée. On eut recours aux plus habiles exorcistes qui la rendirent plus souffrante que jamais. Elle ne pouvait faire un signe de croix, un acte de dévotion, entrer dans une église, sans avoir un hoquet et un étouffement très inquiétant. On rétablit le flux menstruel et la malade fut immédiatement guérie. (Desmilleville, *Journal de médecine et de chirurgie*, 1759, t. X, p. 408.)

Des observations comme celles-ci se trouvent en très grand nombre dans les auteurs des xviie et xviiie siècles, et inutile d'ajouter que c'était presque toujours à l'exorcisme qu'on avait recours pour faire disparaître les troubles psychiques.

Les mystiques, avons-nous dit, étaient érotomanes, et nous avons vu, dans cette forme de leur délire, une présomption en faveur de l'origine menstruelle ; le délire des démonopathes se portait également sur l'instinct sexuel, mais sous forme nymphomaniaque avec hallucinations génésiques [1].

Bon nombre de possédées confessaient avoir eu pendant de longues années commerce avec le diable jouant le rôle d'incube [2] ; plusieurs même se déclaraient enceintes de ses œuvres.

Ces hallucinations génésiques commençaient le plus souvent à la puberté : c'est à cette époque que la plupart faisaient remonter leur première entrée au sabbat et leur prostitution au Prince des ténèbres. Jeanne Herviller, brûlée en 1578 à Ribemont, racontait que son commerce avec le diable avait commencé dès l'âge de douze ans. Lorsque celui-ci faisait une descente dans un couvent, c'était toujours les jeunes nonnains qui étaient ses premières victimes.

---

[1] Virgines et mulieres, cœteroquin honestæ, solutis verecundiæ habenis, vehementer suspirant, ulalant, indecore moventur, partes obcœnas patefaciunt, motum pensilem amant. *Baglivi opera omnia*, etc., curante Ph. Pinel, Parisiis, 1788, t. II.

[2] Voir. *De dæmonialitate, incubis et succubis* R. P. Ludovici Mariæ Sisistrani a Ameno, 1753-1754, traduit sur le manuscrit par Isidore Liseux. Paris, 1882.

D'autres fois, au contraire, l'excitation génésique semblait se réveiller sous l'influence de la ménopause. C'est ainsi que l'abbesse Madeleine de Cordoue, regardée comme une des plus grandes saintes de son époque, qui avait le pouvoir de faire des miracles et dont la bénédiction était implorée à deux genoux par des évêques, des cardinaux, le légat du pape lui-même, par le roi et tous les grands d'Espagne, arrivée sur l'âge de retour, se déclara tout à coup l'amante d'un chérubin déchu à qui elle devait toute sa réputation de sainteté, disait-elle, et avec qui elle partageait sa couche depuis l'âge de treize ans. On ne sait comment son procès ne se termina pas par le bûcher : elle fut condamnée à passer le reste de ses jours, sans voile et sans droit de voter, dans un couvent situé hors de la ville.

CHAPITRE VIII

Psychoses multiples et variées.

§ 1. — MANIE AIGUË, DÉLIRE INNOMINÉ, IMPULSIONS DIVERSES

Je réunis sous ce titre différents états psychiques, tous très intéressants au point de vue médico-légal, mais non assez nettement définis, différenciés, ou à manifestations trop multiples et trop variées, pour trouver place dans un des chapitres qui précèdent et être décrits sous une rubrique scientifique particulière. La forme maniaque aiguë qu'ils affectent tous, m'autorise du reste à ne pas les séparer et à faire d'eux un seul et même groupe, caractérisé par la soudaineté de l'acte, l'état passager du trouble mental, le retour subit et souvent complet de la raison.

Esquirol considère la menstruation comme une des causes de manie les plus ordinaires. D'après sa statistique, sur 132 maniaques admises à la Salpêtrière, 27 reconnaissaient pour cause un trouble de la menstruation, et 12 la disparition de la fonction ; à Charenton, sur 51 malades, 19 offraient la première étiologie, et 8 la seconde. Tous les auteurs [1], qui ont écrit sur la folie subite passagère, ont attribué un rôle à l'influence menstruelle ; et je suis fort étonné que dans l'étude

---

[1] A consulter : Fall von Mania menstrualis. *Wien., medic. Presse*, 1865, VI, p. 927, 929. Case of acute mania from arrested menstruation. *Med. Vestruk. St-Pétersb.*, 1886, VI, 25, 35, 50. De la folie subite passagère au point de vue médico-légal, par Van Hoolsbeck. *Bulletin de l'Académie de Belgique*, 186, p. 1015.

de De Tulié, sur le *Délire aigu sans lésions*, Th. de Paris, 1865, étude de longue haleine et d'ailleurs fort remarquable, il ne soit nullement question du délire sympathique qui accompagne les règles ; c'est en vain que j'ai cherché : le mot *menstruation* n'est pas prononcé une seule fois dans le travail.

Observation CCII. — Nous connaissons une demoiselle chez laquelle la première menstruation détermina une manie furieuse, passagère, et qui n'a plus présenté aucun signe de folie depuis cette époque. (Van Holbeck, *Bulletin de l'Académie de Belgique*, 1869, p. 1022.)

Observation CCIII. — Marguerite, seize ans, tempérament sanguin, bien réglée pendant deux ans. Deux ans après, suspension de l'écoulement et aussitôt accès de manie de trois ou quatre jours de durée, coïncidant avec l'époque menstruelle. Depuis ce moment, tous les mois, le délire éclate et disparaît après une application de sangsues. (Fauvel, *Ann. méd. psych.*, t. II, 1848, p. 178.)

Observation CCIV. — Une jeune fille est surprise par la première éruption à l'âge de treize ans. Onze mois se passèrent ensuite sans que rien ne reparût ; puis, trois fois, à intervalles inégaux, le flux se montra. Dès lors on remarqua une loquacité turbulente, un grand changement moral, des soupçons mal fondés, des visions effrayantes, des craintes continuelles, etc., etc. Enfin le délire éclata. En un an, huit accès analogues, précédés d'épistaxis et survenant au milieu des règles. (Delasiauve, *Journal de méd. ment.*, juillet 1864, p. 262).

Observation CCV. — Fenet, vingt-sept ans. Manie aiguë avec commencement de démence. A dix ans, dartres aux jambes, disparaissant à quatorze ans, époque des règles.

Première grossesse en mai 1818, et cependant, règles à deux époques. La frayeur les arrête, accès de manie dont la durée est de quatre mois. Au bout de ce temps, retour des règles et guérison complète.

Deuxième grossesse heureuse. La malade continue d'avoir ses règles à trois époques, mais en conservant une légère nuance de démence.

En mai 1819, suppression de la menstruation, et accès de manie en même temps, qui dure trois mois, et se termine par le retour de la menstruation.

En mai 1822, suppression des règles, accès comme le précédent, durant cinq mois et disparaissant encore au retour des règles ; mais en laissant les facultés intellectuelles affaiblies.

En 1824, quatrième accès plus caractéristique par la démence ; absence de règles depuis cette époque. Leucorrhée abondante se déclarant pendant la maladie, ne changeant rien à son caractère. Persistance de la démence. (Germain et Bouchet, in *Annales médico-psychologiques*, 1844, t. IV, p. 339.)

OBSERVATION CCVI. — Mlle P. T... âgée de dix-huit ans, vit ses règles se supprimer, à la suite d'une exposition au froid prolongé. Quelques accidents survinrent tout d'abord : ils furent combattus à l'aide d'émissions sanguines ; mais, au bout de trois jours, le délire arriva. La malade devint indocile, hardie, résolue ; elle avait perdu toute retenue ; à la moindre occasion, elle se livrait à des emportements contraires à son caractère naturel : elle riait et chantait alternativement ; souvent aussi elle versait des larmes involontaires. La menstruation se rétablit et elle fut guérie. (Perfect, *Annales de la folie*, Londres, 5e édition.)

OBSERVATION CCVII.—Une jeune fille, très forte, devint maniaque à la suite d'une frayeur qui supprima ses règles. Elle était aliénée depuis un mois, lorsqu'elle fut électrisée pendant quinze jours ; à l'époque menstruelle, l'écoulement parut et elle fut guérie aussitôt. (Esquirol, *Maladies mentales*, t. I, p. 155.)

OBSERVATION CCVIII. — Rétention des règles simulant une grossesse chez une femme de vingt-deux ans ; manie hystérique, agitation. Écoulement abondant des menstrues, cessation du délire. Nouvelle absence des règles, nouvelle apparition de délire. (*An. méd. psych.*, 1884, t. IV, p. 341.)

OBSERVATION CCIX. — La mort d'une amie avait très sensiblement affecté une dame de vingt-quatre ans. A la lecture du testament, elle s'aperçoit qu'on l'a oubliée. Ses règles s'arrêtent brusquement et elle est prise d'un accès de manie. Une saignée abondante ne diminue en rien l'intensité des symptômes ; douches, injections morphinées ne réussissent pas mieux. Deux mois après, les règles reviennent, mais peu abondantes et l'amélioration n'est que légère. Trois mois après la menstruation se fait normalement et disparaissent alors tous les accidents. (Taguet, Thèse de Paris, 1872, p. 37.)

OBSERVATION CCX. — Clarisse, âgée de vingt-neuf ans, est agitée, verbeuse, déchire ses vêtements, parle sans suite pendant quatre à cinq jours, avant, pendant et après la menstruation. Tout le reste du mois, elle est calme, docile, raisonnable, pleine de bons procédés pour ses camarades. (Berthier, *Asile d'aliénées de Bourg*, 1864.)

OBSERVATION CCXI. — Une jeune fille est arrêtée à une gare de chemin de fer, en proie à une violente agitation maniaque ; elle avait ses règles. Conduite à la Salpêtrière, l'accès de manie se renouvelle aux époques suivantes et finit par disparaître sous l'influence d'un traitement approprié. (Baillarger, *Ann. méd. psych.*, 1855, p. 555.)

OBSERVATION CCXII. — Jeune fille qui, sous l'influence d'une suppression des règles, se livrait tour à tour à la colère et à la frayeur, s'élançait sur les assistants et se livrait sur eux à des voies de fait. Elle se croyait condamnée aux feux éternels, et poussait des cris lamentables, proférait des paroles obscènes et commettait des gestes indécents. La réapparition des règles fut provoquée par une saignée du pied et tous les symptômes de la maladie disparurent. (Forestier, cité par Petit, Thèse de Paris, 1870, p. 14.)

OBSERVATION CCXIII. — Délire fébrile chez une jeune fille de vingt-trois ans, irrégulièrement menstruée depuis dix mois. Application de sangsues à la vulve ; pendant deux menstruations, il y eut un mieux très marqué ; à l'époque de la troisième, les règles reparurent et la malade fut guérie. (Vandermonde, *Journal de méd. et de chir.*, 1759, t. X, p. 21.)

OBSERVATION CCXIV. — Une jeune servante, un soir d'orage, fermant les volets de la chambre de son maître, vit tomber la foudre à quelque distance. Elle en fut si effrayée que, dès lors, ses règles, qu'elle avait en ce moment, se supprimèrent et furent suivies de l'explosion de l'aliénation mentale, d'une manie qui ne cessa que huit mois après, lorsque les règles reparurent. (Edme Conrot, *Cause de l'aliénation mentale*, Thèse de Paris, 1824.)

OBSERVATION CCXV. — Une femme, ayant ses menstrues, est mouillée par une pluie abondante ; suppression des règles. Manie pendant trois mois. Elle ne guérit que par le retour de l'état ordinaire. (Edme Courot, *Cause de l'aliénation mentale*, Thèse de Paris, 1824.)

OBSERVATION CCXVI. — Joséphine Citoleux, vingt-deux ans, tempérament lymphatique, antécédents héréditaires. Dans l'espace de huit ans, cette femme fut traduite neuf fois devant les tribunaux.

1º Au mois d'octobre 1870, elle avait alors quatorze ans, elle essaie de mettre le feu chez ses parents, brise les meubles, déchire ses effets et fuit le domicile maternel. (Inculpation non suffisamment établie, ordonnance de non-lieu.)

2º Le 15 novembre 1872, vol chez les sœurs de l'église d'Ingrandes. (Rapport du Dr Feillé, concluant à la responsabilité, deux mois de prison.)

3º Le 24 janvier 1874, vol et dévastation de plantes dans le presbytère d'Ingrandes. (Pas de rapport médico-légal, deux mois de prison.)

4º Dans la même année, vol dans l'église de Saint-Martin-du-Fouilloux, profanation des objets du culte. (Rapport du Dr Bahuand, ordonnance de non-lieu.)

5º Au mois d'avril 1875, nouvelle inculpation de vol chez M. le curé d'Ingrandes. (Rapport du Dr Dufour, acquittée.)

6º Le 22 avril 1876, vol, dévastation de plantes et bris de clôture. (Pas de rapport, deux mois de prison.)

7º Le 29 septembre 1877, violence et outrage envers des agents. Pas de rapport, deux mois de prison.)

8º Le 19 décembre 1878, Joséphine s'introduit dans le presbytère d'Ingrandes, adresse à M. le curé les injures les plus grossières. Conduite au poste de police de la gendarmerie, elle continue ses invectives contre le curé, se dépouille de tous ses vêtements, ne gardant que la chemise. Cependant, le lendemain, le calme était revenu, la jeune fille se reconnaît coupable, mais elle ajoute : « Quand je suis dans cet état, je ne suis pas maîtresse de moi. » On apprit alors que ce n'était pas la première fois qu'elle s'introduisait chez M. le curé pour l'injurier. On sut qu'elle l'avait attaqué jusque dans l'église. (Conduite à la maison d'arrêt d'Angers, elle n'y séjourna que quelques jours ; le 26 décembre, il y eut un ordre de mise en liberté.)

9º Dans la nuit du 1er au 2 février 1879, Joséphine pénètre dans la cour du presbytère et nouvelle attaque contre M. le curé. Dans la nuit du 7 au 8 février, à une heure du matin, nouvelle tentative, elle retourne au presbytère, mais ses projets sont déjoués par le bruit d'un carreau qu'elle brise et par les aboiements du chien de la maison qui réveillèrent M. le curé, Le 8 février, vol d'argent au préjudice de l'instituteur. Elle est de nouveau écrouée à la prison d'Angers. (Rapport des Drs Combe et Saprée établissant l'irresponsabilité de l'accusée, ordonnance de non-lieu ; elle est internée à l'asile Saint-Gemmes.)

Voilà les faits. Existe-t-il un rapport entre eux et la menstruation ?

Nous voyons tout d'abord les troubles cérébraux de Joséphine débuter à quatorze ans, époque où elle fut réglée pour la première fois ; elle est alors atteinte de pyromanie et autres manifestations de manie aiguë.

Depuis les certificats des médecins établissent que le flux menstruel s'accompagne chez elle de surexcitation cérébrale, qu'elle est atteinte de nymphomanie et que son délire érotique se porte sur M. le curé d'Ingrandes.

Le Dr Lannelongue, en 1872, certifiait qu'il avait eu à soigner la fille Citoleux depuis cinq ans, que cette jeune fille, au moment où la menstruation s'est établie, avait souvent perdu l'usage de la raison. Plus tard, à l'époque des règles, elle se portait à des actes prouvant l'état maladif du cerveau. M. le Dr Dufour, en 1873, déclarait l'inculpée atteinte d'un état névropathique *intermittent* qui, dans certains moments, pouvait troubler les déterminations de sa volonté. Le Dr Lannelongue certifiait que, le 19 décembre 1878, la fille Citoleux était au moment d'une époque menstruelle et en proie à une agitation causée par le flux périodique. La déposition faite par ce praticien, en qualité de témoin, le 11 février 1879, n'est pas moins explicite : « Joséphine est toujours agitée à l'époque de ses règles. Elle est amoureuse de M. le curé d'Ingrandes et par conséquent jalouse de la personne qui est chez lui à titre de gouvernante. » Les événements scandaleux de février qui nécessitèrent son emprisonnement, précédèrent de quelques jours et accompagnèrent le flux menstruel. Lors de son entrée à l'asile Saint-Gemmes, elle était à la fin d'une période menstruelle. Elle a déclaré plusieurs fois que ses époques n'avaient rien de fixe et que les intervalles qui les séparaient, variaient en durée depuis douze jours jusqu'à deux mois et même davantage. Celle qui eut lieu le 5 avril, a été séparée de la précédente par un intervalle de quarante et un jours et s'accompagna d'une très grande agitation contrastant singulièrement avec l'état de calme et de tranquillité qu'elle avait montré jusque-là

Les conclusions des Drs Combes et Saprée se résument en ceci : « La fille Citoleux est un être dégénéré ; sous l'influence des époques menstruelles, elle est sujette à des accès de surexcitation cérébrale pendant lesquels elle est poussée irrésistiblement à des actes dont elle n'a pas conscience, et ne jouit pas de son libre arbitre. » (Résumé extrait du rapport médico-légal des Drs Combes et Saprée sur l'état mental de Joséphine Citoleux, inculpée d'outrage envers un ministre du culte, de bris de clôture, de vol et de violation de domicile. *Ann. méd. psych.*, 1880, vol. III, p. 251.)

OBSERVATION CCXVII. — Jeanne F..., vingt-huit ans, hystérique, pas d'antécédents héréditaires. Réglée à dix-huit ans, menstruation irrégulière et abondante. Un irrésistible besoin d'injurier, de chercher querelle, de taquiner, d'exciter l'impatience et la colère s'empare d'elle deux jours avant l'éruption des règles et dès que celles-ci se mettent à couler, tout état nerveux disparaît. (Observation personnelle recueillie à la Pitié, février 1888.)

OBSERVATION CCXVIII. — Accès passagers de folie à la suite d'une suppression brusque des règles par immersion des jambes dans l'eau froide. (John-Rose Cormarch, *Études cliniques*, ch. xv.)

OBSERVATION CCXIX. — Une demoiselle, au début de ses règles, se baigne dans l'eau froide. Celles-ci se suppriment : délire violent, agitation extrême. Les troubles nerveux ne cessèrent définitivement que lorsque les indices de la menstruation reparurent. (Dussour. *Traité pratique de la menstruation*, Paris, 1830.)

OBSERVATION CCXX. — Une demoiselle de trente ans, d'une imagination très exaltée, d'un caractère doux et sensible, est abandonnée par son amant qui l'avait rendue mère : dysménorrhée. Quelques mois après, on vole Mlle... : les menstrues se suppriment, son enfant meurt. Dix jours après : délire général, agitation extrême, cris, menaces. Amélioration de l'état menstruel, amélioration de l'état mental ; guérison de l'un, guérison de l'autre. (Esquirol. *Des maladies mentales*, t. I, p. 366.)

OBSERVATION CCXXI. — U..., trente-quatre ans, réglée à dix-huit ans : menstruation irrégulière, douloureuse, peu abondante. Désordre mental fort curieux survenant trois ou quatre jours avant l'apparition des règles : à mesure que celles-ci prenaient leur cours et devenaient plus abondantes, l'obscurcissement de l'intelligence disparaissait peu à peu, la raison se rétablissait entièrement. La guérison fut obtenue par le retour à l'état normal de la fonction menstruelle, et elle s'est maintenue. U... s'est mariée, elle a trois enfants et sa raison n'a pas chancelé. (Brierre de Boismont. *De la menstruation*, Paris, 1842, p. 332.)

OBSERVATION CCXXII. — Un homme de la campagne disait naïvement au Dr Liegey : « Tous les mois, quand elle a ses règles, ma femme me querelle et même me bat sans motif aucun ; dois-je m'en fâcher. » (Voir l'observation, *Journal de la Société des sciences médicales et naturelles*, t. XLII, 1866, et *Courrier médical*, 1868, p. 306.)

OBSERVATION CCXXIII. — Femme de trente-trois ans, devenue maniaque pendant un accouchement long et laborieux. Elle reste trois mois dans cet état (agitation continuelle, cris, propos grossiers et inconvenants, idées d'homicide sur la personne de la sœur chargée de sa surveillance). Un matin, elle demande qu'on lui enlève la camisole de force, promettant de se montrer sage et obéissante, elle tint parole : les règles venaient de se montrer pour la première fois depuis ses couches. (Taguet, Thèse de Paris, 1872, p. 38.)

OBSERVATION CCXXIV. — Laurence, trente-huit ans, hystérique, mais pas d'antécédents héréditaires ; menstruation régulière, quoique peu abondante. Ses règles sont supprimées à la suite d'un profond chagrin. Aussitôt : agitation extrême, menaces, cris, objurgations, loquacités, céphalalgies, insomnies, incohérence des idées, hallucinations. Le retour provoqué des règles a pu seul ramener la raison. (Berthier, *Névroses menstruelles*, Paris, 1874, p. 202.)

OBSERVATION CCXXV. — Femme D..., quarante-six ans, ne compte dans sa famille aucun aliéné : elle a été réglée à quinze ans. Elle perdit son mari en 1878 au moment où elle avait ses règles. Cette mort l'impressionna vivement : l'hémorrhagie menstruelle s'arrêta et ne reparut pas de huit mois. Pendant ce temps, elle présenta quelques manifestations spasmodiques et resta sous l'empire d'un état nerveux assez caractérisé.

Au bout de huit mois, ses règles se montrèrent égales à ce qu'elles étaient précédemment. Depuis lors elles eurent assez de régularité dans leur apparition.

Dans le courant de 1880, chacune des époques menstruelles s'accompagna de phénomènes nerveux peu importants.

Au mois de janvier 1881, l'apparition des règles s'annonça par des troubles nerveux plus accentués, puis brusquement la malade fut prise d'une crise de manie aiguë qui se répéta pendant plusieurs périodes menstruelles ; elle courait hors de son logis, les cheveux épars, la voix égarée, se livrant à des actes de folie évidente, courant nue malgré la rigueur du froid, brisant tous les objets qu'elle pouvait atteindre, et tenant une série de propos incohérents et dénués de sens. Elle essaya d'incendier une maison voisine et frappa avec la dernière violence sa mère qui essayait de la maintenir. Cet état durait pendant tout le temps de l'écoulement menstruel et disparaissait avec lui : la malade revenait alors à la raison sans avoir conservé le moindre souvenir de ce qui s'était passé. (Cabadé, *l'Encéphale*, 1883, p. 572.)

OBSERVATION CCXXVI. — Femme âgée de cinquante ans, qui, à chaque époque, a toujours été d'une impressionnabilité telle que son mari a eu besoin constamment d'une rare prudence pour éviter de déplorables scènes. (Liegey. *Courrier médical*, 27 novembre 1868.)

§ 2. — JALOUSIE MORBIDE; MENSONGE ET CALOMNIE

Paul Moreau (de Tours)[1] rapporte l'observation d'une femme de trente-trois ans, atteinte de folie jalouse à l'égard de son mari et dont la guérison eut lieu à la suite du retour des règles supprimées. L'auteur cite le fait comme une simple coïncidence, et il ajoute : « Il ne saurait être juste de faire jouer à ce phénomène un rôle quelconque dans la guérison. » L'influence de la menstruation dans la genèse et sur la marche de la jalousie morbide est pourtant considérable. Paul Moreau a eu tort de la méconnaître et de pas porter son attention de ce côté-là.

Dorez, dans sa thèse inaugurale (Paris, 1889), d'accord en cela avec ses juges, MM. Ball et Raymond, donne comme cause sérieuse et fréquente de la maladie, la première apparition des règles, leur irrégularité, leur suppression et la ménopause. Le rétablissement et la régularisation de la fonction ont suffi quelquefois pour arrêter toute manifestation morbide et ramener le parfait état de santé psychique. Le trouble menstruel, pour être favorable, n'est pourtant pas

[1] Paul Moreau (de Tours). *De la folie jalouse.* Paris, 1877, p. 36.

indispensable, et chez bien des femmes, les crises de jalousie coïncident avec une menstruation normale.

OBSERVATION CCXXVII. — Le plus ancien exemple de jalousie morbide en rapport avec la menstruation est celui qui nous a été transmis par les classiques latins dans la mort de Lucrèce. Un jour que celui-ci était dans un enthousiasme poétique, sa femme, qui avait alors ses règles, crut qu'il était épris d'amour pour une rivale, et, pour se venger, lui fit boire du sang de ses menstrues. Le malheureux poète, dit la version, devenu aussitôt enragé, tourna sa fureur contre lui et se donna la mort.

OBSERVATION CCXXVIII. — Une jeune fille de quatorze ans, chargée du soin du ménage, tandis que sa sœur paraissait être l'objet de toutes les tendresses, devint mélancolique et triste. Un jour elle monte dans sa chambre ; plusieurs heures s'écoulent, sa mère se rend auprès d'elle et trouve sa fille morte près d'un réchaud rempli de charbon. (P. Moreau (de Tours), *loc. cit.*, p. 83.)

OBSERVATION CCXXIX. — Ch..., âgée de cinquante et un ans, réglée à onze ans et demi, menstruation normale. A quarante-neuf ans, cessation brusque des règles à la suite d'une discussion, et début des troubles psychiques. Autrefois très affectueuse pour son mari, gaie, aimant à plaisanter, elle est devenue tout d'un coup triste, jalouse, insupportable, pleurant et gémissant facilement, se plaignant continuellement ; hallucinations multiples. (Bruant, Thèse de Paris, 1888, p. 55.)

Bien souvent la jalousie d'origine menstruelle engendre le mensonge et la calomnie [1]. D'après Delasiauve (*loc. cit.*, p. 242), rien de moins rare, pendant les jours de la menstruation, que le mensonge s'unissant à la méchanceté et à la ruse, que les lâches médisances, les délations calomnieuses, les trames perfidement ourdies, l'invention de fables satani-

_____

[1] Dans les cas d'imputation de viol — et ce sont les plus fréquents, étant donné l'érotisme menstruel — le médecin chargé de l'examen médico-légal doit être mis en garde contre une erreur qu'il pourrait commettre, s'il n'était point prévenu. Je veux parler de l'état des organes génitaux, toujours plus ou moins irrités pendant la période menstruelle, surtout lorsque la femme manque de soins de propreté ; ce qui, joint à l'écoulement sanguin, pourrait faire croire à des traces de violence, alors qu'on est en présence d'un état menstruel physiologique.

ques et même les détournements dont on prend le soin habile
de faire tomber les soupçons sur autrui.

OBSERVATION CCXXX. — Mlle de Merlac, âgée de dix-huit ans,
déclare avoir été victime d'un grand nombre de viols commis sur
sa personne par des prêtres et avec l'intermédiaire de sa cousine.
Le mobile de toutes ces inventions paraît être la jalousie : elle
s'est imaginée que le père spirituel avait des préférences pour sa
cousine. Elle alla jusqu'à se donner des coups de couteau dans
une sacristie, et prétendit ensuite que, pendant une syncope
occasionnée par ses blessures, elle avait été violée par un abbé.
Le père, devant les souillures dont sa fille se disait avoir été victime, s'était tué. Les professeurs Cavallier et Estor (de Montpellier)
constatèrent que, quoique venue à l'âge de la puberté de très
bonne heure, Mlle de Merlac n'avait pas encore subi la complète
transformation qui fait la femme et qu'elle était à l'époque de l'influence transitoire par laquelle passent d'habitude les jeunes filles
avant d'avoir leur tempérament entièrement formé. L'enquête
démontra qu'elle était vierge et l'abbé fut acquitté. (*Gazette de
Tribunaux*, 20 juin 1873.)

OBSERVATION CCXXXI. — G..., trente-trois ans, bonne santé,
régulièrement menstruée, laborieuse, est intelligente, aime son
mari et ses enfants ; douce, patiente, elle fait preuve, en un mot,
d'un bon caractère, quand elle est dans son état ordinaire. Mais à
partir du début et jusqu'à la fin de l'écoulement menstruel, elle
n'est plus la même : constamment agacée, excitée, elle murmure
si on ne lui parle pas, et si son mari ou toute autre personne lui fait
une observation, même la plus juste, elle s'emporte et elle injure
si on veut lui tenir tête. « Ah ! que je suis malheureux ! me disait
son mari, ma femme a comparu en justice de paix pour avoir dit
à une voisine des vérités qui n'étaient pas à dire. C'est que, voyez-
vous, quand elle a ses règles, elle dit tout ce qui lui passe par la
tête. » (Liegey, *Courrier Médical*, 17 octobre 1868.)

OBSERVATION CCXXXII. — L... n'a pas d'antécédents héréditaires.

A quinze ans, elle veut dominer au sein de sa famille et y met
le désordre à cause du ton impérieux avec lequel elle commande.
A dix-huit ans, la culture des livres religieux, jointe à une pratique immodérée de ses devoirs ayant trait à la religion, devient sa
principale préoccupation, et dans l'entraînement de ses idées mys-

tiques, exagérant un éloignement déjà marqué pour le travail, elle abandonne presque entièrement sa profession de couturière.

C'est seulement à dix-neuf ans que ses règles paraissent pour la première fois, mais elles coulent mal et ne se montrent plus pendant plusieurs mois. « Cette fonction, dit le certificat du médecin habituel de L..., a toujours été d'une exécution difficile et désordonnée; j'ai même remarqué que les accidents nerveux et les bizarreries de la maladie s'exagéraient sensiblement à ce moment. »

Ainsi L .. traîna longtemps une existence pénible, et à quarante ans seulement, époque où les règles cessèrent, son état, après avoir subi des exacerbations et des rémittences nombreuses, prit un caractère alarmant. Agitation, incohérence des idées, délire des persécutions, tristesse profonde entretenue par des idées religieuses exagérées et mal entendues. A quarante-deux ans, accès de fureur : la malade devint très bavarde, menaça tout le monde, et se prit de haine pour plusieurs ecclésiastiques contre lesquels elle proféra publiquement des accusations dépourvues de toute vraisemblance. Elle se rendit même à l'évêché où elle donna le scandale par un langage peu en harmonie avec les idées mystiques dont elle faisait naguère un si brillant étalage. A la suite de cette extravagance, elle fut amenée à l'asile. (Dauby, Thèse de Paris, 1866, p. 41.)

OBSERVATION CCXXXIII. — Une dame d'une haute naissance, parvenue à l'âge de quarante-cinq ans, au moment de la ménopause, sans aucun trouble psychique antérieur, s'échappe un soir de chez elle, et disparaît pendant plusieurs jours sans qu'on sût ce qu'elle était devenue. A force de recherches, on la trouva un soir dans une des rues les plus fréquentées de Paris, faisant des propositions aux hommes de la plus basse classe.

Conduite dans une maison de santé, elle fut soumise à l'observation. Rien dans ses paroles, dans ses actes, ne mettait sur la voie de cette perversion de l'instinct génésique. A son ton plein de décence, à ses manières empreintes de la plus haute distinction, à la nature de ses entretiens, au choix des mots et des sujets, il eût été impossible de soupçonner le moindre désordre. Sous les apparences d'une politesse exquise, de sentiments de bienveillance, elle jetait le trouble parmi les pensionnaires en répandant les médisances et les calomnies les plus adroites, en inventant une foule de mensonges, en débitant de faux rapports qu'elle confiait sous le sceau du secret.

Dans les premiers temps, l'empire que cette dame avait sur son raisonnement, ses promesses, ses engagements, lui firent obtenir sa liberté, mais de nouveaux actes d'un cynisme révoltant contraignirent à la séquestrer de nouveau. (Brierre de Boismont, *Ann. méd. psych.*, t. XV, p. 600.)

OBSERVATION CCXXXIV. — Femme de quarante-cinq ans, mère de dix enfants qu'elle avait tous allaités et élevés, dont l'àge de retour fut signalé par les péripéties les plus tristes. Les premiers troubles de l'intelligence se montrèrent sous forme de soupçons concernant la fidélité de son mari. Elle l'accusa ensuite de tentative de meurtre sur sa personne et sur celle de ses enfants. Elle semblait jouir de toute la lucidité de son esprit et colportait en tous lieux ses accusations insensées. Elle refusa obstinément le *debitum conjugale* et plus tard elle fut en proie à des exacerbations érotiques. (Morel, *Traité des maladies mentales*, Paris, 1860, p. 197[1].)

§ 3. — ILLUSION ET HALLUCINATION

Je n'ai pas à insister sur l'importance qu'offre l'étude des illusions et des hallucinations au point de vue médico-légal. L'illusionné et l'halluciné dont la volonté est fatalement déterminée par une fausse perception des sens, ne sauraient être des responsables : chez eux, l'acte le plus criminel peut s'allier aux intentions les plus nobles et les plus pures.

Les illusions et les hallucinations, lorsqu'elles sont d'origine menstruelle, se présentent le plus souvent sous la forme érotique et sous la forme lypémaniaque. La malade déclare éprouver des sensations voluptueuses qu'elle interprète à sa manière ou se croit en butte à des persécutions imaginaires qui l'attristent et la rendent mélancolique.

OBSERVATION CCXXXV. — Hallucinations de l'ouïe et de la vue chez une jeune fille de treize ans, à la suite d'une frayeur. Elle

[1] Voir également les observations 53, 60, 204.

était si convaincue de la réalité de ce qu'elle croyait voir et entendre, qu'elle poussait des cris de terreur et que rien ne pouvait la rassurer.

OBSERVATION CCXXXVI. — Berthe est née d'un père épileptique ; à quatorze ans, au milieu de la première menstruation, pendant la nuit, elle a eu sa première attaque d'épilepsie. Hallucinations diverses : elle voit un homme coupant la tête à une femme au moyen d'un grand couteau.

OBSERVATION CCXXXVII. — Mlle X..., âgée de quatorze ans, formée depuis six mois, aussi grande et aussi forte qu'une femme de vingt ans, souffre beaucoup des régions ovariques au moment des époques menstruelles. Hallucinations sensorielles, hallucinations de l'ouïe et de la vue, illusions diverses. (F. Bouchut, *Hallucinations chez les enfants*, Thèse de Paris, 1886, p. 15, 21, 27.)

OBSERVATION CCXXXVIII. — Une femme de vingt-deux ans est témoin, au moment de ses règles, d'une dispute très vive, suivie de coups de couteau. Elle rentre effrayée et poursuivie par l'image de ces hommes. Pendant la nuit, hallucinations : elle se lève, s'agite dans sa chambre et trouble le repos de ses voisins. (Baillarger, *Mémoires de l'Académie de Méd.*, mai, 1842.)

OBSERVATION CCXXXIX. — A la vue d'un assassinat, Alexandrine, âgée de trente ans, est saisie d'effroi. ses règles se suppriment. Depuis elle a des frayeurs sans motifs, des visions terribles, entend des voix qui l'appellent au moment où elle va s'assoupir et s'endormir. A la suite d'une application de sangsues faite aux cuisses, les règles supprimées depuis trois mois reparurent, et le délire et les hallucinations cessèrent. (Baillarger, *loc. cit.*, Obs. IV.)

OBSERVATION CCXL. — Julie D..., réglée à quinze ans, époque à laquelle se manifestèrent les premiers symptômes de l'hystérie. A vingt-cinq ans, suppressions des règles : à la suite, hallucinations multiples et troubles nymphomaniaques : c'est ainsi qu'on la contraint de coucher avec des hommes qui n'ont pas « de bonnes mœurs ». Une puissance invincible, dit-elle, la rend inerte et paralyse tous ses mouvements, etc., etc. (Taguet, Thèse de Paris, 1872, p. 26.)

OBSERVATION CCXLI. — Une femme, pendant ses règles, ne pouvait se livrer au sommeil, tant elle était tourmentée par des rêves effrayants, qui ne lui laissaient aucune trêve ; elle voyait des spectres, des visages sanglants, elle se sentait étouffée, sur le point de périr. (Brierre de Boismont, *Ann. méd. psych.*, 1851, p. 581.)

OBSERVATION CCXLII. — Femme de quarante ans, jusque-là bien portante ; à cette époque, elle eut une métrorrhagie : à peine en convalescence, elle fut prise d'hallucinations terrifiantes. (Taguet, Thèse de Paris, 1872, p. 31.)

OBSERVATION CCXLIII. — Pal... a quarante-deux ans. Depuis l'âge de vingt-deux ans et consécutivement à un accouchement, elle est sujette à des attaques d'hystérie, se traduisant sous forme d'un état syncopal avec effets délirants consécutifs : hallucinations de la vue, de l'ouïe, apeurement. Elle croit voir des individus qui viennent pour lui faire du mal, et entendre le bruit de la pluie. Ces troubles psychiques ne sont que momentanés, et tout rentre dans l'ordre après quelque temps. Ils reviennent généralement une fois par mois et sont en rapport avec la menstruation qui est cependant assez régulière au point de vue de son moment d'apparition et de son abondance. (Mairet, de Montpellier, *Leçons sur la folie post-opératoire. Bulletin médical*, 28 août et 1er septembre 1889.)

OBSERVATION CCXLIV. — Une femme de quarante-deux ans, forte, sanguine, mais très impressionnable, éprouvait, depuis quelques mois, les symptômes du temps critique, lorsqu'en passant dans la rue Saint-Martin, elle aperçoit un enfant qu'elle croit être le sien ; à l'instant, elle se précipite sur lui, le serre dans ses bras, l'accable de caresses, en fondant en larmes et en poussant des cris de joie. Un rassemblement se forme autour d'elle ; les véritables parents veulent avoir leur enfant, mais l'état d'exaltation de P... est si grand, qu'il y a lieu de craindre pour la vie de l'être qu'elle tient pressé contre son sein. On la suit jusque chez elle ; à peine est-elle arrivée dans sa chambre, que son délire est dissipé ; elle ne peut s'expliquer son action que par la ressemblance de l'enfant avec le sien, car il y a six ans que sa fille est morte. Jamais elle n'a eu d'accident semblable. Cette femme, qui a de l'intelligence et rend très bien compte de sa position, attribue cette excitation à l'époque critique ; tout annonce, en effet, que nous ne devons pas lui chercher d'autre cause. (Brierre de Boismont. *De la menstruation*, Paris, 1842, p. 237.)

OBSERVATION CCXLV. — G..., quarante-trois ans, pas d'antécédents héréditaires, réglée à treize ans, menstruation présentant des irrégularités depuis quelques mois. Lypémanie avec idées de persécution, hallucinations, troubles de la sensibilité génésique : « elle reçoit des fluides électriques dans les parties génitale; on lui procure la « sensation de la nature ». (Ricard, thèse de Paris, 1879, p. 13.)

OBSERVATION CCXLVI. — Mme M..., âgée de quarante-quatre ans, n'a eu ses règles que deux fois dans l'espace de deux ans. « La première fois, dit la malade, j'ai tellement souffert que j'ai cru devenir folle. » La santé fut bonne jusqu'à la seconde apparition du flux menstruel qui s'accompagna d'hallucinations terrifiantes de l'ouïe et de la vue. Quelques jours après, la malade était dans un état de stupidité le plus complet. Sous l'influence d'un régime tonique, elle ne tarda pas à recouvrer la raison. (Taguet, thèse de Paris, 1872, p. 31.)

OSERVATION CCXLVII. — S..., quarante-cinq ans, depuis deux ans voit l'hémorrhagie cataméniale ne se produire qu'à de très rares intervalles. Elle est en proie à un accès de lypémanie avec hallucinations de l'ouïe, qui lui font croire que certaines personnes qu'elle désigne, veulent l'assassiner. Elle porte constamment sur elle un couteau pour lui permettre de vendre chèrement sa vie. (Bruant, *Mélancolie à la ménopause*, thèse de Paris, 1888, p. 69.)

OBSERVATION CCXLVIII. — Mil... (Maria), dix-sept ans, entre à la Charité le 15 novembre 1857, pour une chorée intense généralisée, due à une frayeur durant les règles. Insomnie complète; la malade garde le lit. État semi-comateux, sanglots hystériques, réveils en sursaut, cris : elle voit des diables, l'homme qui l'a effrayé. Déplétion sanguine, guérison après deux mois de maladie. (Marcé, *Du trouble mental dans la chorée. Mémoires de l'Académie de médecine*. Avril 1857.

OBSERVATION CCXLIX. — Une fille de quinze ans, réglée depuis dix-huit mois, éprouvait, à chaque époque menstruelle, de petites attaques convulsives hystériformes. Celles-ci furent bientôt remplacées par une espèce d'imbécillité accompagnée de visions plus ou moins érotiques. Une fois les règles parues, la raison revenait. (Brochin, *Ann. méd. psych.*, 1857, t. IV, p. 120.)

Voir également les observations 11, 55, 104, 163, 176, 204, 224, 228.

§ 4. — MÉLANCOLIE

La mélancolie n'est qu'un degré plus élevé de cet état de

tristesse, d'ennui mal défini qu'éprouvent presque toutes les femmes pendant la période menstruelle. Mendel (de Berlin)[1] affirme qu'elle s'accompagne presque toujours d'hallucinations visant le système génital. « Un des phénomènes les plus remarquables de cette affection, dit-il, c'est un onanisme très prononcé, des désirs sexuels très intenses. »

Pour Lorry[2], il n'existe aucune cause plus fréquente de mélancolie chez la femme que l'éruption difficile, le retard et la suppression des règles.

Esquirol (loc. cit., p. 215), dans le tableau des causes de la mélancolie, fait figurer les troubles de la menstruation dans la proportion de 6 p. 100 et l'époque critique dans celle de 9 p. 100.

Dagonet[3] signale également la suppression des règles comme une circonstance fâcheuse favorisant l'éclosion de la mélancolie ; et leur cessation, d'après le professeur Ball[4], en est un des symptômes les plus communs.

La mélancolie peut s'observer pendant la période active des fonctions génitales, surtout lorsqu'il existe des troubles de la menstruation[5] ; la puberté et la ménopause sont néanmoins ses époques privilégiées.

Nous n'avons pas à revenir sur l'état mental de la jeune fille lors de la première éruption des règles. Bien que fort variées et fort complexes nous savons que cet état se distingue surtout par sa note mélancolique, dont il n'est pas

---

[1] Mendel. Société de médecine interne de Berlin, séance du 4 février 1889.

[2] Lorry. De Melancholia et morbis melancholicis. Lutetiæ Parisiorum, 1765.

[3] Dagonet. Maladies mentales. Paris, 1876, p. 215.

[4] Ball. Maladies mentales. Paris, 1883, p. 224.

[5] Voir : Dysménorrhée à la suite de rétroversion utérine comme cause de mélancolie, in New-Yorker medical Presse, 1887, n° 6 ; et : Melancholia suicide during the catamenial molimen, in Boston Medical and Surgical journal, 1864, t. LXX, p. 189-200.

toujours facile, je le reconnais, de saisir toutes les nuances. Ce n'est tantôt qu'une douce rêverie entrecoupée de soupirs et de larmes, une poétique langueur mêlée à un peu d'érotisme, un amour exagéré de la solitude ; d'autres fois, c'est le désespoir avec toutes ses craintes et ses découragements, le désespoir sans consolation et n'ayant d'autre issue que la mort : la fréquence du suicide chez la jeune fille à l'époque de la puberté en est la conséquence.

« La mélancolie apparaît assez fréquemment pour la première fois à l'époque de la ménopause. » Telle est la conclusion de l'excellent travail de Bruant [1] et que l'auteur se croit autorisé à tirer de ses richesses personnelles et de celles des principaux aliénistes dont il a analysé et discuté les opinions. La forme de mélancolie la plus communément observée à cette époque est celle décrite par le professeur Ball et appelée par lui *mélancolie avec conscience*, parce que la malade comprend son délire, bien qu'il lui soit absolument impossible de réagir contre lui. « Les malades de cette catégorie, dit le maître, ne se rencontrent presque jamais dans les asiles, ni dans les maisons de santé particulières ; mais on les voit souvent dans le monde, et la pratique civile nous offre à cet égard de sérieux avantages. »

Le délire de la mélancolie ménopausique, en effet, rarement violent et aigu, à invasion lente et graduée ne nécessite pas souvent l'internement des malades. Il est caractérisé par des craintes, des préoccupations exagérées relatives à la santé, par des troubles de la sensibilité générale et spéciale, par des illusions et des hallucinations de toute sorte, par des idées de persécution et de suicide. La femme abandonne les siens pour ne plus être exposée, dit-elle, à leurs insultes, ou bien elle va se plaindre à la police. Cet état mental, selon

---

[1] Bruant. *De la mélancolie survenant à la ménopause.* Thèse de Paris, 1888. Voir aussi Harreaux : *Essai sur une variété d'hypochondrie particulière aux femmes de l'âge critique.* Thèse de Paris, 1837.

Bruant, serait souvent l'origine de discussions et de séparation entre mari et femme.

OBSERVATION CCL. — Mme D..., nervoso-sanguine, ayant été bien
réglée depuis l'âge de treize ans, se marie à vingt ans, et voit ses
règles avancer chaque mois de cinq jours et devenir plus abondantes. Dès lors, tous les mois, le caractère s'exalte ; elle devient
triste, irritable, ne veut voir personne ; la plus petite résistance à
ses volontés la fait tomber en convulsions ; les marques d'amitié,
de tendresse lui sont insupportables ; elle s'emporte surtout contre
ceux qu'elle affectionne le plus, et s'ils cherchent à la calmer, sa
colère n'a plus de bornes. Tout cesse avec la fin du flux menstruel.
(Brierre de Boismont, *Traité de la menstruation*, p. 98.)

OBSERVATION CCLI. — Pendant plusieurs années, Michel a été
très malade ; à chaque instant le sang lui jaillissait par le nez ; la
moindre contrariété la mettait en fureur, et lui donnait des attaques de nerfs. A l'âge de dix-sept ans, ses règles la surprirent, et
il y eut une amélioration notable dans ses symptômes ; puis à dix-
neuf ans, elle fut définitivement bien menstruée. Elle a maintenant
vingt-cinq ans : pendant les trois jours que durent ses règles, elle
est irritable, triste, mélancolique, s'impatiente, s'emporte pour un
rien. Dans les intervalles, elle retrouve son caractère normal et se
trouve transformée. (Brierre de Boismont, *Traité de la menstruation*, p. 97.)

OBSERVATION CCLII. — Une jeune femme de vingt-quatre ans,
très estimée pour son caractère et sa conduite, devient apathique,
triste, morose. Elle se plaint d'avoir perdu tout sentiment moral,
les objets les plus chers lui sont devenus indifférents, la religion
n'a plus le pouvoir de la soutenir, tout est changé pour elle. Après
quelques informations, j'appris que ses règles avaient disparu
quelque temps avant le développement des symptômes indiqués.
Une première application de sangsues aux grandes lèvres rétablit
la santé ; les sécrétions reprirent leur cours naturel, et cette femme
se porta parfaitement bien. (W.-C. Ellis, *Traité de l'aliénation
mentale*. Trad. d'Archambault, p. 122.)

OBSERVATION CCLIII. — Gelin, âgée de vingt-sept ans, d'un tempérament sanguin, rit et parle seule, tient des propos décousus,
même en travaillant, excepté pendant sept ou huit jours, avant,
pendant, après l'époque menstruelle. Pendant ces temps, il y a de la
mélancolie, la malade est muette, ne mange plus, cesse ses occu-

pations et aime à rester couchée. (P. Berthier, *Asile d'aliénées de Bourg*, 1864.)

OBSERVATION CCLIV. — Mlle N...., vingt-sept ans. Aménorrhée ; accidents hystériques et mélancolie; rétablissement du flux menstruel, guérison. (Perfect, *Annales de la Folie*, Londres, 5e édition.)

OBSERVATION CCLV. — Suppression brusque des règles chez une demoiselle à la suite d'une vive frayeur. Aussitôt tristesse profonde faisant un contraste frappant avec la gaieté d'autrefois. La menstruation ne paraissant pas, les facultés intellectuelles furent bientôt altérées. Tous les mois, en outre, il se manifestait sur le visage une grande quantité de boutons. (Reydelet, *Dictionnaire* en 60 vol., art. *Métastase*.)

OBSERVATION CCLVI. — Mélancolie avec délire chez une femme de vingt-huit à trente ans à la suite d'une suppression des règles. (Chambon, *Maladies des femmes*, V^e partie, p. 387.)

OBSERVATION CCLVII. — Accès de mélancolie chez une femme de quarante ans, n'ayant aucun antécédent héréditaire et ayant toujours eu une menstruation très régulière. Si on cherche la cause du trouble mental, on n'en trouve d'autre qu'un retard de quatre ou cinq jours dans l'apparition des règles. (Baillarger, *Ann. méd. psych.*, 1882, t. VII, p. 416.)

OBSERVATION CCLVIII. — Mlle B..., ne présente aucun antécédent ni héréditaire, ni personnel. Elle a toujours joui d'une bonne santé. Réglée à douze ans et demi, la menstruation a toujours été régulière jusqu'à l'âge de quarante-six ans, époque où elle fut brusquement arrêtée et remplacée par des métrorrhagies qui survenaient tous les quatre à cinq mois. Elle devint progressivement mélancolique au point qu'on fut obligé de l'interner ; hallucinations, craintes, frayeurs, insomnie. Elle se reproche des fautes qu'elle ne peut préciser disant que le Ciel l'abandonne et qu'elle est une grande coupable. Son amélioration fut assez rapide et, en dix mois, elle se rétablit presque complètement. (Bruant, Thèse de Paris, 1888, p. 35.)

OBSERVATION CCLIX. — Femme D..., quarante-six ans. Depuis six mois, ses règles paraissent très irrégulièrement. Lorsqu'elles ont du retard ou qu'elles sont peu abondantes, D... éprouve un malaise général, caractérisé par de la céphalée, etc. Pendant que s'effectuait ce changement, elle reçut de mauvais traitements de la part de son mari. C'est alors qu'éclata le délire. Elle racontait ses malheurs, se croyait coupable de grands crimes, prétendait que son mari voulait l'empoisonner, pour se délivrer d'elle et épouser ses maîtresses. Sous l'influence de cette idée délirante, elle voulait noyer ses enfants, brûler sa maison et se détruire ensuite pour mettre fin à sa pénible existence. (Bruant, Thèse de Paris, 1888, p. 68.)

OBSERVATION CCLX. — Mme X..., quarante-six ans, réglée à quatorze ans, a toujours été menstruée avec régularité et pendant cinq à six jours à chaque époque. Ces hémorrhagies se manifestent sans vives douleurs, mais non pas sans angoisses nerveuses générales. « A ces époques, dit-elle, j'ai des vapeurs, des ennuis. » (Négrier, *loc. cit.*, p. 11.)

OBSERVATION CCLXI. — Femme de cinquante ans dont les règles se supprimèrent presque subitement sans cause connue et ne reparurent plus ; idées tristes qui prirent bientôt le caractère de persécution avec *tædium vitæ* et tendance au suicide. Elle sortit guérie après un séjour de dix mois à l'asile. (Pagès, Thèse de Nancy, 1876.)

Voir également les observations : 11, 17, 93, 105, 114, 120, 127, 130, 141, 180, 229, 247.

TABLEAU SYNOPTIQUE DES OBSERVATIONS

ÉTAT PSYCHIQUE		ÉPOQUE DE LA FONCTION MENSTRUELLE					TOTAL
	Total	PUBERTÉ	Total	PÉRIODE ACTIVE	Total	MÉNOPAUSE	
Kleptomanie.	5	NM. 52, 53, 79. NC. 26, A. 78.	9	NC. 55, 56, 60, 91. A. 54, 57, 61, 62, 216.	2	A. 63, 64.	16
Pyromanie.	16	NM. 53, 76, 79, 80. NC. 26, 65, 66, 70, 71, 72, 73, 78, 82, 210. A. 68, 77.	7	NC. 82, 8. 74. A. 68, 69, 71, 81, 84.	5	NC. 69, 86. A. 225.	26
Dipsomanie.	4	NC. 94. A. 87, 88, 89.	4	NC. 91, 97, 98. A. 90.	4	NC. 64. A. 89, 92, 93.	12
Monomanie homicide.	10	NM. 101, 157. NC. 26, 70, 94 (bis et ter), 99, 115. A. 11.	21	N. 12. 8. 107, 222. NC. 1, 60, 85, 97, 99, 102, 104, 106, 111, 128, 161. A. 96, 98, 100, 103, 105, 108, 180.	5	NC. 40, 101, 104, 226. A. 139.	26
Monomanie suicide.	10	NM. 31, 101. A. 25, 129. NC. 22, 117, 122, 123.	26	NC. 1, 28, 60, 82, 97, 118, 119, 120, 124, 128, 132, 133, 137, 138. A. 25, 57, 81, 100, 121, 125.	10	NC. 46, 109, 110, 120, 185. A. 140, 141, 183.	46

génésique : Érotomanie, Nymphomanie.	9 { NC. 20, 161, 163, 171, 148, 140, 172. A. 151, 153.	25 { S. 20, 34, 36, 150, 219, 240; 158, 160, 174. A. 21, 54, 149, 150, 155, 157.	11 { 163, 164, 165, 186, 232. A. 144, 152, 162.			43
Délire religieux.	14 { NM. 182, 190, 196, 167, 168, 169, 170, 172, 197, 199. A. 179.	22 { N. 192. NC. 191, 195, 198. S. 34, 175, 177, 178, 181, 189, 201, 212. A. 61, 136, 173, 174, 176, 178, 180, 191, 193, 232.	10 { NC. 184, 185, 186. A. 139, 183, 187, 188, 200, 234. S. 238.			46
Manie aiguë : Impulsions diverses ; Délire innominé.	8 { AM. 8, 10, 11. NC. 23, 50, 202. A. 14, 204.	45 { NC. 2, 3, 13, 15, 16, 23, 24, 27, 28, 30, 31, 32, 33, 40, 44, 210, 211, 222. A. 7, 21, 32, 39, 212, 216, 217, 220, 221. S. 5, 6, 34, 35, 37, 42, 175, 203, 207, 208, 209, 212, 214, 213, 218, 219, 223, 224.	3 { NC. 50. N. 225. S. 48.			56
Jalousie, Mensonge, Calomnie.	5 { NM. 53, 232. NC. 22. A. 169, 204.	6 { NC. 23, 60, 108, 227. A. 232. S. 20.	4 { NC. 232, 233. A. 93, 229.			15
Illusion, Hallucination.	6 { NC. 9, 235, 236, 237, 240. A. 87.	15 { N. 243. NC. 55, 104, 160, 238, 241. A. 175, 176, 242, 245. S. 11, 37, 224, 239, 240.	5 { NC. 163. A. 140, 220, 244, 247.			26
Mélancolie.	1 { A. 114.	20 { N. 251. NC. 20, 253. A. 105, 121, 180, 214, 225, 242, 250, 257. S. 11, 17, 22, 127, 130, 220, 252, 255, 256.	6 { NC. 93, 110, 141, 229, 247. S. 258.			27
TOTAL....	88	198	63			349

Ce tableau indique, avec le numéro d'ordre de chaque observation, le trouble psychique, l'époque et l'état de la menstruation de chaque femme; il donne le total des observations de tous les troubles psychiques en général, de chaque trouble psychique en particulier et pour chacune des époques de la vie sexuelle de la femme (puberté, période active, ménopause). Explication des abréviations : N. Menstruation normale; NC. État menstruel non constaté; NM. Jeune fille non encore menstruée, mais présentant des signes non équivoques de molimen menstruel; A. Anomalie menstruelle; S. Suppression menstruelle.

CONCLUSION ET CONSIDÉRATIONS PRATIQUES

> Il faut savoir beaucoup pardonner à
> la femme qui souffre et qui est
> devenue exceptionnellement plus im-
> pressionnable.
>
> Professeur Stolz, in *Dict.* de
> Jaccoud, vol. XXII, art. *Mens-*
> *truation*, p. 325.

La fonction menstruelle peut, par sympathie, surtout chez
les prédisposées, créer un état mental variant depuis la simple
psychalgie, c'est-à-dire le simple malaise moral, la simple
inquiétude de l'âme jusqu'à l'aliénation, à la perte complète
de la raison, et modifiant la moralité des actes depuis la
simple atténuation jusqu'à l'irresponsabilité absolue.

Cette proposition que j'énonçais en débutant sous forme
dubitative et interrogative, je la répète ici sous forme affirmative et comme l'unique et grande conclusion de tout mon
travail. Je crois en avoir rigoureusement établi la démonstration, grâce à des preuves reposant sur les bases les plus
solides. Je dois la faire suivre de quelques considérations
pratiques. Bien que celles-ci ressortent d'elles-mêmes, de la
manière la plus nette, de tout ce qui précède, et que le
lecteur les ait certainement présentes à son esprit, je veux,
une dernière fois, les rappeler brièvement, car elles sont
capitales. Les unes ont trait à la médecine légale : ce sont

les plus importantes ; les autres, et c'est par elles que je commencerai, se rapportent à la conduite pleine de tact, de délicatesse, de respect et de prudence, que doivent garder vis-à-vis des femmes pendant leur époque menstruelle, ceux qui, par leur situation de famille, leur position sociale ou un hasard quelconque, se trouvent en commerce journalier avec les personnes du sexe.

§ 1. — LA FEMME DANS LA FAMILLE ET DANS LA SOCIÉTÉ

Les organes et les fonctions de la génération exercent une grande influence sur l'état général de la femme et plus particulièrement sur son état psychique. En dehors de la grossesse, de l'accouchement, de l'allaitement, des différents états pathologiques de l'utérus et des ovaires, cette influence se fait surtout sentir aux trois grandes époques de la vie sexuelle de la femme : la puberté, la période active, la ménopause.

1° LA PUBERTÉ. — C'est le moment de la formation physique et morale de la jeune fille : d'où hygiène physique et hygiène morale.

L'hygiène physique est en défaut dans la plupart des maisons d'éducation et quelquefois même dans la famille. La jeune fille grandit dans l'ignorance de ce qui doit lui arriver : surprise par l'écoulement sanguin, souvent elle se trouble, presque jamais elle ne s'inquiète de sa toilette intime et manque des soins de propreté les plus élémentaires.

Au lieu d'habituer la jeune fille à regarder comme quelque chose de bas et de honteux tout ce qui a trait à la génération, il serait à désirer qu'on lui fît moins de mystère et qu'au moment opportun on lui apprît, avec prudence, tout ce que doit savoir une femme soucieuse de sa santé.

Dans quelques rares pensionnats modèles, il existe des registres où se trouve consignée, mois par mois, dans tous ses détails et toutes ses péripéties, l'histoire menstruelle de chaque élève. C'est là une excellente mesure hygiénique qui devrait être mise en vigueur dans toutes les maisons d'éducation.

Ce registre renseignerait les maîtresses sur l'époque critique de chaque élève, et il y a grand intérêt à ce qu'elles en connaissent le moment précis, ne serait-ce que pour user de plus de bonté et pour ne pas astreindre aux exigences du règlement une jeune fille qui ne peut sauter, courir, aller à la promenade, etc., etc., comme ses autres compagnes plus jeunes ou non menstruées. Par là encore la jeune fille aurait tous les soins de toilette nécessaires : à la directrice seule, dont le rôle est ordinairement plus maternel, incomberait la tâche délicate d'avertir celles qui négligeraient de les demander. Combien de métrorrhagies, de cas de dysménorrhée et d'aménorrhée que l'on pourrait soigner et guérir, grâce à cette sage précaution, et qui, sans elle, passent inaperçus !

Bien plus, à la sortie du pensionnat, une note, extraite du registre et remise à la famille, deviendrait pour le médecin une source précieuse de renseignements sur les antécédents menstruels de sa cliente et pourrait lui servir de base à une bonne thérapeutique.

Tandis que l'hygiène physique pèche par défaut, l'hygiène morale pèche par excès : on s'occupe trop de l'intelligence au détriment du corps. L'éducation actuelle vise à faire des diplômées et non des femmes robustes et fortes capables de remplir dignement le rôle d'épouse et de mère. Aux victimes du surmenage intellectuel, je dois encore ajouter celles du surmenage sentimental dont les conséquences sont tout aussi meurtrières. *Mens sana in corpore sano*, telle doit être la devise qui doit présider à toute bonne éducation.

La note dominante du caractère de la jeune fille pendant tout le temps de l'évolution pubérale, c'est la mélancolie jointe à une facile exaltation et à une légère teinte d'érotisme. Cet état qui peint très bien le trouble inconscient de son âme et résulte de la surprise occasionnée à l'organisme par l'introduction d'un nouveau rouage, dont le fonctionnement n'est pas encore assez bien assuré, il faut savoir le respecter ou le dissiper habilement. Un rien, une réprimande légère, une peine insignifiante infligée même à propos, suffit quelquefois pour jeter la jeune fille dans le désespoir et lui faire rechercher la mort. Les nombreux cas de suicide que j'ai rapportés, n'ont pas eu de causes plus importantes.

2° LA PÉRIODE ACTIVE. — La plupart des femmes, au temps de leurs règles, deviennent plus susceptibles, plus impressionnables et d'humeur non toujours commode. Les maris, certes, n'iront pas à l'encontre de cette assertion. Point ne leur est besoin d'un aveu ; ils savent bien deviner, comme ils disent dans le vulgaire, le *moment de la lune :* les changements de caractère qui surviennent et dont ils sont les premiers à souffrir, leur apprennent que l'heure est venue de se surveiller et de faire preuve d'intelligence et de bonté.

Les règles constituent momentanément, chez la femme, un état de prédisposition, de vulnérabilité, de réceptivité morbides. La cause la plus futile est capable de lui faire éprouver les plus vives émotions ; elle réagit sous l'excitation la plus légère, tout est pour elle motif de crainte, de tristesse, de colère. C'est ce qui explique pourquoi certaines femmes se plaignent constamment de leur peu de chance et ne cessent de répéter que tout ce qui peut leur faire du mal ou leur être désagréable, leur arrive toujours lorsqu'elles ont leurs *affaires :* c'est qu'un événement qui, dans toute autre circonstance, n'eût pas même attiré leur attention, alors les tourmente et les bouleverse.

Il en est pour qui chaque époque menstruelle est une véritable crise psychique. Elles sont sujettes à des caprices, à des penchants ; deviennent acariâtres, jalouses ; se fâchent pour le plus petit motif, dénaturent les meilleures intentions, s'offensent des plaisanteries les plus innocentes. Certaines ne peuvent garder des domestiques plus d'un mois, elles renouvellent presque mensuellement leur personnel et rendent la vie très difficile à ceux qui les entourent.

C'est à ceux-ci et plus particulièrement aux maris à user des plus grands ménagements. Du reste, l'orage passé, la femme est la première à reconnaître ses torts, à demander pardon, à faire des promesses pour l'avenir; mais quelles que soient la sincérité de sa parole, sa bonne volonté, sa force de caractère, il lui est presque impossible de se maîtriser, et une nouvelle menstruation amène de nouveaux écarts.

Comme le dit le professeur Stolz, il faut savoir beaucoup pardonner à la femme qui souffre; qu'elle soit l'objet tout particulier de nos soins, de notre bienveillance et de notre sollicitude; protégeons-la contre toutes les causes physiques et morales qui peuvent si facilement la troubler en ces heures plus douloureuses encore pour l'âme que pour le corps.

Les règles sont les prémices de la maternité; elles nous disent que la femme peut devenir mère, elles expriment en miniature ce même état de souffrance qui nous valut la vie. Plus respectueux encore que les anciens, ayons pour la femme en travail menstruel, le respect religieux que ceux-ci témoignaient pour la femme enceinte et la femme récemment accouchée[1]. S'attaquer alors à elle, c'est s'attaquer à la source même de l'existence, c'est nuire aux générations futures.

L'outrage fait à la femme pendant la période menstruelle, acquiert du fait même de cette coïncidence une gravité exceptionnelle: nous avons vu les règles se suspendre brusquement à la suite d'une injure, les plus grands désordres se manifester aussitôt, quelquefois même la mort.

[1] A Athènes et à Carthage, il était défendu de faire du bruit aux alentours de la maison d'une femme enceinte ou en couches; les meurtriers qui parvenaient à s'y réfugier n'étaient pas poursuivis. A Rome, une couronne était suspendue à la porte des nouvelles accouchées, pour indiquer que leur demeure était un asile sacré.

La chronique des journaux parisiens racontait récemment l'histoire d'un mari qui, sous prétexte que sa femme n'avait pas procédé à certains soins de toilette, se porta envers elle à la dernière brutalité en l'obligeant de recevoir sur la région génitale une douche d'eau glacée : la malheureuse, qui avait ses règles, mourait le lendemain.

De Sauvage rapporte l'observation d'une servante qui, dans le temps de ses règles, ayant été vivement attaquée par un jeune homme, vit l'évacuation menstruelle s'arrêter aussitôt. Le jeune homme imprudent ayant renouvelé ses tentatives quelques heures après, survint un délire violent. Malgré la médication la plus active et la mieux dirigée, la malade mourut trois jours après[2].

Brierre de Boismont affirme que « sans aucun doute la menstruation est la cause d'une foule de froideurs, d'inimitiés, de procédés étranges dont il est impossible de se rendre compte ». Que de ménages, en effet, troublés par cette cause passée inaperçue ! Que d'incompatibilités de caractère qui ne ressortent qu'à ce moment-là, et deviennent l'origine d'une rupture qu'il serait pourtant si facile d'éviter !

Si nous en jugeons par les faits relatés dans certaines de nos observations, la menstruation peut jouer un rôle dans les affaires de divorce et de séparation, soit que le mari plaide contre sa femme, soit que celle-ci ait à se plaindre de son mari ; la recherche de son influence ne doit pas être négligée dans l'appréciation du bien fondé des doléances de chaque partie.

L'état physique et psychique de la femme pendant la période menstruelle me paraît une des raisons principales qui doivent la tenir éloignée de la gestion des affaires publiques. On ne saurait, en effet, se reposer sur une santé aussi délicate et si souvent troublée ; les erreurs de jugement et les appré-

[1] De Sauvage. *Nosologie méthodique*, traduit par Nicolas. Paris, 1771, t. XI, p. 704.

ciations fausses dont elles donnent alors si souvent la preuve, ne peuvent lui permettre de s'occuper convenablement et avec succès de ce qui doit être l'apanage exclusif du sexe fort.

3° LA MÉNOPAUSE. — Nous avons expliqué les troubles de la ménopause par la pléthore nerveuse et par la pléthore sanguine. Pour celles dont la vie s'est passée dans les plaisirs du monde et dans l'adulation perpétuelle de leur beauté, nous avons ajouté une autre explication : l'ennui de vieillir et de se voir tous les jours repoussées avec plus de dédain par une société injuste et égoïste, toujours prête à sacrifier ses anciennes idoles pour offrir son encens à des divinités nouvelles.

Sous l'influence de la pléthore nerveuse, instinctivement la femme cherche un débouché à l'influx qui la travaille. On la voit se démener et intriguer partout; elle se jette dans les œuvres de charité, aimant et pratiquant la bienfaisance sous ses formes les plus originales. Un grand nombre deviennent plus religieuses, souvent même tombent dans le mysticisme, et comme, chez certaines, il existe en même temps une violente excitation génésique, nous voyons apparaître, engendrés par la lutte de la conscience contre les sens, des scrupules, des craintes de damnation, des tendances au suicide. Ces troubles étant le plus souvent cachés, c'est à la personne choisie comme confidente (le plus ordinairement un prêtre) qu'incombe le devoir d'une direction sage et prudente.

La pléthore sanguine est du ressort du médecin et de l'hygiène privée de la femme.

Quant à la troisième cause, c'est à la femme elle-même et à son entourage qu'il appartient d'en atténuer les effets, et mieux, de la faire disparaître complètement.

La femme n'attendra pas sa disgrâce; elle renoncera d'elle-même à des succès auxquels elle ne saurait plus prétendre

sans se couvrir de ridicule et ne recueillir que des humi-
liations et des déboires. Elle se créera d'autres occupations
suivant son rang et plus en rapport avec ses nouvelles aspirations; elle cherchera dans la famille les joies calmes et
tranquilles qui conviennent à son âge et qui la dédommage-
ront amplement des autres plaisirs qu'elle aura spontanément
abandonnés.

L'entourage redoublera de précaution et de bienveillance.
Non seulement il ne froissera pas dans son amour-propre une
femme qui n'a plus rien à donner (les convenances les plus
élémentaires lui en font un strict devoir), mais il sera encore
assez indulgent pour flatter la coquetterie de certaines
femmes trop habituées aux succès mondains et leur laisser
croire quelquefois à l'empire des charmes qu'elles n'ont
plus.

§ 2. — LA FEMME DEVANT LES TRIBUNAUX

1° TÉMOIN, ACCUSÉE, PRISONNIÈRE. — La femme légalement
ne saurait se prévaloir de son état menstruel pour se soustraire à un appel devant les tribunaux.

J'estime cependant qu'une femme en pleine période menstruelle, surtout si la fonction est en détresse et s'accompagne
du cortège morbide habituel, ne devrait comparaître ni
comme témoin ni comme accusée et échapper momentanément
à toute action du ministère public [1].

a. *Témoin*. — La mise en scène d'un tribunal ou d'une
cour d'assises, le grand nombre de spectateurs, l'ennui de se
voir l'objet de la curiosité publique, les questions embar-
rassantes des juges et plus souvent celles de l'avocat qui

---

[1] A Harlem, il existait une loi qui ordonnait de mettre un signe sur
les maisons des nouvelles accouchées pour leur servir de sauvegarde
contre les huissiers et tout fonctionnaire du ministère public.

essaie de mettre en contradiction et d'embrouiller les réponses, tout dans l'apparat solennel de la justice est fait pour troubler, impressionner une femme, ordinairement illettrée et timide, et chez laquelle, dans un moment aussi critique, les violentes émotions peuvent avoir les plus graves conséquences pour sa santé physique et sa santé morale.

Ajoutez l'éloignement du tribunal qui oblige parfois la femme à de grandes fatigues, alors qu'elle a besoin d'un repos absolu et qu'elle ne saurait se soustraire un instant aux lois de l'hygiène la plus rigoureuse.

C'est dans l'intérêt de la femme, mais aussi dans celui de la justice que je formule cette opinion. Le tribunal, en effet, ne saurait s'appuyer sûrement sur la déposition d'une femme soumise au molimen menstruel. Nous avons vu combien la jalousie est fréquente à cette époque et comment plusieurs, dévorées du besoin de nuire ou de faire parler d'elles, ne reculaient devant aucun mensonge ni aucune calomnie.

Bien plus, il en est qui, pendant le temps intermenstruel, n'ont aucun souvenir de ce qu'elles ont fait pendant leurs règles[2]; d'autres au contraire qui, pendant leurs règles, perdent tout souvenir de ce qu'elles ont fait pendant le temps intermenstruel.

Pyl cite l'exemple d'une femme qui, à chaque période menstruelle, oubliait ce qui lui était arrivé précédemment. Une fois, durant l'intervalle des règles, elle avait injurié gravement, devant témoin, une personne avec qui elle se querellait. Appelée en justice, peu de jours après, alors qu'elle avait ses menstrues, contre l'avis de son médecin qui connaissait son indisposition périodique, elle répondit à la citation. Elle prêta le serment qu'on exigea d'elle et nia le fait qui lui était imputé. La plaignante, condamnée aux frais, produisit des témoins qui confirmèrent sa déposition. Le

[1] Voir entre autres les observations 81, 94, 96, 225.

professeur Berends, chargé d'examiner l'état psychique de l'accusée, démontra que, sous l'influence du molimen menstruel, elle avait nié par serment, quoique sans mauvaise foi, une chose qui était vraie, et conclut à l'irresponsabilité [1].

Une observation semblable a été rapportée par Dumoulin [2] : le trouble psychique s'était développé à la suite d'une suppression [3].

La déclaration d'une jeune fille traversant la crise pubérale est également fort suspecte et ne mérite qu'une confiance très limitée. Il en est qui poussent le mensonge jusqu'à s'accuser elles-mêmes de crimes qu'elles n'ont pas commis [4].

b. *Accusée.* — La loi du 28 germinal an III, abrogée lors de la rédaction du Code Napoléon, voulait qu'une femme prévenue d'un crime comportant la peine de mort, ne pût être mise en jugement avant qu'il eût été vérifié qu'elle n'était pas enceinte, et cela, non seulement à cause des émotions qui pourraient compromettre la vie de l'enfant, mais encore parce qu'une femme dans cette situation pourrait ne pas avoir toute la présence d'esprit nécessaire pour se défendre. L'oubli de la visite fit casser plusieurs jugements.

Pareil amendement légal devrait intervenir en faveur de la femme menstruée. Elle ne devrait être traduite devant le tribunal que pendant la période intermenstruelle ; si elle n'a pas, en effet, à craindre pour la vie d'un enfant, elle a à craindre pour sa propre santé, et l'état de trouble, d'instabilité psychique dans lequel elle se trouve, ne lui permet pas d'assurer pleine et entière la défense à laquelle elle a droit et que comporte toute justice vraiment digne de ce nom.

c. *Prisonnière.* — La femme retenue prisonnière devrait,

---

[1] Voir Hoffbauer. *Médecine légale relative aux aliénés et aux sourds-muets,* traduit de l'allemand, par Chambeyren, p. 81.

[2] Dumoulin. *Traité du rhumatisme et des vapeurs.* Paris, 1703, p. 292,

[3] Voir Obs. 54.

[4] Voir Obs., in *Annales d'hyg. et de médecine légale,* t. X, p. 462.

pendant toute la durée de la période menstruelle, avoir droit aux dispositions bienveillantes du règlement qui s'adressent à la prisonnière malade.

L'administration lui évitera toute cause capable de procurer un dérangement de la fonction et veillera tout au moins à ce qu'elle puisse procéder facilement à sa toilette intime.

Une fille, détenue à la prison de Bourg, donna tout à coup des signes d'aliénation mentale. Elle devint agitée, loquace, puis finit par être prise d'un délire général. Tous ces symptômes coïncidèrent avec la cessation des menstrues arrêtées par une imprudence [1].

Si le geôlier ou toute autre personne de l'établissement remarquent par hasard, chez une détenue, des phénomènes nerveux ou psychiques insolites, il sera de leur devoir d'en avertir le médecin. Une enquête, immédiatement ouverte et dans laquelle l'examen de la menstruation aura une part importante, mettra peut-être la justice sur la voie de certains troubles morbides qu'elle n'avait pas soupçonnés et qui l'empêcheront de condamner une irresponsable.

2° RESPONSABILITÉ ET MENSTRUATION. — a. *Responsabilité morale*. — Je n'en dirai qu'un mot, car les hommes n'ont rien à y voir, la loi et la société n'ont rien à démêler avec elle, nous n'en devons compte qu'à Dieu et à notre conscience. Seuls les confesseurs ont charge de l'apprécier chez ceux qui s'adressent à leur tribunal, et pour ce faire, lorsqu'il s'agit d'une femme, ils ne devront pas oublier les faits suivants.

Les femmes adonnées aux pratiques de la dévotion présentent fréquemment, durant leurs époques, des scrupules exagérés, des craintes non motivées de culpabilité et de damnation, aboutissant au désespoir, chez quelques-unes même pouvant aller jusqu'au suicide; des obsessions intel-

---

[1] Observation communiquée au Dr Berthier par le directeur de la prison de Bourg, en juin 1860.

lectuelles, émotives et instinctives, dont elles s'accusent et se croient coupables, auxquelles elles opposent une lutte de chaque instant, n'ayant d'autre résultat que de les déprimer et d'augmenter leur état psychique ; des troubles très marqués de la sphère génitale pouvant devenir une occasion de chute pour les personnes les plus chastes ; parfois un véritable délire religieux, presque toujours faussement interprété, considéré comme d'origine divine ou diabolique, alors qu'il n'est que la manifestation d'un état pathologique.

La femme qui fait l'objet de l'observation LXI, ne manquait jamais, après chacun de ses vols coïncidant avec une époque menstruelle, de courir chez son directeur de conscience pour lui confesser sa faute, montrer le plus grand désespoir, et, en fin de compte, refuser le pardon dont elle se croyait indigne.

Les confesseurs prudents et sages auront soin de distinguer la part de la maladie et celle du libre arbitre. Ce n'est qu'ainsi qu'ils pourront donner un remède efficace, se réservant de traiter la seule part qui leur revient et renvoyant au médecin celle de la maladie.

b. *Responsabilité légale.* — En bonne justice, devant les tribunaux comme devant notre conscience, nous ne devrions être absolument responsables que si nous avions été absolument maîtres des circonstances qui ont pu influencer notre liberté et nous déterminer à l'acte criminel ou délictueux : la responsabilité est en raison directe de notre liberté et de l'intervention de notre volonté.

C'est sur ce principe de morale élémentaire que paraît être basé l'article 64 du Code pénal : « *Il n'y a ni crime ni délit lorsque le prévenu était en état de démence au temps de l'action ou qu'il a été contraint par une force à laquelle il ne pouvait résister.* »

Que cette force soit physique ou morale, que le prévenu ait cédé à une impulsion irrésistible ou à une force étrangère, qu'importe ? dans l'un et l'autre cas, il doit bénéficier des dispositions de la loi et ne saurait être condamné.

Le 20 juillet 1830, sur la déclaration du jury du Calvados, le tribunal condamnait à la peine capitale une jeune fille âgée de dix-neuf ans, coupable du crime d'incendie ; or, cette infortunée était enceinte et en proie à une monomanie religieuse patente. Depuis les idées ont changé, et je ne pense pas qu'on puisse aujourd'hui constituer un jury capable de perpétrer une pareille forfaiture. Entraînés par le mouvement scientifique, les tribunaux se sont enfin rendus à l'évidence et à la force des faits : ils acceptent généralement l'influence puerpérale.

La menstruation faisant partie de l'état puerpéral, mieux encore, constituant à elle seule *un état puerpéral en petit* (Pajot), peut, au même titre que la grossesse, l'avortement, l'accouchement, la lactation, engendrer un état mental, et mérite en conséquence toute l'attention des juges.

Les observations nombreuses et dûment contrôlées que j'ai rapportées, l'autorité et la bonne foi des auteurs à qui je les ai empruntées, la compétence des maîtres à qui j'ai demandé mes arguments, les noms illustres sur lesquels je me suis appuyé, l'étude comparative que j'ai faite des phénomènes du rut et de ceux de la menstruation, me permettent de regarder comme suffisamment démontrée et d'admettre comme certaine l'existence de psychoses menstruelles.

Un magistrat éclairé disait qu'en toutes causes de femme, les tribunaux devraient s'assurer de l'assistance permanente d'un jury médical. Sans aller jusque-là, je pense qu'un juge ne doit jamais négliger de s'éclairer des lumières de la science avant de se prononcer sur le sort d'une accusée dont l'action, restée inexpliquée, est en contradiction flagrante avec un passé des plus honnêtes et laisse présumer un dérangement des facultés mentales : condamner une femme en pareilles circonstances, sans examen médical préalable, serait manquer aux premiers devoirs de l'équité. Et, certes, la faute a été commise bien souvent : on n'a qu'à ouvrir les Annales judiciaires, et c'est par milliers que l'on comptera les procès où l'intervention de l'homme de l'art était indiquée et ne fut pas réclamée par le tribunal.

L'expert qui, appelé dans ces circonstances, oublierait de porter son attention sur la fonction menstruelle, commettrait une faute non moins grave : il s'exposerait à faire condamner une innocente[1]. Cet oubli n'a été que trop fréquent ; on en a la preuve par la lecture de la *Gazette des Tribunaux*, des *Annales médico-psychologiques*, des *Annales d'hygiène et de médecine légale*.

Tardieu insiste sur la nécessité de cet examen et déclare « qu'il y a pour l'expert un intérêt considérable à interroger chez la femme l'état de la menstruation ».

Briand et Chaudé nous disent dans leur *Traité de médecine légale* (t. I, p. 142). « Le soin avec lequel des hommes de la valeur de Tardieu, Talmouche, Moreau (de Tours), Calmeil, etc., etc., interrogent la menstruation, le cas qu'ils font de la régularité, de l'abondance des flux menstruels, de l'époque première de leur apparition, etc., nous montrent qu'une enquête relative à une hystérique serait incomplète, si le médecin s'en tenait à la constatation des actes et des paroles délirantes sans en chercher sinon la cause, du moins l'occasion dans l'état anatomique et le fonctionnement des organes de la génération. »

Brierre de Boismont enseigne que, sous l'influence de la menstruation, les troubles de la raison peuvent être assez forts

---

[1] L'examen de la menstruation présente encore comme avantage celui de mettre sur la voie d'une grossesse ignorée et de trouver ainsi l'explication de certains troubles psychiques. Voir l'observation suivante : Délire mélancolique déterminé par une grossesse passée inaperçue de tous, même de la malade, et jugé par un accouchement et une délivrance simultanés, également accompli à l'insu de la malade, in *Gazette médicale de Lyon*, 1859, p. 116.

pour déterminer des actes répréhensibles, coupables même, *sans que la volonté puisse y apporter le moindre obstacle.* La femme pourra lutter dans quelques circonstances, mais, dans d'autres, elle sera subjuguée, entraînée. Et il ajoute : « Ces désordres du système nerveux ne sont pas seulement utiles à connaître sous le rapport médical, mais ils offrent encore des considérations de la plus haute importance en morale et en médecine légale. »

Raciborski, S.-C. Vogel et tous ceux qui ont étudié la question, sont absolument de cet avis.

« Les médecins légistes, dit Berthier, sont persuadés que l'instinct de la destruction se remarque presque toujours chez les jeunes filles de douze, quinze, vingt ans et surtout, comme le fait remarquer Tauffiel, à l'époque de la menstruation. »

L'Ecole allemande est celle qui a le plus appuyé cette opinion, et, à sa tête, se place la Faculté de Leipzig. Souvent consultés sur le fait de la responsabilité, les éminents professeurs affirmèrent le rôle de la menstruation dans l'étiologie des troubles psychiques, et le plus souvent les inculpées furent acquittées. Leur avis cependant ne fut pas toujours goûté, et, devant leur déclaration la plus formelle, le tribunal quelquefois passa outre.

De semblables faits se sont passés en France : bon nombre d'accusées ont dû leur liberté, leur honneur, peut-être même leur vie, à l'habileté et à la science d'un médecin expert. Dans certaines observations que j'ai rapportées, l'influence menstruelle parut si évidente que le tribunal n'hésita pas un instant à admettre l'irresponsabilité. Mais, trop souvent aussi, les conclusions du médecin furent rejetées, et de malheureuses femmes durent expier comme un crime la perte momentanée de leur raison. Marc insista longuement sur l'influence que la menstruation avait dû avoir dans le crime d'Henriette Cornier; celle-ci n'en fut pas moins condamnée à vingt ans de travaux forcés et à la marque infamante du feu.

Est-ce à dire qu'il suffit à l'expert de constater la coïncidence de la menstruation avec l'acte coupable pour conclure à l'irresponsabilité? Non, certes! car ce serait protéger ouvertement le vice et lui ouvrir un chemin bien facile. N'a-t-on pas vu des femmes enceintes s'autoriser de leur grossesse pour se croire tout permis? Bientôt nous verrions aussi d'autres femmes profiter du moment de leurs époques pour se livrer librement à tous leurs instincts pervers, et se prévaloir ensuite de leur état menstruel pour réclamer l'impunité.

C'est toute une enquête que l'expert devra faire, étudiant avec le plus grand soin et dans tous ses détails l'histoire physiologique et pathologique de la menstruation chez l'accusée.

La précocité des règles, comme leur apparition tardive, est un signe de nervosisme : c'est une des conclusions du travail de Boussi[1] ; Lombroso[2] a constaté que la menstruation paraissait plus précoce chez les criminelles. L'expert n'oubliera pas ces faits et s'informera de l'époque de la première menstruation.

Il insistera sur les phénomènes morbides qui l'ont accompagnée, en déterminera la nature, se rappelant que les troubles psychiques de la puberté constituent une puissante prédisposition pour les époques subséquentes et surtout pour la ménopause.

Il notera les accidents des époques qui ont précédé ; dira quel est l'état actuel de la menstruation et son état antérieur (dysménorrhée, aménorrhée, ménorrhagie, hémorrhagies supplémentaires).

Pour obtenir tous ces renseignements, il s'adressera non seulement à l'accusée, mais à ses parents, à ses amies, à son médecin ordinaire et surtout à ceux qui ont vécu ou vivent

---

[1] Boussi. Thèse de Paris, 1880, p. 124.
[2] Lombroso. *Les caractères anthropologiques des criminels;* Congrès international. Paris, du 10 au 17 août 1889.

S. ICARD. 18

encore dans quelque intimité avec elle. Ceux-ci, en effet, mieux que tous autres, sont à même d'observer les changements survenus dans le caractère sous l'influence de la menstruation, « changement, dit Trousseau [1], qui n'est pas toujours appréciable pour le médecin, mais qui l'est pour les personnes qui vivent dans l'intimité de la femme ».

Dans certains cas, avant de se prononcer, l'expert demandera un sursis de plusieurs mois. Durant ce temps, à chaque époque, il surveillera la femme à son insu, notant et étudiant tous les phénomènes menstruels : il pourra ainsi se faire une conviction et arriver à un bon diagnostic. Tel fut le moyen employé par Westphall et Hitzig dans les cas intéressants que j'ai rapportés.

Nous avons constaté l'existence de psychoses menstruelles chez des femmes ne présentant aucune prédisposition acquise, congénitale ou héréditaire ; le plus souvent néanmoins elles s'observent chez des prédisposées. La menstruation n'est alors qu'une cause occasionnelle : elle est la goutte d'eau qui fait verser le vase, l'étincelle qui met le feu aux poudres, la goutte de rosée qui fait éclore la semence prête à germer dans un terrain déjà tout préparé [2].

Les antécédents nerveux héréditaires seront donc recherchés avec minutie : l'arbre généalogique sera remonté aussi haut que possible et dans les branches directes et dans les branches collatérales. Les descendants seront aussi examinés : l'état nerveux et psychique des enfants (imbécillité, idiotisme, crétinisme, surdi-mutité, rachitisme), la cause de leur mort

---

[1] Trousseau. *Clin. méd.* Paris, 1885, vol. III, p. 639.

[2] Voici quelle est l'opinion du Collège de santé de Copenhague sur l'influence menstruelle chez les prédisposées : « Le Collège de santé est d'avis que conformément aux faits qui précèdent, ainsi qu'à l'expérience généralement acquise de l'influence de cette excrétion, l'interruption des menstrues a été la cause principale des accidents. Il regarde donc comme très probable que, malgré la prédisposition innée de l'inculpée, sa maladie morale n'aurait pas donné lieu à un résultat aussi grave, si la suppression des règles n'y avait contribué. »

seront étudiés et savamment interprétés. Les antécédents personnels (convulsions, paralysie, attaque hystérique ou épileptique, etc., en un mot tout accident nerveux ou psychique observé à n'importe quelle époque) seront consignés et appréciés dans le rapport.

S'il existe une anomalie anatomique, une asymétrie faciale ou cranienne, un tic quelconque, l'expert aura garde de les laisser passer sans les relever : pareils signes, en effet, peuvent devenir un indice précieux, et lui apprendre qu'il est en présence d'une dégénérée.

Il analysera également et mettra en relief toutes les circonstances du crime ou du délit qui seraient de nature à jeter un certain jour sur l'état mental de l'accusée : sa position sociale ses antécédents moraux, son état pécuniaire (surtout s'il s'agit d'un vol), sa conduite immédiatement avant et après l'acte, la soudaineté ou la préméditation de celui-ci, la futilité ou l'importance du mobile [1].

Chacun de ces signes, pris séparément n'a pas grande valeur, mais envisagés dans leur ensemble, rattachés les uns aux autres, ils pourront devenir la base d'une preuve sérieuse

[1] L'importance du mobile ne doit pas éloigner l'idée d'impulsion : l'irrésistibilité et l'intérêt peuvent très bien marcher ensemble. Il faut du reste accorder peu de crédit au mobile avoué; car le mobile conscient n'est pas toujours le mobile vrai. Il n'est pas rare de rencontrer des irresponsables qui obéissent à une impulsion et ne manquent pas pourtant d'excellentes raisons pour motiver et justifier leur action folle. Le 18 août 1839, treize ans après le procès d'Henriette Cornier, alors que la croyance à la monomanie avait gagné du terrain et qu'il était question de réhabiliter la malheureuse condamnée, on apprit tout à coup que celle-ci avait eu des relations avec le père de sa victime, et que par conséquent c'était pour se venger d'avoir été abandonnée de lui, qu'elle avait tué son enfant. Les journaux ne manquèrent pas de dire que cet aveu tardif d'Henriette donnait un éclatant démenti « aux *conjectures aventureuses de la science* ». Le projet de réhabilitation fut rejeté de ce chef. Marc riposta victorieusement (*loc. cit.*, t. II, p. 72), et démontra de la manière la plus péremptoire, que la vengeance n'avait été pour rien dans la détermination d'Henriette. Mais supposons que celle-ci, en accomplissant son crime, ait eu réellement l'intention arrêtée de se venger de l'abandon de son ancien amant. Est-ce à dire pour cela que l'influence menstruelle ne devait pas entrer en ligne de

qui permettra l'expert, dans le plus grand nombre des cas, de se prononcer sur les degrés de responsabilité de l'inculpée.

c. *Responsabilité sociale.* — L'irresponsabilité pénale n'implique pas l'idée d'irresponsabilité sociale. La société a le droit de se protéger contre les attaques d'un aliéné que la loi ne peut condamner ; il est même de son devoir de le soustraire à sa propre direction, de lui imposer son appui, de le défendre contre lui-même et contre sa propre volonté.

On a vu des femmes venir, à chaque époque menstruelle, demander elles-mêmes leur internement ; d'autres, pour se soustraire à l'orage dont elles se sentaient menacées par l'arrivée des règles, réclamer la camisole de force [1], implorer l'aide de leurs parents et amis et se mettre sous leur sauvegarde.

Le plus souvent il ne sera pas nécessaire d'avoir recours l'internement : une surveillance bien faite et surtout beaucoup d'indulgence et de bonté permettront à la malade de subir la crise cataméniale sans de trop graves dangers pour elle et son entourage. Mais si les manifestations psychiques de la sympathie menstruelle dépassent certaines limites, s'il y a crainte pour la société et péril pour la femme elle-même, dans l'intérêt de l'une et de l'autre, le séjour dans un asile est nettement indiqué.

M. le professeur Ball [2] enseigne qu'un médecin ne doit jamais signer l'exéat d'un aliéné homicide : toute sa vie

compte dans l'appréciation des causes multiples qui pesèrent sur la volonté d'Henriette et la déterminèrent à son acte coupable ? Non certes ! car telle femme qui aujourd'hui est dévorée de la soif de se venger, parce qu'elle a ses règles, n'y songera plus demain alors que l'écoulement menstruel aura cessé, et cela, bien que sa vengeance ne soit qu'une juste représaille et puisse s'expliquer par des motifs très graves.

[1] Voir les observations 81 et 106.

[2] Ball. *Enseignement oral de Sainte-Anne*, et *Congrès international des maladies mentales*. Paris, 5 août 1889.

durant, présenterait-il les signes d'une guérison certaine, il doit être soustrait à sa liberté d'action. La doctrine de l'éminent clinicien de Sainte-Anne est la vraie : des exemples par trop célèbres lui ont donné maintes fois raison. Elle seule assure d'une manière certaine la protection de la société et arrête cette épée de Damoclès toujours menaçante et dont un rien peut à chaque instant couper le fil.

Ne pourrait-on pas cependant proposer en faveur de la femme devenue criminelle sous l'influence unique du nervosisme menstruel, une modification qui sût mieux allier le respect de la liberté individuelle avec celui de la sécurité publique? Ici nous connaissons les circonstances de l'acte ; la cause du crime est nettement déterminée. Intimement liée à la fonction menstruelle, il est à craindre que l'impulsion première ne se réveille à des époques ultérieures et surtout à l'âge critique ; mais, à ce moment, toute crainte cessant par le fait même de la cessation de la menstruation, il me semble que, tous les accidents de la ménopause passés, la coercition n'a plus sa raison d'être et la femme devrait être rendue à sa vie privée.

Dans l'affaire de Marie-Anne Lorentzen, le tribunal de Copenhague poussa trop loin le sentiment de l'équité. Au lieu de faire enfermer la malade pour la surveiller et prévenir toute récidive, comme la monomanie homicide s'était développée chez cette jeune servante à la suite d'une suppression des menstrues, le tribunal se contenta, avant de l'absoudre et de la renvoyer, de lui faire jurer solennellement que, partout où elle se trouverait, en cas de cessation des règles, elle irait immédiatement consulter un médecin autorisé· Cette décision ne me paraît pas assez sûre, elle respecte trop l'individu aux dépens de la collectivité et offre certainement moins de garantie que la mesure que je propose.

Telles sont les quelques considérations que je soumets à l'appréciation du lecteur. Exprimées par ma voix,

elles paraîtront peut-être un peu hardies, et jouiront probablement de bien peu de crédit ; mais qu'on le sache bien,
je ne suis que le faible écho d'autres voix pleines d'autorité
qui se sont élevées, nombreuses et puissantes, pour défendre
la thèse que je soutiens. Si, à mon tour, je me suis trompé,
ce sera encore un grand honneur pour moi de me trouver
en si illustre compagnie ; si, d'autre part, en prouvant que la
fonction menstruelle exerce une grande influence sur les
déterminations de la femme, j'ai pu éclairer la conscience de
certains juges et arracher une infortunée malade à la vindicte
publique, mon travail aura été utile et j'aurai eu toute ma
récompense.

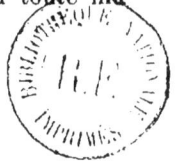

TABLE DES MATIÈRES

Introduction. — Il existe beaucoup de malades parmi les criminels. C'est par l'étude de l'aliénation mentale et
celle de la médecine légale que nous apprenons
à les connaître. But et importance du sujet traité.　1

PREMIÈRE PARTIE

Des psychoses menstruelles en général.

Division de cette partie. . . . .　1

CHAPITRE I. — De la sympathie génitale ou des rapports qui
existent entre le cerveau et les organes de la
reproduction. Elle est beaucoup plus prononcée
chez la femme que chez l'homme. Psychoses développées sous l'influence des affections organiques de l'utérus et de ses annexes. Psychoses
puerpérales (grossesse, avortement, accouchement, lactation). Pourquoi n'existerait-il pas une
sympathie menstruelle. . . . .

CHAPITRE II. — De la sympathie menstruelle ou des rapports qui
existent entre la fonction menstruelle et les
fonctions psychiques. Son existence est possible
et probable. . . . .

§ 1. — Rapports de la menstruation avec les différents
états pathologiques et physiologiques des organes
de la reproduction engendrant des troubles psychiques. . . . .

§ 2. — La menstruation fait partie de l'état puerpéral.
Elle peut en conséquence intervenir dans l'étiologie de la folie puerpérale au même titre que la
grossesse, l'avortement, l'accouchement et l'allaitement . . . .　18

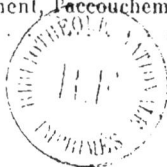

§ 3. — Rôle important de la menstruation dans la vie de la femme. Son état précaire chez la plupart des femmes. Elle se rapproche plutôt de l'état pathologique que l'état physiologique. 22

§ 4. — L'influence du cerveau sur la menstruation est des plus évidentes. Pourquoi n'existerait-il pas de retour une influence de la menstruation sur le cerveau. 33

CHAPITRE III. — L'existence d'une sympathie menstruelle est certaine 39

§ 1. — Preuve d'autorité 39

Zend-Avesta chez les Perses et les Babyloniens, Bible et Talmuld ches les Hébreux, Coran chez les Mahométans, Pères de l'Eglise et conciles, Hippocrate, Platon, Arétée, Cœlius Aurelianus.

De Bienville, Emet, Forestus, Friend, van Helmont, Hoffmann, Houillier, Jachias, Le Camus, Lorry, Félix Platner, Raulin, Senner, van Swieten, Wardemburg, Wilis.

Algeri, Amart, Aswel, Axenfeld, Azam, Ball, Baillarger, Barbier, Beau, Bernutz, Berthier, Boys de Loury, Borden, Bouchet, Bracher, Brierre de Boismont, Briquet, Brouardel, Buschman, Cabanis, Calmeil, Collège de santé de Copenhague, Courty, Dauby, Decaisne, Delasiauve, Depaul, Dorez, Duckwort-Wiliam, Ellis, Esquirol, Falret, Flemming, Foderé, de Gardane, Gendrin, Girard, Gueneau de Mussy, Gueniot, Guibout, Guislain, Haslam, Hecker, van Helbeeck, Henke, Hitzig, Hood, Huchard, Kahlbaum, Klein, Krafft-Ebing, Krugeilstein, Lacaze, Landouzy, Lasègue, Legrand du Saule, Faculté de Leipzig, Limas, Lisfranc, Loyseau, Lunier, Mairet, Marc, Marcé, Marotte, Maurice Macario, Marandon de Montyel, J. Moreau (de Tours), Paul Moreau (de Tours), Moreau (de la Sarthe), Morel, Müller, Négrier, Ollivier (d'Angers), Osiander, Osterloh, Paris, Perfect, Philippe Pinel, Scipion Pinel, Piorry, Ernest Platner, Raciborski, Raymond, Rousseau, Sauvet, Schlager, Schroter, Schule, Sepelli, Stolz, Taguet, Tardjeu, Tild, Trélat, Trousseau, Verette, Voisin, Westphall, Wend, Wigam.

§ 2. — Preuve clinique. 54

1. Les troubles menstruels ne sont pas consécutifs aux troubles psychiques. Ceux-ci s'observent chez des femmes dont la mentruation est absolument normale. Observations. 55

2. Les troubles psychiques et les troubles menstruels ne sont pas pure coïncidence. Certaines malades ne présentent aucune autre cause pour expliquer leur folie. Observations. 55

3. Les troubles psychiques reviennent mathématiquement tous les mois, durent pendant toute l'époque, disparaissent avec elle, cessent pendant tout le temps intermenstruel pour se reproduire invariablement à la prochaine menstruation. Observations 56

4. La marche des troubles psychiques est entièrement subordonnée à celle des troubles menstruels. Observations 57

5. Les troubles psychiques disparaissent avec la suppression physiologique de la menstruation soit par la ménopause, soit par une grossesse. Observations 59

6. Le rut et la menstruation sont deux phénomènes absolument identiques. Les troubles que le rut développe chez la femelle, la menstruation peut les développer chez la femme. 63

CHAPITRE IV. — Folie et menstruation. 66

§ 1. — Etat de la menstruation chez les aliénées 67
§ 2. — Etat des aliénées pendant la menstruation. 69

CHAPITRE V. — Névroses et menstruation 74

§ 1. — Hystérie et menstruation 75
§ 2. — Épilepsie et menstruation 81
§ 3. — Chorée et menstruation. 83
§ 4. — Chlorose et menstruation 84
§ 5. — Goitre exophthalmique et menstruation 85

CHAPITRE VI. — Etiologie et pathogénie des psychoses menstruelles. 88

§ 1. — Mécanisme des psychoses menstruelles; preuves anatomiques et physiologiques 88
§ 2. — Des causes prédisposantes et adjuvantes; comment elles agissent. 92
A. — Des causes prédisposantes agissant sur toutes les femmes et à toutes les époques 93
1. Causes prédisposantes d'origine cérébrale. 93
1° Prédisposition héréditaire. 94
2° Prédisposition congénitale. 94
3° Prédisposition acquise 94
4° Prédisposition du *moment* 94
2. Causes prédisposantes d'origine menstruelle. . . . 95
1° Aménorrhée 98
2° Ménorrhagie 104
3° Dysménorrhée 106
4° Influence menstruelle médiate par l'intermédiaire d'autres organes 107
B — Causes prédisposantes plus particulières à certaines femmes et à certaines époques. 110

1. Puberté. 110
   1° Éducation. 110
     a. Éducation morale 111
     b. Éducation intellectuelle 113
   2° Condition dans lesquelles s'effectue le premier
     écoulement sanguin. 115
     a. Conditions morales 115
     b. Conditions physiques 115
2. Période active 117
   1° Position sociale de la femme 117
   2° Rut et menstruation. La femme cède-t-elle ou
     résiste-t-elle à l'instinct sexuel 117
     a. Influence des rapports sexuels sur l'état moral
     de la femme 118
     b. Influence des rapports sexuels sur son état
     physique et plus spécialement sur la menstruation 123
3. Ménopause. 126
   1° Pléthore nerveuse. 126
   2° Pléthore sanguine. 127
   3° Autres causes multiples. 129
     a. Antécédents menstruels et nerveux 129
     b. Position sociale de la femme. 129
     c. État moral de la femme 129
     d. Réveil de l'instinct génésique 130

DEUXIÈME PARTIE

Des psychoses menstruelles en particulier.

DIVISION DE CETTE PARTIE. 132
CHAPITRE I. — Kleptomanie 134
     Observations 138
CHAPITRE II. — Pyromanie 144
     Observations 149
CHAPITRE III. — Dipsomanie. 157
     Observations 160
CHAPITRE IV. — Monomanie homicide 164
     Observations 167
CHAPITRE V. — Monomanie suicide. 174
     Observations. 176
CHAPITRE VI. — Excitation génésique : érotomanie et nym-
     phomanie. 186
     Observations 195

CHAPITRE VII. — Délire religieux 211
  § 1. — Délire religieux aujourd'hui. 211
    1° Forme mélancolique 212
    2° Forme hallucinatoire 212
    Observations 214
  § 2. — Délire religieux autrefois. 220
    1° Les mystiques 222
    2° Les stigmatisées 226
    3° Les possédées. 304

CHAPITRE VIII. — Psychoses multiples et variées 235
    § 1. — Manie aiguë; délire innominé; impulsions diverses. 235
    Observations. 236
    § 2. — Jalousie morbide; mensonge et calomnie. 243
    Observations. 244
    § 3. — Illusion et hallucination 247
    Observations. 247
    § 4. — Mélancolie 250
    Observations. 253
    Tableau synoptique des observations 256

CONCLUSION ET CONSIDÉRATIONS PRATIQUES

    § 1. — La femme dans la famille et dans la société. . . . 259
    1° Puberté. 259
    2° Période active 256
    3° Ménopause. 264
    § 2. — La femme devant les tribunaux 265
    1. Témoin; accusée; prisonnière. 265
    a. Témoin. 265
    b. Accusée 267
    c. Prisonnière 267
    2. Responsabilité et menstruation 268
    a. Responsabilité morale. 268
    b. Responsabilité légale. 269
    c. Responsabilité sociale 276

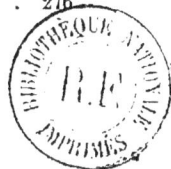

ÉVREUX, IMPRIMERIE DE CHARLES HÉRISSEY

www.ingramcontent.com/pod-product-compliance
Lightning Source LLC
Chambersburg PA
CBHW060417200326
41518CB00009B/1382